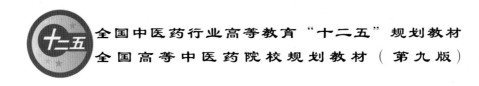

全国中医药行业高等教育"十二五"规划教材
全国高等中医药院校规划教材（第九版）

免疫学基础与病原生物学

（新世纪第三版）

（供中医学类、中药学类、中西医临床医学等专业用）

主　编　王　易（上海中医药大学）
　　　　袁嘉丽（云南中医学院）
副主编　罗　晶（长春中医药大学）
　　　　高永翔（成都中医药大学）
　　　　王亚贤（黑龙江中医药大学）
　　　　卢芳国（湖南中医药大学）
　　　　梁裕芬（广西中医药大学）

U0335406

中国中医药出版社
·北 京·

图书在版编目(CIP)数据

免疫学基础与病原生物学/王易,袁嘉丽主编.—3版.—北京:
中国中医药出版社,2012.8(2016.1重印)
全国中医药行业高等教育"十二五"规划教材
ISBN 978-7-5132-0973-1

Ⅰ.①免⋯ Ⅱ.①王⋯ ②袁⋯ Ⅲ.①医学–免疫学–中医药院校–教材
②病原微生物–中医药院校–教材 Ⅳ.① R392 ② R37

中国版本图书馆 CIP 数据核字(2012)第 115862 号

中 国 中 医 药 出 版 社 出 版
北京市朝阳区北三环东路 28 号易亨大厦 16 层
邮政编码 100013
传真 010 64405750
龙口众邦印务有限公司印刷
各地新华书店经销

*

开本 787×1092 1/16 印张 17.75 字数 396 千字
2012 年 8 月第 3 版 2016 年 1 月第 3 次印刷
书 号 ISBN 978-7-5132-0973-1

*

定价(含光盘) 45.00 元
网址 www.cptcm.com

全国中医药行业高等教育"十二五"规划教材
全国高等中医药院校规划教材（第九版）
专家指导委员会

李金田(甘肃中医学院院长　教授)

吴以岭(中国工程院院士)

吴咸中(天津中西医结合医院主任医师　中国工程院院士)

吴勉华(南京中医药大学校长　教授)

肖培根(中国医学科学院研究员　中国工程院院士)

陈可冀(中国中医科学院研究员　中国科学院院士)

陈立典(福建中医药大学校长　教授)

陈明人(江西中医药大学校长　教授)

范永升(浙江中医药大学校长　教授)

欧阳兵(山东中医药大学校长　教授)

周　然(山西中医学院院长　教授)

周永学(陕西中医学院院长　教授)

周仲瑛(南京中医药大学教授　国医大师)

郑玉玲(河南中医学院院长　教授)

胡之璧(上海中医药大学教授　中国工程院院士)

耿　直(新疆医科大学副校长　教授)

徐安龙(北京中医药大学校长　教授)

唐　农(广西中医药大学校长　教授)

梁繁荣(成都中医药大学校长　教授)

程莘农(中国中医科学院研究员　中国工程院院士)

谢建群(上海中医药大学常务副校长　教授)

路志正(中国中医科学院研究员　国医大师)

廖端芳(湖南中医药大学校长　教授)

颜德馨(上海铁路医院主任医师　国医大师)

秘　书　长　王　键(安徽中医药大学校长　教授)

洪　净(国家中医药管理局人事教育司巡视员)

王国辰(国家中医药管理局教材办公室主任

　　　　全国中医药高等教育学会教材建设研究会秘书长

　　　　中国中医药出版社社长)

办公室主任　周　杰(国家中医药管理局科技司　副司长)

林超岱(国家中医药管理局教材办公室副主任

　　　　中国中医药出版社副社长)

李秀明(中国中医药出版社副社长)

办公室副主任　王淑珍(全国中医药高等教育学会教材建设研究会副秘书长

　　　　中国中医药出版社教材编辑部主任)

全国中医药行业高等教育"十二五"规划教材
全国高等中医药院校规划教材（第九版）

《免疫学基础与病原生物学》编委会

主　编　王　易（上海中医药大学）
　　　　袁嘉丽（云南中医学院）

副主编　罗　晶（长春中医药大学）
　　　　高永翔（成都中医药大学）
　　　　王亚贤（黑龙江中医药大学）
　　　　卢芳国（湖南中医药大学）
　　　　梁裕芬（广西中医药大学）

编　委　（以姓氏笔画为序）
　　　　丁剑冰（新疆医科大学基础医学院）
　　　　万红娇（江西中医学院）
　　　　马彦平（山西中医学院）
　　　　王旭丹（北京中医药大学）
　　　　田维毅（贵阳中医学院）
　　　　边育红（天津中医药大学）
　　　　刘文泰（河北医科大学）
　　　　刘永琦（甘肃中医学院）
　　　　刘维庆（南阳张仲景国医学院）
　　　　李建婷（广州中医药大学）
　　　　佟书娟（南京中医药大学）
　　　　汪长中（安徽中医学院）
　　　　张宏方（陕西中医学院）
　　　　张颖颖（山东中医药大学）
　　　　陈殿学（辽宁中医药大学）
　　　　范　虹（湖北中医药大学）
　　　　姜　昕（上海中医药大学）
　　　　陶方方（浙江中医药大学）
　　　　梅　雪（河南中医学院）
　　　　韩妮萍（云南中医学院）

前　　言

　　"全国中医药行业高等教育'十二五'规划教材"（以下简称："十二五"行规教材）是为贯彻落实《国家中长期教育改革和发展规划纲要（2010—2020）》《教育部关于"十二五"普通高等教育本科教材建设的若干意见》和《中医药事业发展"十二五"规划》的精神，依据行业人才培养和需求，以及全国各高等中医药院校教育教学改革新发展，在国家中医药管理局人事教育司的主持下，由国家中医药管理局教材办公室、全国中医药高等教育学会教材建设研究会，采用"政府指导，学会主办，院校联办，出版社协办"的运作机制，在总结历版中医药行业教材的成功经验，特别是新世纪全国高等中医药院校规划教材成功经验的基础上，统一规划、统一设计、全国公开招标、专家委员会严格遴选主编、各院校专家积极参与编写的行业规划教材。鉴于由中医药行业主管部门主持编写的"全国高等中医药院校教材"（六版以前称"统编教材"），进入2000年后，已陆续出版第七版、第八版行规教材，故本套"十二五"行规教材为第九版。

　　本套教材坚持以育人为本，重视发挥教材在人才培养中的基础性作用，充分展现我国中医药教育、医疗、保健、科研、产业、文化等方面取得的新成就，力争成为符合教育规律和中医药人才成长规律，并具有科学性、先进性、适用性的优秀教材。

　　本套教材具有以下主要特色：

　　1. 坚持采用"政府指导，学会主办，院校联办，出版社协办"的运作机制

　　2001年，在规划全国中医药行业高等教育"十五"规划教材时，国家中医药管理局制定了"政府指导，学会主办，院校联办，出版社协办"的运作机制。经过两版教材的实践，证明该运作机制科学、合理、高效，符合新时期教育部关于高等教育教材建设的精神，是适应新形势下高水平中医药人才培养的教材建设机制，能够有效解决中医药事业人才培养日益紧迫的需求。因此，本套教材坚持采用这个运作机制。

　　2. 整体规划，优化结构，强化特色

　　"'十二五'行规教材"，对高等中医药院校3个层次（研究生、七年制、五年制）、多个专业（全覆盖目前各中医药院校所设置专业）的必修课程进行了全面规划。在数量上较"十五"（第七版）、"十一五"（第八版）明显增加，专业门类齐全，能满足各院校教学需求。特别是在"十五""十一五"优秀教材基础上，进一步优化教材结构，强化特色，重点建设主干基础课程、专业核心课程，增加实验实践类教材，推出部分数字化教材。

　　3. 公开招标，专家评议，健全主编遴选制度

　　本套教材坚持公开招标、公平竞争、公正遴选主编的原则。国家中医药管理局教材办公室和全国中医药高等教育学会教材建设研究会，制订了主编遴选评分标准，排除各种可能影响公正的因素。经过专家评审委员会严格评议，遴选出一批教学名师、教学一线资深教师担任主编。实行主编负责制，强化主编在教材中的责任感和使命感，为教材质量提供保证。

　　4. 进一步发挥高等中医药院校在教材建设中的主体作用

　　各高等中医药院校既是教材编写的主体，又是教材的主要使用单位。"'十二五'行规教材"，得到各院校积极支持，教学名师、优秀学科带头人、一线优秀教师积极参加，凡被选中参编的教师都以高涨的热情、高度负责、严肃认真的态度完成了本套教材的编写任务。

5. 继续发挥教材在执业医师和职称考试中的标杆作用

我国实行中医、中西医结合执业医师资格考试认证准入制度，以及全国中医药行业职称考试制度。2004 年，国家中医药管理局组织全国专家，对"十五"（第七版）中医药行业规划教材，进行了严格的审议、评估和论证，认为"十五"行业规划教材，较历版教材的质量都有显著提高，与时俱进，故决定以此作为中医、中西医结合执业医师考试和职称考试的蓝本教材。"十五"（第七版）行规教材、"十一五"（第八版）行规教材，均在 2004 年以后的历年上述考试中发挥了权威标杆作用。"十二五"（第九版）行业规划教材，已经并继续在行业的各种考试中发挥标杆作用。

6. 分批进行，注重质量

为保证教材质量，"十二五"行规教材采取分批启动方式。第一批于 2011 年 4 月，启动了中医学、中药学、针灸推拿学、中西医临床医学、护理学、针刀医学 6 个本科专业 112 种规划教材，于 2012 年陆续出版，已全面进入各院校教学中。2013 年 11 月，启动了第二批"'十二五'行规教材"，包括：研究生教材、中医学专业骨伤方向教材（七年制、五年制共用）、卫生事业管理类专业教材、中西医临床医学专业基础类教材、非计算机专业用计算机教材，共 64 种。

7. 锤炼精品，改革创新

"'十二五'行规教材"着力提高教材质量，锤炼精品，在继承与发扬、传统与现代、理论与实践的结合上体现了中医药教材的特色；学科定位更准确，理论阐述更系统，概念表述更为规范，结构设计更为合理；教材的科学性、继承性、先进性、启发性、教学适应性较前八版有不同程度提高。同时紧密结合学科专业发展和教育教学改革，更新内容，丰富形式，不断完善，将各学科的新知识、新技术、新成果写入教材，形成"十二五"期间反映时代特点、与时俱进的教材体系，确保优质教材进课堂。为提高中医药高等教育教学质量和人才培养质量提供有力保障。同时，"十二五"行规教材还特别注重教材内容在传授知识的同时，传授获取知识和创造知识的方法。

综上所述，"十二五"行规教材由国家中医药管理局宏观指导，全国中医药高等教育学会教材建设研究会倾力主办，全国各高等中医药院校高水平专家联合编写，中国中医药出版社积极协办，整个运作机制协调有序，环环紧扣，为整套教材质量的提高提供了保障，打造"十二五"期间全国高等中医药教育的主流教材，使其成为提高中医药高等教育教学质量和人才培养质量最权威的教材体系。

"十二五"行规教材在继承的基础上进行了改革和创新，但在探索的过程中，难免有不足之处，敬请各教学单位、教学人员及广大学生在使用中发现问题及时提出，以便在重印或再版时予以修正，使教材质量不断提升。

国家中医药管理局教材办公室

全国中医药高等教育学会教材建设研究会

中国中医药出版社

2014 年 12 月

编写说明

免疫学与病原生物学作为生命科学最基本与最重要的组成，无疑是医学院校的两门具有奠基性质的基础课程。通过这两门课程，展现在医学生们眼前的是一幕寄生物与宿主间你死我活激烈争斗的场景。作为宿主的人类，能否最终在这样一场残酷的斗争中胜出，在很大程度上依赖于我们如何认识免疫系统的工作机制，以及如何认识病原生物所致危害的形成机制。而在人类自觉地与感染因子斗争的近200年历史中所积累的经验与知识，构成了这本教科书的写作基础。当然，编者希望，通过对这本教科书的阅读和使用，能够激励起有志于医学事业的莘莘学子们在前人已有的认识基础上，去不断探索，在这一领域获得新进展、新发现，为人类在与病原生物的斗争中获得更多的胜算。

本教材分上、下两篇。上篇为免疫学，详细探讨免疫系统的主要构成及其生物学作用；较完整地勾勒固有免疫应答与适应性免疫应答的轮廓与过程；简略介绍免疫学在临床医学中的应用。下篇为病原生物学，总体描述病原生物、感染、病原生物控制、生物安全的基本概念，分别阐明医学病毒、医学细菌、医学真菌、医学寄生虫的生物学特性（涵盖形态结构、基因及编码产物、遗传变异、致病性等）与相适应的人体免疫作用；有选择地介绍各类重要的致病病毒、细菌、真菌与寄生虫之特点与危害（包括其发现与描述、基因与结构、致病性与临床表现、检测与防治等）。以期通过这样的表述框架，使学习者获得进入免疫学学术领域所必须的某种引领；探讨病原生物学奥秘所应当持有的工具知识；进一步从事临床医学学习所不可或缺的基础积累；日常生活中维护健康生存所依赖的科学常识。本教材为全国中医药行业高等教育"十二五"规划教材之一，为更好适应学习对象的学习要求，故于内容上除坚持免疫学与病原生物学的学科特点外，也兼顾了中医学与现代生命科学间的有机联系。

为了完成本教材的编写宗旨和提高中医药院校免疫学与病原生物学课程教学质量，参加本教材编写的25所医学院校的27位专业教师集思广益，博采众长，辛勤耕耘，发奋著作。王易、罗晶、陶方方、张宏方、刘永琦、丁剑冰、李建婷、边育红、王亚贤、袁嘉丽、韩妮萍、刘文泰、高永翔、王旭丹老师为本书上篇的撰写付出了极大心血。张颖颖、马彦平、田维毅、姜昕、万红娇、佟书娟、王易、梅雪、范虹、汪长中、卢芳国、刘维庆、梁裕芬、陈殿学老师为本书下篇的成稿作出了巨大努力。而王旭丹老师的精美插图、卢芳国老师的精彩光盘、韩妮萍老师的细致审核更为这本教材增色不少。当这本汇免疫学与病原生物学于一炉、融"基础"与"进展"成一体的新作置于师生们案头时，编者由衷期待其能够成为一本有助于学、有补于教、受全国中医药高等院校师生欢迎的教科书。

《免疫学基础与病原生物学》
编委会
2012年6月

目　录

上篇 免疫学

第一章 免疫学概述

本章导学

　　人类从科学角度观察与探究免疫现象已有200余年。在这一过程中，有关疾病现代概念的建立，有关感染性疾病的防治，有关各类疾病致病机理的揭示，以及疾病的现代诊断技术和防治方法都融入了大量免疫学研究的理论与成果。免疫学已经成为当代生命科学不可或缺的部分。

　　作为引言，本章将简略回顾人类对免疫现象探究的历程，描述免疫概念的演进过程，分析免疫力的构成与概括免疫功能。

　　免疫（immune）现象于多数生物而言，可视作与新陈代谢、遗传生殖并列的生命基本特征，是独立生命个体在进化过程中维持自身并延续物种所必须建立与发展的生存机制。这一机制作为生物体趋利避害的重要手段在长期的进化与选择过程中，从简单走向复杂、从粗糙走向精密、从非选择针对性走向选择针对性，以保障高等生物在与周围环境（尤其是生物共生环境）中的适应需要。

　　200余年中，生命科学界对免疫现象的关注，导致了免疫学（immunology）的诞生。尤其是20世纪60年代后，对免疫作用机制的深刻解读，使免疫学脱离了医学微生物学的母体，形成一门独立学科，并成为生命科学研究领域中的"领头羊"。

第一节 免疫学研究的历程

　　免疫学由对免疫现象的探究发端，经历免疫系统研究阶段，发展为对免疫作用机制的研究。

一、免疫现象的研究

　　早期免疫学研究一般认为起源于疫苗的应用，从中国古代的"人痘"接种，到

Jenner 发明的牛痘，再到 Pasteur 的狂犬病疫苗。疫苗的使用实际上是对机体抗感染防御过程的人为重演，进而证实了免疫现象的存在及其规律性。这些工作与吞噬现象的观察研究、抗血清疗法的应用等一起，被视为免疫现象的观察、描述及机械模仿应用的研究阶段。

二、免疫系统的研究

抗原、抗体的发现以及由此而展开的对抗原、抗体化学本质及相互作用机制的研究开启了对免疫现象的物质结构基础的探索性研究。随着补体系统的明确、腔上囊的作用及淋巴细胞异质性的确认等大量研究，使免疫现象赖以形成的器官与细胞的组织学基础被揭示，为免疫系统的确定和免疫学成为独立学科提供了必不可少的奠基石。尤其是 20 世纪 70 年代后，有关各种 T、B 细胞生物学表型的发现、自然杀伤细胞（natural killer cell，NK）的发现、树突状细胞（dendritic cell，DC）的发现等为完整描述免疫系统确立了坚实的基础。

三、免疫作用机制的研究

进入 20 世纪 60 年代，以 Burnet 的"克隆选择"学说获得诺贝尔医学生理学奖为标志，开始了最为艰难的免疫作用机制的研究阶段。在其后四十余年中，免疫学研究取得了可喜的发展，如免疫球蛋白基因重排现象的揭示、主要组织相容性复合体（major histocompatibility complex，MHC）分子的发现及其生物学意义的揭晓、T 细胞抗原受体识别特点的发现、独特型 – 抗独特型网络学说的提出等，以十多项诺贝尔医学生理学奖获奖成果为核心的大量研究成果将免疫学及生命科学的诸多奥秘展现在人类眼前。

还应指出的是，在免疫学研究历程中，方法学的研究亦不断深入，发展并形成了诸如放射免疫分析、单克隆抗体制备等多项伟大的生物技术。

免疫学研究不仅仅充满辉煌的成果，同时也有着更多、更复杂的疑难问题。但正是那些看来不可逾越的难题使整个免疫学保持了欣欣向荣的活力，近百年来免疫学在诺贝尔医学生理学奖颁奖史上所占有的地位充分说明了这一点。科学发展的动力往往来源于人类自身的求知欲。

第二节　免疫的现象、概念与功能

对于免疫现象的理解与定义是随着免疫学研究的不断深入与拓展而不断变化的，这使得"免疫"的概念也循"否定之否定"规律而不断演进。

一、免疫现象与"免疫"概念

在与疾病抗争的漫长年代里。人类就已发现曾在瘟疫流行中患过某种传染病而康复的人，再经历一次相同的瘟疫时往往具有抵抗力，称之为"免疫"。免疫这个词来自拉丁文词"immunitas"，表示免除赋税，在这里借用过来表示免除瘟疫，即对传染有抵抗之意。这可算作早期的"免疫"概念。

在人类开始有意识地制作疫苗、刻意模仿应用免疫现象的近代，机体内在对病原生物的抵御能力则成为"免疫"概念的全部内涵，使人们长期误认为免疫仅指机体抗感染的防御功能，而且免疫对机体都是有利的。

在发现了机体对血型抗原的排斥和组织器官的排斥反应后，人们开始将"免疫"概念修正为"生物在生存、发展过程中所形成的识别'自我'与'非己'，以及通过排斥'非己'而保护'自我'的现象"。这个"免疫"概念作为一个"标准概念"统治了免疫学界30年。

但随着自身免疫反应现象被揭示、自身免疫病及慢性感染等的明确，上述的标准概念受到了挑战。20世纪80年代后，如"危险信号"学说等一系列解释免疫现象的新理论不断涌现。

由此可见，"免疫"的概念是随着免疫学研究的深入而不断变更着的。

二、免疫力的构成

免疫力（immunity）是指机体形成免疫现象的能力和作用机制。机体免疫力根据其作用方式与特点分为两大部分，分别称为固有免疫（innate immunity）与适应性免疫（adaptive immunity）。

（一）固有免疫

固有免疫又称先天性免疫（congenital immunity），是生物体在长期种系进化过程中逐渐形成的非严格选择针对性的防御功能，固有免疫通常被视为机体免疫防御的外层防线。形成固有免疫的细胞不经历克隆扩增，不产生免疫记忆。经典的固有免疫包括：

1. **屏障系统(barrier system)**　由机体特定部位的组织结构及其特有的物理、化学、生物学因素构成的防御结构。人体重要的屏障系统有皮肤黏膜屏障、血-脑屏障、血-胎屏障等。构成屏障的因素包括机械阻挡与冲洗、化学杀菌作用、更新作用、微生物群拮抗作用等。

2. **固有免疫细胞**　体内多种免疫细胞，如单核/巨噬细胞、中性粒细胞、树突状细胞、自然杀伤细胞、γδT细胞、B1细胞等都具有选择性识别和结合、清除病原体的作用，但其选择性有限，仅针对某种特定分子模式（molecule pattern）。这些分子模式往往是病原生物最保守的部分。固有免疫细胞通常依赖多种模式识别受体（pattern recognition receptor，PRR）而被激活，并通过吞噬、细胞内杀灭机制以及细胞毒作用等方式清除病原体以及自身凋亡细胞。

3. **分泌性蛋白**　各类体细胞所分泌的可溶性蛋白，如补体系统（complement system）、干扰素（interferon，IFN）、肿瘤坏死因子（tumor necrosis factor，TNF）、细胞趋化因子等，以及溶菌酶、防御素、乙型溶素等具有溶解、杀伤及抑制病原体作用的碱性蛋白与多肽，均可直接杀灭病原体或以激活炎症过程方式而参与病原体的清除。

固有免疫的实现主要通过屏障系统的机械性防御和固有免疫应答。固有免疫应答较多以单个细胞为基础，其识别以分子模式为对象，产生的效应迅速且恒定。

（二）适应性免疫

适应性免疫又称获得性免疫（acquired immunity），是机体与抗原接触后获得的有针对性的防御功能。主导适应性免疫的细胞经抗原激活后发生克隆扩增，在应答过程中形成免疫记忆。经典的适应性免疫包括：

1. T、B 淋巴细胞 具有 T 细胞抗原受体（T cell receptor，TCR）和 B 细胞抗原受体（B cell receptor，BCR）的 T、B 淋巴细胞，以高度特异的抗原受体对抗原进行识别，并由此而激活，继之形成多种清除抗原的效应，主要是以抗体生物学效应为主的体液免疫和以特异性细胞毒作用为主的细胞免疫。

2. 抗体 B 淋巴细胞受抗原激活后演化为浆细胞，其所分泌的免疫球蛋白称为抗体。抗体可特异性结合抗原，并经过一系列间接生物学效应清除抗原。

由抗原激活 T、B 淋巴细胞至抗原被选择性清除的过程称为适应性免疫应答。一般包括抗原识别、淋巴细胞活化和抗原清除三个阶段。适应性免疫应答是涉及多种免疫细胞的复杂有序的生理过程。其识别以抗原表位为对象，产生的效应相对迟缓，并因免疫记忆机制的存在而具有递增性与持续性。

适应性免疫是高等生物在原有的固有免疫基础上进化演变所形成，在机体内绝大部分的适应性免疫作用机制都与固有免疫作用机制相联系、相协调（此处仅为叙述方便，而简单予以划分），两者相辅相成。固有免疫是适应性免疫的先决条件，如树突状细胞和巨噬细胞吞噬病原生物实际上是一个加工和提呈抗原的过程，为适应性免疫应答的识别准备了条件。而适应性免疫的效应也会由固有免疫的参与而更为有效与完善，如抗体清除抗原的作用就须依赖补体系统激活与吞噬细胞、NK 细胞的激活而得以实现。

三、免疫系统的功能

免疫防御（immunological defence）、免疫自稳（immunological homeostasis）、免疫监视（immunological surveillance）是目前可以归纳的免疫系统之主要生理功能。

（一）免疫防御

免疫防御是指机体防止外来病原体的入侵及清除已入侵病原体（如细菌、病毒等病原微生物）及其他有害物质（如细菌外毒素等）的能力，或称抗感染免疫。这是机体维护自身生存、与致病因子斗争和保持物种独立的生理机制。此功能既体现于抗感染作用，同时也表现在排斥异种和同种异体移植物的作用上。

（二）免疫自稳

免疫自稳既是机体识别和清除自身衰老、损伤的组织和细胞的能力，也是调节免疫应答过程中各效应作用适度与相互平衡的能力。此功能异常可导致自身免疫性疾病的发生。

（三）免疫监视

免疫监视是指机体杀伤和清除体内异常突变细胞和病毒感染细胞的能力。机体借此可发现和抑制体内肿瘤的生长与发展或清除病毒。此功能异常则机体易罹患肿瘤或病毒持续感染。

免疫系统的生理功能除了具有积极意义这一侧面外，也具有引起免疫损伤（immune injury）的另一个消极侧面。这一侧面既反映在感染性疾病的损害性表现中，也成为诸如超敏反应、自身免疫病等免疫性疾病的发生原因。

第三节　免疫系统的组成

经典解剖学意义上的免疫系统（immune system）仅指淋巴系统及骨髓（bone marrow）、胸腺（thymus），而生理学意义上的免疫系统则分为免疫器官、免疫细胞、免疫分子三个层次。广义的免疫职能则几乎涉及机体内的每一种细胞。

一、免疫器官和组织（图1-1）

T、B淋巴细胞发生的免疫器官称为中枢免疫器官（central immune organs），而成熟的T、B淋巴细胞定居并发挥效应（免疫应答）的场所称为外周免疫器官（peripheral immune organs）。前者也称为初级淋巴器官（primary lymphoid organs，PLOs），后者又叫做次级淋巴器官（secondary lymphoid organs，SLOs）。

（一）中枢免疫器官

中枢免疫器官主要指哺乳类动物的骨髓和胸腺。

1. **骨髓**　是成人各种血细胞形成的场所，也是淋巴细胞产生、发育的重要器官。在正常骨髓中，造血干细胞及其分化的各类细胞混合形成一个个岛状结构，散布于脂肪组织中。其中骨髓基质细胞（stromal cells）分泌的多种细胞因子（IL-3、IL-4、IL-6、IL-7、CSF、GM-CSF等）与细胞外基质共同构成了造血诱导微环境，使造血干细胞（hematopoietic stem cells，HSC）得以分化为髓样干细胞和淋巴样干细胞。前者进一步分化成熟为粒细胞、单核细胞、树突状细胞、红细胞和血小板，后者则发育为各种淋巴细胞（T细胞、B细胞、NK细胞）的前体细胞。

B细胞在骨髓内的发育成熟依赖于骨髓基质细胞，这些细胞为早期前B细胞结合提供所需的多种黏附分子，是B细胞分化、发育的信号来源之一。而在外周免疫器官受抗原刺激形成的长寿浆细胞又可经全身循环进入骨髓。这意味着骨髓可能既是中枢免疫器官，也是外周免疫器官。

2. **胸腺**　是T细胞分化、发育和成熟的主要器官。胸腺实质由结缔组织包裹并分隔为若干小叶，由外至内分为皮质和髓质两部分。骨髓内的一部分前体淋巴细胞进入胸腺皮质后称为胸腺细胞。胸腺细胞向髓质迁移，并与相应胸腺微环境相互作用，经有序分化、发育而成熟。胸腺基质细胞（thymic stromal cell，TSC）包括胸腺上皮细胞、树突状细胞、巨噬细胞等及其表达的黏附分子、分泌的胸腺激素和细胞因子（G-CSF、GM-CSF 等），以及胸腺细胞自身分泌的细胞因子（IL-2、IL-4）及细胞外基质，它们共同构成了胸腺微环境，为胸腺细胞发育提供了必要的环境和刺激，并很大程度上决定了其发育过程。胸腺细胞在胸腺内经历阳性选择（positive selection）和阴性选择（negative selection）过程，最终分化为两群成熟细胞，即 CD4$^+$T 细胞和 CD8$^+$T 细胞，并获得了识别"自我"与"非己"的能力。成熟胸腺细胞进入外周血和淋巴组织，成为成熟 T 淋巴细胞，定居于外周免疫器官的胸腺依赖区，并随淋巴细胞再循环而分布于全身。

（二）外周免疫器官

外周免疫器官主要包括淋巴结（lymph node）、脾脏（spleen）和黏膜相关淋巴组织（mucosal-associated lymphoid tissue，MALT）。

1. 淋巴结　是串联在全身引流淋巴管上，起过滤组织液作用之器官。其结构可分为髓质与皮质两部分。皮质部分又可分为浅皮质区和深皮质区。靠近被膜下为浅皮质区，系 B 细胞定居场所，大量 B 细胞在此聚集形成淋巴滤泡。未受抗原刺激的淋巴滤泡称为初级淋巴滤泡（primary lymphoid follicles）；经抗原刺激后，滤泡区充满大量增殖、分化的 B 细胞时，称为次级淋巴滤泡（secondary lymphoid follicles），亦称生发中心。通过去除禽类的法氏囊可使淋巴结滤泡与生发中心产生耗竭现象，故此区又称为囊依赖区（bursa-dependent area）。皮质深层和滤泡间隙称为副皮质区，切除新生实验动物的胸腺，可使该区出现耗竭现象，因而这一区域也称为胸腺依赖区（thymus-dependent area），是 T 细胞定居场所。树突状细胞在这两个区域中都存在，在滤泡中的称为滤泡树突状细胞，在副皮质区的称为并指状树突状细胞。在发生免疫应答的淋巴结中，这两个区域组成一个分界清楚的混合结节（composite nodule），这一结构为 T 细胞、B 细胞相互作用的解剖学基础。淋巴结也是完成淋巴细胞再循环的主要场所。

2. 脾脏　系体内最大的免疫器官。由被膜和实质组成，实质又分为白髓（white pulp）与红髓（red pulp）两部分，两者交界处称为边缘区（marginal zone）。脾脏也是 T 细胞和 B 细胞定居和增殖以及发生免疫应答的重要场所。围绕于中央动脉周围的一层弥散淋巴组织称为动脉周围淋巴鞘（periarteriolar lymphoid sheath，PALS），是 T 细胞聚集区。而淋巴滤泡也称为脾小结，是 B 细胞聚集区。循环中的 T、B 细胞进入脾脏白髓时都要通过边缘区，故该区呈现 T、B 细胞的混居。在边缘区的 B 细胞都呈活化状态，这是由于 T 细胞非依赖性抗原（T cell independent antigen，TI-Ag）的激活所致。此外，脾脏还有过滤和储存血液、清除衰老细胞和微生物的作用。

3. 黏膜相关淋巴组织　存在于呼吸道、消化道和泌尿生殖道黏膜局部的散在淋巴组织。黏膜相关淋巴组织具有两种形式：一种是具有组织结构的形式，如扁桃体、阑尾和 Peyer 小结等；另一种是无组织结构的、分布于上皮及结缔组织内的弥散淋巴组织。在 MALT 中也存在不同的淋巴细胞聚集区，分成滤泡与胸腺依赖区。在肠道黏膜内含有大量分泌 IgA 的浆细胞和 CD8$^+$ 细胞毒性 T 细胞（cytotoxic T cell，Tc），而 CD4$^+$ 辅助性 T 细胞（helper T cell，Th）则较多集中于黏膜下层。在黏膜上皮间隙的淋巴细胞中，γδT 细胞（是一种在胸腺皮质中出现的早期分化类型的 T 细胞）占有较大比例。另外，抗体与致敏淋巴细胞可通过结构与 MALT 类似的导管相关淋巴组织（duct-associated lymphoid tissue，DALT）进入唾液腺、乳腺等外分泌腺体，再通过外分泌作用进入开放管腔。在哺乳期，由于催乳素的作用，黏膜相关淋巴组织中的大量致敏淋巴细胞、浆细胞富集于乳腺组织，使乳汁富含多种抗体，以满足婴儿被动免疫的需要。一部分 T 细胞也可通过 DALT 提供被动细胞免疫。

皮肤相关淋巴组织（cutaneous-associated lymphoid tissue，CALT）由再循环进入皮肤表皮与真皮层的 T 细胞、皮肤上皮组织内的朗格汉斯细胞、产生上皮源性 T 细胞活化因子的角质细胞以及局部的引流淋巴结组成。其中，朗格汉斯细胞表面带有 MHC Ⅱ 类分子和 Fc 受体，在表皮的棘细胞层内形成一个近乎封闭的抗原提呈网络，只有在皮肤的引流淋巴结中才能发现具有朗格汉斯细胞表型的树突状细胞，这意味着捕获抗原的朗格汉斯细胞可以随组织液进入引流淋巴结，并在副皮质区向 T 细胞提呈抗原。

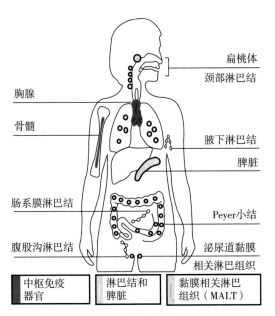

图 1-1　机体免疫器官组成

近年来，有学者提出了第三级淋巴器官（tertiary lymphoid organs，TLOs）的概念，这类免疫器官通常是指位于局部炎症区域，受炎症因子诱导而形成的异位淋巴组织。此类免疫器官在慢性炎症的形成中具有极为重要的意义，是构成免疫损伤的主要组织学基础。

（三）淋巴细胞再循环

成熟的淋巴细胞在外周免疫器官与组织内的再分布可大大提高免疫细胞的工作效率。完成淋巴细胞再分布的解剖学基础称为淋巴细胞再循环（lymphocyte recirculation），见图 1-2。存在于淋巴细胞表面的归巢受体（homing receptor）和存在于内皮细胞表面的血管地址素（vascular addressin）成为淋巴细胞再循环的分子生物学基础，而淋巴结内高内皮微静脉（high endothelial venule, HEV）则成为完成淋巴细胞再循环的组织学基础。

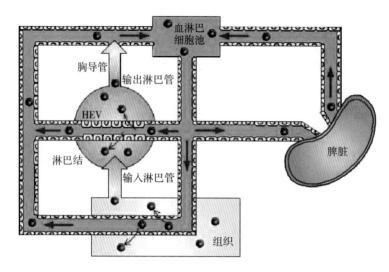

图 1-2 淋巴细胞再循环模式图

二、免疫细胞

参与免疫应答或与免疫应答有关的细胞及其前体统称为免疫细胞，如造血干细胞、淋巴细胞、单核/巨噬细胞、树突状细胞、粒细胞、肥大细胞以及内皮细胞与表皮细胞等。但按各类细胞在免疫力构成中所充任角色的不同，可以将免疫细胞分为参与固有免疫的细胞与参与适应性免疫的细胞两大类。

（一）参与固有免疫的细胞

1. 树突状细胞 DC 是目前所知功能最强的抗原提呈细胞（antigen-presenting cell, APC），广泛分布于除脑以外的全身所有组织和器官中。因其不同之起源，分为髓样 DC 与淋巴样 DC。而根据 DC 的分布与形态特点，又可分为淋巴样组织中的 DC，如并指状 DC、滤泡样 DC、胸腺 DC 等；非淋巴样组织中的 DC，如间质性 DC、朗格汉斯细胞；以及体液中的 DC，如隐蔽细胞和血液 DC。

2. 单核/巨噬细胞 单核/巨噬细胞是同一发育谱系细胞的两个不同发育阶段之合称。处于相对早期发育阶段的称为单核细胞，位于血液内，具有典型的肾形细胞核；处于相对晚期发育阶段的称为巨噬细胞，位于组织内，因其具有的吞噬能力和硕大的个头而得名。与树突状细胞类似，巨噬细胞也是一种重要的 APC，同时因其强大的吞噬杀伤功能而担负清除感染、修复损伤的重要职责。

3. 固有淋巴细胞 源自淋巴细胞谱系，所形成的各终末细胞群不具有经典的 T、B 淋巴细胞所呈现的免疫记忆性，其识别或不依赖抗原，或抗原识别谱较窄，且多发生交叉。已知固有淋巴细胞包括：① γδT细胞，多为CD4⁻CD8⁻双阴性细胞，仅少数为CD8⁺单阳性细胞。非MHC限制，具有有限多样性。② B1细胞，在个体发育过程中出现于胚胎早期，成熟的B1细胞主要定居腹腔、胸腔和肠壁固有层，B1细胞的BCR多为IgM，少数为IgD，是自我更新能力很强的细胞。③自然杀伤细胞，既不表达TCR，也不表达BCR。其表面标志为CD56⁺、CD16⁺、CD19⁻、CD3⁻，能够直接杀伤受病毒感染的自身细胞或肿瘤细胞。④ NKT细胞（natural killer T，NKT），为表面既有T细胞抗原受体、又有NK细胞受体的特殊T细胞亚群。其源于骨髓造血干细胞，在胸腺内发育，多数为CD4⁺CD8⁺双阳性细胞，少数为CD4⁺细胞；主要参与炎症反应、抗感染、抗肿瘤、免疫调节。

4. 粒细胞　按其胞质颗粒的染色性质分成三大群：①中性粒细胞，是外周血含量最高的有核细胞。中性粒细胞的集聚与浸润被视为急性炎症与急性坏死的一种典型的病理表现，它的生物学作用涉及炎症、免疫损伤、免疫缺陷等多个层面。②嗜酸性粒细胞，以其胞质内具嗜伊红颗粒而得名。在抗（寄生虫）感染和（过敏性）炎症反应中有重要作用，故也被认为是一种与免疫应答关系密切的细胞。③嗜碱性粒细胞，具有十分突出的卵圆形颗粒，这些颗粒中含肝素、组胺、血清素、前列腺素、白三烯的可代谢前体以及一系列水解酶类，一旦释放可引起一系列血管变化与炎症反应。

5. 肥大细胞　与嗜碱性粒细胞生物学作用相近，除了具有与嗜碱性粒细胞相同的颗粒外，还可产生多种类型的细胞因子。其主要分布于皮肤、呼吸道和消化道等黏膜组织，参与Ⅰ型超敏反应的发生。

（二）参与适应性免疫的细胞

1. T细胞　系胸腺依赖性淋巴细胞（thymus-dependent lymphocyte）的简称，携有可特异性识别抗原的TCR。它具有较大的异质性，因其生物学作用的广泛多样而承担启动适应性免疫应答、辅助其他免疫细胞活化、形成细胞毒作用等免疫功能，是产生适应性免疫应答的核心细胞。

2. B细胞　系骨髓依赖性淋巴细胞（bone marrow-dependent lymphocyte）或囊依赖性淋巴细胞（bursa-dependent lymphocyte）的简称，携有可特异性识别抗原的BCR。其主要作用为形成分泌抗体的浆细胞，同时也承担抗原提呈等免疫功能。参与适应性免疫的B细胞称为B2细胞。

三、免疫分子

参与免疫应答或与免疫应答有关的生物分子统称免疫分子，根据其存在方式分膜型与分泌型两种。

（一）膜型免疫分子

1. 抗原受体　主要为两大类，即位于T细胞表面的TCR和位于B细胞表面的BCR。抗原受体具高度多样性，可识别形形色色的抗原类型，并能选择性激活相应的T、

B 细胞克隆。

2. MHC 分子 为绝大多数体细胞表面存在的抗原结合分子，承担对 T 细胞提呈抗原信息的免疫生物学作用。

3. 模式识别受体 位于大多数参与固有免疫的细胞表面的膜型免疫分子，可识别特定的分子模式，尤其是病原体表面的分子模式。

4. 细胞因子受体 是几乎所有免疫细胞表面都存在的一类膜分子，可接受细胞间相互作用的调节因子——细胞因子所传递的生物学信息，影响各类免疫细胞的生长、成熟、分化与活化过程。

其他类型的膜型免疫分子尚包括 CD 分子、黏附分子（adhesion molecule，AM）、补体受体、抗体受体、共刺激分子等，其生物学意义将在后续章节中详述。

（二）分泌型免疫分子

1. 补体系统 是存在人和动物血清及组织液中的一组具有酶活性、不耐热的血浆蛋白，可介导免疫应答和炎症反应，是构成固有免疫和参与适应性免疫的重要生物分子。

2. 抗体 见前述。

3. 细胞因子 细胞因子（cytokine，CK）系由各类细胞分泌，以自分泌或旁分泌形式在细胞间相互作用的蛋白质。它具有调节免疫应答、介导炎症反应、刺激造血功能、参与组织修复等多种生物学功能。

前所述及之组成固有免疫的各类分泌性蛋白同样属于分泌型免疫分子。

思考题

1. 回顾免疫学的发展与免疫概念的演进，你能否根据自身体会，给出一个更恰当的免疫定义？

2. 构成机体免疫力的因素主要有哪些？试为其勾勒一个清晰的轮廓。

3. "免疫既是阻止疾病形成的因素，也是疾病形成的原因"，你对此观点持何看法？请展开论述。

第二章　免疫细胞激活物

本章导学

　　免疫反应活动可以视作是免疫细胞对相应激活信号作出的反应，而免疫细胞激活物就是这些激活信号的物质载体。

　　本章主要介绍免疫细胞激活物——抗原、超抗原、有丝分裂原、佐剂以及分子模式，并就其激活作用的机制与特点展开讨论。

　　免疫细胞激活物的概念也是随着免疫现象、免疫本质的不断揭示而发展演变着的，早期仅指特异性激活 T、B 淋巴细胞的物质——抗原（antigen，Ag），之后将非特异性激活 T、B 淋巴细胞的超抗原（superantigen，SAg）、有丝分裂原（mitogen）以及固有免疫应答的激活物质——分子模式，均纳入免疫细胞激活物的范畴，使免疫细胞激活物成为一个内涵丰富的概念。

第一节　免疫细胞激活物的概念与类型

　　免疫细胞激活物依其特点分成两大类：特异性免疫细胞激活物和非特异性免疫细胞激活物。

一、特异性免疫细胞激活物

　　特异性免疫细胞激活物主要指可通过与 T、B 细胞抗原受体特异性结合并因此激活 T、B 细胞的免疫活性物质，习惯称之为抗原。通常以单克隆方式激活 T、B 细胞。

二、非特异性免疫细胞激活物

　　非特异性免疫细胞激活物可分为两类。一是不通过抗原受体特异结合方式激活 T、B 细胞的免疫活性物质，如：①超抗原，以结合抗原受体的非抗原表位互补区的方式激活 T、B 细胞。②有丝分裂原与佐剂(adjuvant)，以抗原受体外的结合形式激活 T、B 细胞。这两类激活物都以多克隆方式激活 T、B 细胞。二是以分子模式形式激活各类固有免疫细胞的生物活性物质，如脂多糖、非甲基化寡核苷酸、核糖核酸等。此类激活物主要激活单核 / 巨噬细胞、树突状细胞、NK 细胞、B1 细胞、γδT 细胞。

第二节　抗　原

特异性激活 T、B 细胞的免疫细胞激活物称为抗原，是适应性免疫应答的始动因子。

一、抗原概念的形成

在免疫学形成的早期，人们应用细菌或其外毒素注射至动物体内，发现动物血清中存在一种能使细菌发生特异性凝集或能特异性中和外毒素的物质，统称为抗体，并将与抗体发生特异性结合的物质统称为抗原。通过对抗原免疫化学本质的深入研究，人们进一步了解到抗原是依赖与抗原受体的空间结构互补而特异性激活 T、B 细胞的激活物。抗原对 B 细胞和 T 细胞介导的免疫应答均有诱导作用。在某种情况下，抗原还可引起负向免疫应答（免疫耐受）。因此，抗原概念的内涵伴随着免疫学的发展而不断深化。

目前可将抗原定义为：能与 T 细胞、B 细胞的抗原受体（TCR、BCR）结合，启动免疫应答，并能与相应的免疫应答产物（抗体或效应细胞）发生特异性结合的物质。

凡能独立诱导免疫细胞增殖、活化，产生免疫效应物质的抗原称为完全抗原（complete antigen）；而不能单独激活 B 细胞产生抗体的抗原称为半抗原（hapten）。半抗原如果与相应蛋白载体（carrier）结合后（含 TCR 结合表位），可成为完全抗原。

二、抗原表位

免疫化学研究揭示，抗原之所以能够同 T、B 细胞的抗原受体或抗体发生特异性结合，是因为抗原表位（epitope）的存在。

（一）抗原表位的概念

所谓抗原表位，也称抗原决定簇（antigenic determinant，AD），是与抗原受体 / 抗体形成空间互补的一段分子序列。通常由 5 ~ 15 个氨基酸残基、5 ~ 7 个多糖残基或核苷酸组成。因其与抗原受体 / 抗体的精确互补性，成为抗原特异性的结构基础。一种表位决定一种抗原特异性。这种特异性不仅取决于表位的化学组成，且更与其空间排列和立体构型密切相关。如将连接不同化学基团的苯胺衍生物作为半抗原，分别与同一种载体偶联制备成人工结合抗原，然后免疫动物，结果证明：各种带有不同化学基团的半抗原只能与其相应的抗体结合（表 2-1）；而抗原的空间构型不同，如对氨基苯甲酸蛋白抗原产生的抗体，只能对对氨基苯甲酸的抗原起反应，而不能与邻位和间位的对氨基苯甲酸蛋白抗原起反应（表 2-2）。

一个抗原分子可以有多种不同的表位，每种表位各有其特异性；能与抗体结合的抗原表位之总数称为抗原结合价（antigenic valence），天然抗原一般呈多价。

表 2-1　化学基团的组成对抗原表位特异性的影响

免疫血清	半抗原			
	苯胺	对氨苯甲酸	对氨苯磺酸	对氨苯砷酸
抗载体 – 苯胺	+++	–	–	–
抗载体 – 对氨苯甲酸	–	+++	–	–
抗载体 – 对氨苯磺酸	–	–	+++	–
抗载体 – 对氨苯砷酸	–	–	–	+++

表 2-2　化学基团的位置对抗原表位特异性的影响

免疫血清	半抗原			
	苯胺	邻位氨苯甲酸	间位氨苯甲酸	对位氨苯甲酸
抗载体 – 苯胺	+++	–	–	–
抗载体 – 邻位氨苯甲酸	–	+++	–	–
抗载体 – 间位氨苯甲酸	–	–	+++	–
抗载体 – 对位氨苯甲酸	–	–	–	+++

（二）抗原表位的类型

抗原表位分为构象表位（conformational epitope）和顺序表位（sequence epitope）两类。构象表位由序列不连续、空间上形成特定构象的短肽、多糖残基或核苷酸所构成，也称非线性表位（non-linear epitope）；顺序表位由序列相连续的氨基酸片段构成，也称线性表位（linear epitope）（图 2-1）。表位也可根据 T、B 细胞识别的差异，分为 T 细胞识别表位和 B 细胞识别表位（表 2-3）。

表 2-3　T 细胞识别表位和 B 细胞识别表位的特点比较

项目	T 细胞识别表位	B 细胞识别表位
表位受体	TCR	BCR
MHC 分子	必需	无需
表位性质	主要是线性短肽	天然多肽、多糖、脂多糖、有机化合物
表位大小	8 ~ 10 个氨基酸（CD8$^+$T 细胞） 13 ~ 18 个氨基酸（CD4$^+$T 细胞）	5 ~ 7 个氨基酸 5 ~ 7 个单糖、核苷酸
表位类型	顺序表位	构象表位、顺序表位
表位位置	抗原分子任意部位	抗原分子表面

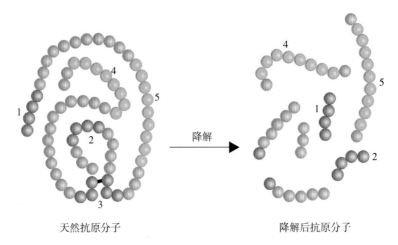

天然抗原分子　　　　　　　　　降解后抗原分子

图 2-1　抗原分子的 T 细胞表位与 B 细胞表位

1.顺序表位（B 细胞识别表位）　2.隐蔽性表位　3.构象表位（B 细胞识别表位）　4、5.顺序表位（T 细胞识别表位）

（三）交叉反应

虽然一种表位决定一种抗原特异性，但有时也会出现某些抗体不仅与其诱生抗原发生特异性结合，也可与一些非诱生抗原发生特异性结合的现象，此种现象被称为交叉反应（cross-reaction）。交叉反应现象的形成可能与下列因素有关：①共同抗原，不同生物体的某些生物大分子具有相同的抗原结构。②共同表位，不同的生物大分子的某些片段（肽段）具有相同的表位。③相似表位，不同的生物大分子，其表面的部分空间构象十分类似，可以和同一种抗体的互补决定区相契合。

三、影响抗原激活的因素

含有抗原表位的所谓生物大分子，对 T、B 细胞的激活效率被称为免疫原性。下列因素可影响抗原对 T、B 细胞的激活效率。

1.抗原的化学结构　抗原分子量的大小和空间构象，均可影响抗原激活免疫细胞的能力。一般情况下，结构复杂的大分子可维持抗原表位与 T、B 细胞的有效接触，故激活 T、B 细胞的效率较高。

2.抗原表位可否显现　对 B 细胞抗原受体（BCR）而言，位于抗原分子表面的表位，可直接被 B 细胞识别。但对于 T 细胞抗原受体（TCR）而言，则受其识别表位能否被抗原提呈细胞（APC）加工处理成合适的抗原肽的限制。因此，抗原是否能被抗原提呈细胞加工提呈，对 T 细胞的活化概率也有较大的影响。

3.“异物”性　一般而言，生物体间亲缘关系越远、组织结构差异越大，激活 T、B 细胞的效率亦越高；反之，激活 T、B 细胞的效率则较低。例如鸭血清蛋白对鸡是弱抗原，而对家兔则是强抗原。这种现象被概括为“异物”性。

此外，影响抗原激活 T、B 细胞的因素还包括：①机体因素，包括遗传、年龄、性别与健康状态等；②抗原与免疫系统的接触方式，包括抗原进入的途径、剂量、次数、间隔时间及免疫佐剂的应用等。

四、抗原的分类

抗原的种类繁多，分类方法也有多种。

（一）根据激活 B 细胞产生抗体是否需要 T 细胞的辅助分类

1. T 细胞依赖性抗原（T cell-dependent antigen，TD-Ag） 此类抗原激活 B 细胞产生抗体需要 T 细胞的参与。绝大多数天然抗原属于 TD-Ag，其化学成分多数为蛋白质，兼含 B 细胞和 T 细胞识别表位，可诱导 B 细胞发生类型转换，并可产生免疫记忆。

2. T 细胞非依赖性抗原（T cell-independent antigen，TI-Ag） 此类抗原刺激 B1 细胞产生抗体时不需要 T 细胞的参与。TI-Ag 的化学成分多为多糖抗原，一般仅含 B 细胞识别表位，可单独激活 B1 细胞，多形成 IgM 类抗体，一般不形成免疫记忆，也不能激活 T 细胞诱发细胞免疫应答。

（二）根据抗原与机体的亲缘关系分类

根据抗原与机体的亲缘关系可将抗原分为异种抗原、同种异型抗原和自身抗原。

1. 异种抗原（xenogenic antigen） 指来自于不同种属的抗原性物质，如病原生物及其产物、植物蛋白和动物血清等，对人而言均为异种抗原。

2. 同种异型抗原（allogenic antigen） 指同一种属不同个体间所存在的特异性抗原。如人类的血型抗原（ABO 血型、Rh 血型）和人类白细胞抗原（HLA）。

3. 自身抗原（autoantigen） 能引起自身免疫应答的自身成分，如在胚胎期从未与自身淋巴细胞接触过的隔绝成分（晶状体蛋白、脑组织等），以及因某种因素使自身成分发生改变，如感染、药物、烧伤、电离辐射等。除此外，还有一种特殊的自身抗原，即独特型抗原，存在于抗体分子的超变区，主要介导淋巴细胞功能网络调节。

（三）根据抗原形成部位分类

1. 内源性抗原（endogenous antigen） 指在抗原提呈细胞内合成的抗原。如肿瘤细胞内合成的肿瘤抗原、病毒感染细胞合成的病毒蛋白等。

2. 外源性抗原（exogenous antigen） 指在抗原提呈细胞之外合成的抗原。如病原生物。

除上述分类外，还有其他分类方法。如根据抗原的来源和产生方式，分为天然抗原和人工合成抗原；根据抗原的物理性状，分为颗粒性抗原和可溶性抗原；根据抗原的化学性质，分为蛋白质抗原、多糖抗原等；也有根据临床特点分类，如移植抗原、肿瘤抗原、变应原及耐受原等。

第三节 非特异性免疫细胞激活物

超抗原、有丝分裂原、佐剂以及各种分子模式都属于非特异性免疫细胞激活物。

一、超抗原

通常情况下，普通蛋白质抗原只能激活机体 T 细胞总库中万分之一至百分之一的 T 细胞，而超抗原只需极低浓度（1 ～ 10ng/ml）即可激活 2% ～ 20% 的 T 细胞克隆，产生极强的免疫应答。超抗原与丝裂原不同，激活途径与抗原类似。

SAg 对 T 淋巴细胞的激活方式也是通过淋巴细胞的抗原受体所介导。与经典抗原的激活方式不同之处在于，抗原的激活依赖与抗原受体上互补决定区的相互匹配，而 SAg 的激活则无须依赖与抗原受体上互补决定区的相互匹配。SAg 通常以完整蛋白（而非抗原肽）形式结合 APC 与 T 细胞，即一端与 APC 表面的 MHC Ⅱ 类分子非多肽区外侧结合，另一端与 TCR Vβ 链 CDR3 外侧区域结合，故不涉及 TCRα 和 Vβ CDR3 的识别，也无 MHC 限制性（图 2-2）。SAg 所诱导的 T 细胞应答，并非针对超抗原本身，而是通过分泌大量的细胞因子而参与某些病理生理过程的发生与发展。

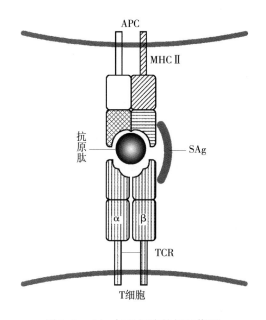

图 2-2　SAg 与 T 细胞的相互作用

SAg 激活 B 细胞，是直接特异性地结合 BCR 的重链可变区（V_H）。B 细胞 SAg 一般只能选择性地结合一至数种 V_H 亚型，再激活具有该亚型 BCR V_H 的 B 细胞，产生大量的却缺乏针对 SAg 特异性的抗体。

激活 T 细胞的 SAg 可分为外源性和内源性两类。前者如金黄色葡萄球菌肠毒素 A ～ E（staphylococcus enterotoxin A ～ E，SEA ～ SEE）、链球菌致热外毒素；后者如小鼠乳腺肿瘤病毒蛋白。激活 B 细胞的 SAg 有金黄色葡萄球菌蛋白 A（staphylococcus protein A，SPA）和人类免疫缺陷病毒（HIV）蛋白 gp120。

二、有丝分裂原

有丝分裂原，简称丝裂原，因其可使细胞发生有丝分裂而得名，多数是凝集素类蛋白质物质。常见的丝裂原见表2-4。

表2-4 作用于人和小鼠T、B细胞的常见丝裂原

丝裂原	来源	激活对象	激活细胞
刀豆蛋白A（ConA）	菜豆	人、小鼠	T细胞
植物血凝素（PHA）	芸豆	人、小鼠	T细胞
美洲商陆（PWM）	美洲商陆	人、小鼠	T细胞、B细胞
脂多糖（LPS）	革兰阴性菌	小鼠	B细胞
葡萄球菌A蛋白（SPA）	葡萄球菌	人	B细胞

多数丝裂原可选择性地与细胞表面糖蛋白上的寡糖残基结合，因不同克隆细胞可表达共同的寡糖残基而被同一丝裂原激活，因此丝裂原被认为是一种非特异性的多克隆淋巴细胞激活剂。

三、佐剂

与抗原同时或预先注入机体，增强机体对该抗原的特异性免疫应答或改变免疫应答类型，此类物质称为佐剂。佐剂可被视为一种非特异性免疫增强剂。

佐剂的作用机制是：①改变抗原物理性状，延缓抗原降解和排除，延长抗原在体内存留的时间；②刺激单核/巨噬细胞，增强其对抗原的处理和提呈能力；③刺激免疫细胞激活所需的协同刺激信号的产生；④刺激淋巴细胞非特异性增殖，从而增强和扩大免疫应答的效应。

佐剂的种类很多，根据是否具有免疫原性分为：①非免疫原性佐剂，此类佐剂多数为小分子物质，自身不具有免疫原性。有些为无机物，如氢氧化铝、明矾等；有些为低分子有机物或结构简单的生物分子，如矿物油、羊毛脂、双链多聚肌胞苷酸（poly I：C）、胞壁酰二肽（MDP）等；有些为生物分子及其片段，如多种细胞因子、补体片段C3d、含有非甲基化CpG的DNA片段等。②免疫原性佐剂，此类佐剂为生物大分子或完整细胞，自身同样具有免疫原性。较为经典的有卡介苗、短小棒状杆菌、霍乱毒素B亚单位（CTB）等。

迄今为止，弗氏佐剂（Freund adjuvant）仍是动物实验中最常用的佐剂。弗氏佐剂又分为弗氏不完全佐剂（incomplete Freund adjuvant，IFA）和弗氏完全佐剂（complete Freund adjuvant，CFA）。将抗原和液状石蜡混合，再加入羊毛脂乳化，即为IFA；在IFA中加入卡介苗或灭活的结核杆菌，即成为CFA。CFA作用较强，但易在注射局部形成肉芽肿和持续性溃疡，不适用于人体。目前能安全用于人体的佐剂主要有氢氧化铝、明矾、polyI:C、MDP、细胞因子、热休克蛋白等，CTB可用于口服疫苗。

四、病原相关分子模式

病原相关分子模式（pathogen associated molecular pattern，PAMP）是固有免疫细胞的主要激活物。其特点为组成成分相对单一、多种病原体共有，系病原生物生存和致病所必须。识别 PAMP 的受体称为模式识别受体（PRR），PAMP 与 PRR 的结合可诱导固有免疫细胞激活，并产生对病原体的清除效应以及形成抗原加工提呈过程。

PAMP 有两大类：①以糖类和脂类为主的细胞壁成分，如脂多糖、肽聚糖、脂磷壁酸、甘露糖、类脂、脂阿拉伯甘露聚糖、脂蛋白和鞭毛素等。②病毒产物及细胞核成分，如非甲基化寡核苷酸 CpG DNA、单链 RNA、双链 RNA。

思考题

1. 你如何理解免疫细胞激活物的概念？特异性细胞激活物与非特异性细胞激活物的激活方式有何特点？

2. 抗原的特异性与表位有何关系？B 细胞识别表位和 T 细胞识别表位有何不同？

第三章　免疫分子

| 本章导学

　　免疫球蛋白、MHC 分子、CD 分子、黏附分子及细胞因子在免疫识别、免疫效应和免疫调节等生物学过程中都发挥着极为关键的作用。生物分子的结构决定了其所承担的生物学作用，免疫分子亦不例外。

　　本章首先介绍免疫球蛋白的结构及其生物学作用；其次介绍 MHC 分子的结构及其生物学作用；随后会进一步讲解各类免疫细胞上的其他膜分子，例如 CD 分子、黏附分子等的生物学作用；最后出现的是细胞分泌的低分子蛋白——细胞因子，尽管其分子量不大，但在免疫活动中发挥的作用却不可小觑。

　　免疫分子既是免疫细胞膜上重要的功能结构，又是免疫细胞的分泌产物。无论何种形式，都参与介导了免疫细胞对抗原的识别、清除以及免疫细胞间相互作用和信息传递。

第一节　免疫球蛋白

　　免疫球蛋白（immunoglobulin, Ig）是首先被 Edelman 和 Porter 破译结构的免疫分子。作为抗原受体——膜型免疫球蛋白（membrane Ig, mIg），分布于 B 细胞表面；作为抗体——分泌型免疫球蛋白（secreted Ig, sIg），存在于血清和组织液中。无论作为抗原受体或抗体，Ig 都因其能够与极为多样的抗原表位发生特异性结合而被关注，成为最重要的免疫分子。

一、免疫球蛋白的基本结构

　　免疫球蛋白单体由四条肽链组成，包括两条相同的重链（heavy chain，H 链）和两条相同的轻链（light chain，L 链），各肽链间由数量不等的链间二硫键连接。结构上免疫球蛋白呈 "Y" 型。分子式为：H_2L_2，见图 3-1。

（一）重链和轻链

　　1.重链　分子量为 50 ~ 75kDa，由 450 ~ 550 个氨基酸残基组成。按其编码基因及产物，人类 Ig 重链可分 μ 链、γ 链（分 γ1、γ2、γ3、γ4 四种）、α 链（分

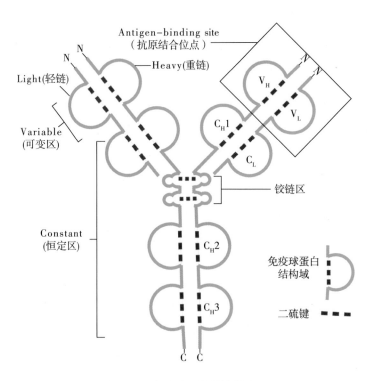

图 3-1　免疫球蛋白结构模式图

α1、α2 两种）、δ 链、ε 链五类，由此构成免疫球蛋白的类（class）与亚类（subclass），即 IgM、IgG（包括 IgG1、IgG2、IgG3、IgG4）、IgA（包括 IgA1、IgA2）、IgD、IgE（图 3-2）。

2. 轻链　分子量约为 25kDa，由 214 个氨基酸残基组成。按其编码基因及产物，人类 Ig 轻链分 κ 型和 λ 型（分为 λ1 ～ λ4 四种），由此相应的 Ig 分别命名为 κ 型和 λ 型。

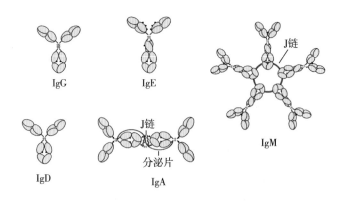

图 3-2　五类免疫球蛋白结构模式图

（二）可变区、恒定区及铰链区

1. **可变区（variable region）**　在 Ig H 链和 L 链近 N 端约 110 个氨基酸残基的区域内，其氨基酸序列变化较大，称可变区（V 区）。重链和轻链的 V 区分别表示为 V_H、V_L。V_H 和 V_L 内各含三个氨基酸序列变化特别大的区域，称为高变区（hypervariable region，HVR）。该区即为与抗原表位互补结合之部位，称互补决定区（complementarity determining region，CDR）。除高变区外的 V 区部位称为骨架区（frameworkregion，FR），V_L 和 V_H 各有 4 个 FR。

重链和轻链高变区形成的特定空间构型可与抗原表位形成类同锁匙的高度互补关系，成为 Ig 的抗原结合部位（antigen-binding site）。故高变区的存在成为 Ig 具有多样性（diversity）——与众多不同空间构型的抗原表位结合的基础。

2. **恒定区（constant region）**　Ig 近 C 端 L 链的 1/2 及 H 链的 3/4 或 4/5 区域内，氨基酸序列相对稳定，称恒定区（C 区）。重链和轻链的 C 区分别称为 C_H 和 C_L。不同类 Ig 重链 C_H 区长度不一，其中 IgG、IgA、IgD 具有 C_H1、C_H2、C_H3 三个功能区，而 IgM、IgE 尚有 C_H4 功能区。各类重链 C 区分别具有结合补体及与不同类型细胞表面抗体受体结合的能力。

3. **铰链区（hinge region）**　一些类型的 Ig 于 C_H1 与 C_H2 之间的区域因富含脯氨酸，具有良好的延展性而称之为铰链区。铰链区的存在有利于 Ig 与抗原表位的空间结合，也和激活补体相联系。同时也是受蛋白酶水解的敏感区。

（三）Ig 的结构域

Ig 的 H 链和 L 链每 100～110 个氨基酸残基即由链内二硫键连接形成一个具有特定功能的超二级结构，称结构域（domain）。此结构域由肽链折叠形成两个反向平行的 β 片层（beta pleated sheets），片层间借链内二硫键垂直连接，称为免疫球蛋白样结构域。L 链具有 V_L 和 C_L 两个，H 链有 1 个 V_H 结构域，IgG、IgA 和 IgD 的 H 链各有 3 个 C_H 结构域，IgM 和 IgE 的 H 链则各有 4 个 C_H 结构域。免疫球蛋白的结构域与一定的生物学作用相联系，V_H 与 V_L 是与抗原表位特异性结合的部位；C_H1～C_H3 与 C_L 是遗传标志所在；C_H2～C_H3 是与不同类型细胞表面抗体受体结合的位置。

（四）Ig 多聚体和其他辅助结构

1. **Ig 多聚体**　在人体内，Ig 除以单体形式存在，亦可形成多聚体。如 IgA 二聚体与 IgM 五聚体。Ig 单体、二聚体和五聚体，其结合抗原表位的数目不同，称为 Ig 的抗原结合价。分泌型 IgA 为两个单体 IgA 经 J 链相连，加上一个分泌片组成。五聚体 IgM 为 5 个单体 IgM 经 J 链相连而成。分泌型 Ig 多聚体可与黏膜上皮细胞表面多聚免疫球蛋白受体（poly-Ig receptor，pIgR）结合，并通过上皮细胞的转运到达黏膜表面，承担黏膜表面的免疫防护。分泌型 Ig 包括分泌型 IgA（secretory IgA，sIgA）和分泌型 IgM（secretory IgM，sIgM），但 sIgM 不是黏膜上最主要的抗体，仅具有辅助作用。

2. J链（joining chain） 是一条分子量约为20kDa的富含半胱氨酸的多肽链，含有137个氨基酸残基，由浆细胞合成。它是组成Ig多聚体的重要成分，其主要功能是将单体Ig分子连接为多聚体。J链含有的半胱氨酸残基，通过二硫键与 μ 链或 α 链羧基端的半胱氨酸连接。将两个单体IgA连接形成二聚体，五个单体IgM连接形成五聚体。

3. 分泌片（secretory piece，SP） SP系pIgR的部分结构。其功能是：①与Ig多聚体以二硫键形式结合，转运Ig多聚体至黏膜表面；②参与组成分泌型Ig；③与多聚IgA结合，保护其铰链区免受蛋白水解酶降解。

二、免疫球蛋白的异质性

Ig作为大分子蛋白质，带有多种抗原表位，且因结构的差异，抗原表位亦不同，这被称为免疫球蛋白的血清型。Ig血清型的存在反映了免疫球蛋白的异质性（heterogeneity）。Ig的异质性表现于三个方面：①同种型（isotype），指同一种属所有个体共有的Ig抗原特异性的标记，在异种体内可诱导产生相应的抗体。其抗原表位位于 C_H 和 C_L 上。②同种异型（allotype），是同一种属不同个体间的Ig分子所具有的不同抗原表位，在同种异体间可诱导免疫反应。其抗原表位位于 C_H 和 C_L 一个或几个位点上，可视作遗传标志。③独特型（idiotype，Id），是指每一特定抗体分子V区所特有的抗原表位。Id存在于Ig的V区，尤其是超变区，可在异种、同种异型以及自身体内诱导产生相应的抗体。

三、免疫球蛋白的水解片段（图3-3）

（一）木瓜蛋白酶水解片段

木瓜蛋白酶（papain）可使Ig在铰链区二硫键连接的两条重链的近N端处断裂，水解成两个Fab段（fragment antigen binding，Fab）和一个Fc段（fragment crystallizable，Fc）。其中Fab由一条完整的轻链和重链的 V_H 和 C_H1 组成，为单价抗原结合片段；Fc段无抗原结合活性，是Ig与效应分子或细胞相互作用的部位。

（二）胃蛋白酶水解片段

胃蛋白酶（pepsin）可使Ig在铰链区二硫键连接的两条重链的近C端处断裂，形成一个F（ab'）2片段和一些无生物学活性的小分子片段pFc'。其中F（ab'）2可结合两个抗原表位，pFc'最终被降解，无生物学作用。

四、免疫球蛋白的主要生物学活性

免疫球蛋白的结构特点赋予其独特的生物学活性。Ig的Fab段能识别和结合抗原的活性，可介导中和作用；其Fc段则可以固定补体、结合细胞，从而激活补体系统，并活化带有相应抗体受体（FcR）的细胞。不同类别Ig的Fc段结合不同类型的细胞，从而介导不同的生物学作用。

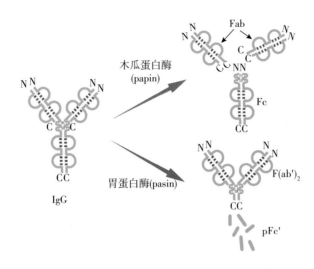

图 3-3 免疫球蛋白（IgG）酶解片段示意图

（一）BCR 的生物学作用

B 细胞表面的膜型 Ig，即为 BCR。其可与抗原表位特异性结合，获得 B 细胞活化的抗原刺激信号；是 B 细胞活化信号（第一信号）的结构基础。

（二）抗体的生物学作用

抗体作为分泌型 Ig，其生物学效应分非受体介导和 Fc 受体介导两类。

1. 非受体介导生物学效应 主要表现为：①中和作用，指通过抗体 Fab 段与抗原表位的空间互补，封阻了抗原的生物学活性部位，而使抗原的毒害作用不能发生，如阻止病原体和毒素对宿主细胞的吸附、结合和破坏，阻止病原体的抗吞噬作用，阻止病原体对营养成分的利用而抑制病原体增殖等。能够形成封阻效应的抗体称为中和抗体。②激活补体系统，IgG（包括 IgG1 ～ 3）和 IgM 类免疫球蛋白与相应抗原特异性结合后，可导致 Ig Fc 段上的补体结合位点暴露出来，与补体 C1q 结合，从而激活补体经典途径，产生多种效应功能。IgG4、IgA 和 IgE 不能激活补体经典途径，但其凝聚物也可通过替代途径激活补体。

2. Fc 受体介导生物学效应 主要表现为：①调理作用，指抗体与细菌等颗粒性抗原结合后，可通过其 Fc 段与巨噬细胞、中性粒细胞表面相应 FcR 结合，从而促进吞噬细胞对抗原的吞噬能力大幅提高的生物学效应（图 3-4）。位于中性粒细胞、单核 / 巨噬细胞表面的 FcγRⅠ（CD64）、FcγRⅡ（CD32）和位于嗜酸性粒细胞表面的 FcεRⅡ都是介导调理作用的重要受体。参与调理作用的抗体也称为调理素（opsonin）。②ADCC 作用，即抗体依赖的细胞介导的细胞毒作用（antibody dependent cell-mediated cytotoxicity，ADCC），是指免疫球蛋白与带有相应抗原的靶细胞特异结合后，通过其 Fc 段与带有 FcR 的细胞毒性细胞（如 NK 细胞）结合，激活这些细胞毒性细胞，杀伤带有抗原的靶细胞（图 3-5）。NK 细胞的 ADCC 效应主要通过其膜表面 FcγRⅢ（CD16）所介导。③介导Ⅰ型超敏反应作用，IgE的Fc段可与肥大细胞和嗜碱粒细胞表面的IgE Fc受体（FcεRI）结合，当结合于这些细胞表面的IgE在与变应原特异结合后，可促使这些细胞活化，合成和释放各种生物活性物质，引起Ⅰ型超敏反应。④跨细胞输送作用，Ig多聚体可经黏膜上皮细胞的pIgR从黏膜固有层转运至黏膜表面，参与黏膜免疫（详见前Ig多聚体节）。IgG则可经新生儿Fc受体（neonatal Fc receptor，FcRn）由胎盘母面转运至胎儿血循环，亦可将母乳中的IgG经婴儿消化道上皮转运至婴儿体液内，对缺乏抗体自主形成能力的新生儿与婴儿形成保护。⑤免疫调节作用，游离抗体还可以通过其Fc段，结合至T、B细胞表面的各类Fc受体，反馈性调节T、B细胞的活化。

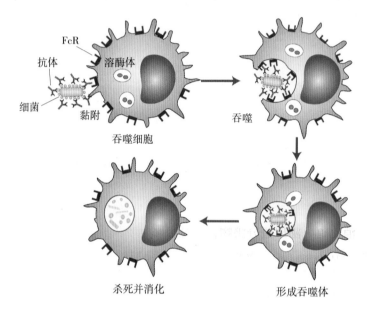

图 3-4　抗体介导的调理作用

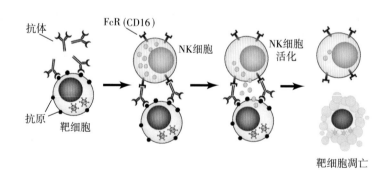

图 3-5　NK 细胞介导的 ADCC 作用

五、各类免疫球蛋白的特点

IgM多为五聚体，是分子量最大的Ig。主要存在于血液中，占血清Ig总量的

5% ～ 10%。IgM 的抗原结合能力很强,具有 10 个抗原结合位点,理论效价为 10 价,但实际上空间位阻导致其变形能力下降,表现为 5 价。IgM 能高效激活补体,因其带有 5 个 Fc 段。IgM 是初次免疫应答中出现最早的抗体,在感染早期产生并发挥抗感染效力。血清中 IgM 升高则提示有新近感染,可用于感染早期诊断。IgM 也是个体发育过程中最早合成的抗体,在胚胎晚期就能产生,脐带血 IgM 增高提示胎儿有宫内感染。另外,单体形式的膜型 IgM(mIgM)作为 BCR 表达于 B 细胞表面。

IgG 在血循环及组织中含量丰富,是血清中含量最高、半衰期最长的免疫球蛋白,占血清 Ig 总量的 75 %,半衰期长达 20 ～ 23 天。人出生后 3 个月开始合成,5 岁时近成人水平。IgG 是再次免疫应答产生的最主要抗体,虽然 IgG 出现比 IgM 晚,但其在体内持续时间长,可介导多种免疫效应,在黏膜系统外的体液免疫应答中发挥主导作用。其亲和力高,分布广泛,能中和病毒和毒素,具有激活补体、调理吞噬和 ADCC 等作用。其体积较小,更易于扩散到血管外部进入组织发挥局部的抗感染作用。IgG 还是唯一能够通过胎盘屏障的抗体,可跨胎盘转运,从母体进入胎儿的血液循环,为新生儿提供被动的免疫保护。另外,在病理性免疫应答过程中,某些自身抗体(如抗甲状腺球蛋白抗体、抗核抗体)和引起 Ⅱ、Ⅲ 型超敏反应的抗体也为 IgG。

IgA 可分为血清型和分泌型。血清型为单体,主要存在于血清中,占血清 Ig 总量的 10% ～ 15%;分泌型 IgA(sIgA)为二聚体,由 J 链连接,与上皮细胞合成的分泌片共同构成。sIgA 可跨黏膜上皮细胞转运,主要存在于分泌物中,如初乳、唾液、泪液、汗液和呼吸道、消化道、泌尿道分泌物,以抵御微生物侵袭。它可通过与相应病原生物结合,阻止病原体在局部黏附,发挥中和作用,还可发挥调理吞噬、中和毒素等作用,是黏膜局部抗感染的主要抗体。婴儿可从母亲初乳中获得 sIgA,是一种重要的自然被动免疫。新生儿易患呼吸道、消化道感染,可能与其 sIgA 合成不足有关。

IgE 是正常人血清中含量最少的 Ig,血清浓度极低,不能发挥中和外来抗原和毒素的作用。IgE 由黏膜固有层的浆细胞产生,与超敏反应和抗寄生虫免疫密切相关。IgE 为亲细胞抗体,可通过其 C_H2 和 C_H3 与肥大细胞和嗜碱性粒细胞表面的高亲和力 FcεRⅠ 长时间牢固结合,使细胞致敏,当致敏细胞借 IgE 再次识别变应原时,诱导 Ⅰ 型超敏反应。IgE 的生理学意义可能在于引发急性炎症反应,并借此对解剖学上易于损伤和受病原体入侵的局部形成保护;也可以通过与嗜酸性粒细胞 FcεRⅡ 结合,介导 ADCC 效应,杀伤蠕虫,发挥抗寄生虫免疫作用。

IgD 在正常人血清中含量很低,占血清总 Ig 的 0.2 %。其铰链区较长,易被水解,故其半衰期仅 3 天。血清型 IgD 的确切生物学功能仍不清楚。mIgD 表达于 B 淋巴细胞表面,是 B 细胞分化发育成熟的标志。骨髓中未成熟的 B 细胞仅表达 mIgM,而成熟的 B 淋巴细胞则同时表达 mIgM 和 mIgD,如进入外周淋巴组织的初始 B 淋巴细胞;而活化的或记忆性 B 淋巴细胞的 mIgD 逐渐消失。

六、人工抗体

人工抗体是具有特异性识别和结合抗原特性的抗体,常被用于临床预防、诊疗以及科学研究中（详见第六章）。早在 100 年前，人类就掌握了抗体的制备手段。人工抗体依其类型分为多克隆抗体、单克隆抗体和基因工程抗体。

（一）多克隆抗体

多克隆抗体（polyclonal antibody）是指由不同 B 细胞克隆产生的针对抗原物质中多种抗原表位的抗体混合物，为第一代人工制备抗体，如免疫血清（含多种特异性抗体）。因为天然抗原往往具有多种表位，刺激机体产生的抗体中包含针对多种不同抗原表位的 Ig，系由多个 B 细胞克隆产生的抗体混合物，故称为多克隆抗体。多克隆抗体来源广泛，多用于预防、治疗感染性疾病与临床诊断（图 3-6）。

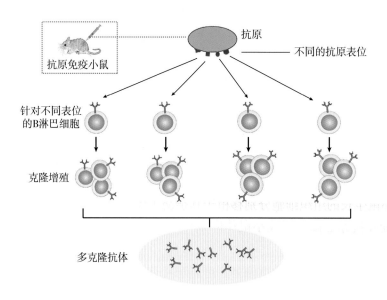

图 3-6　多克隆抗体产生示意图

（二）单克隆抗体

由单一克隆 B 细胞杂交瘤产生的只识别抗原分子某一特定抗原决定簇的特异性抗体，称为单克隆抗体（monoclonal antibody，mAb），也称第二代抗体。1975 年，由 Kohler 和 Milstein 建立单克隆抗体技术，mAb 一般通过杂交瘤技术制备，mAb 其具有结构高度均一、抗原结合部位和同种型相同、纯度高、特异性强和效价高等特点。单克隆抗体实际意义是：①抗原的纯化和结构分析；②细胞发生、分化及功能的阐明；③临床疾病的诊断和治疗。

（三）基因工程抗体

在 DNA 水平对 Ig 基因进行切割、拼接或修饰，导入受体细胞表达的抗体叫基因工程抗体（genetic engineering antibody），也称第三代抗体。其制备的方法是使 B 细胞获得编码抗体的目的基因，如以多聚酶链反应扩增技术获得目的基因片段，经体外 DNA 重组后，转入受体细胞，使其表达特定抗体。如人 - 鼠嵌合抗体（chimeric antibody）、改型抗体（reshaped humanized antibody）、双特异性抗体（bispecific antibody）、小分子抗体等。

第二节　MHC 分子

MHC 分子是主要组织相容性复合体（major histocompatibility complex，MHC）编码的一组重要免疫分子。这组免疫分子的发现以及对其免疫学作用的阐明揭示了机体免疫系统基本的工作机制，对免疫学的发展具有划时代的意义。

一、MHC分子的发现与生物学意义

从"顾名思义"这个角度很难对 MHC 分子形成一个正确的理解，这是因为 MHC 的被发现并未能够和这个复合体所编码之产物的实际生物学作用紧密联系，MHC 分子的生物学意义是在这组基因发现后的 40 年中才得以揭晓。

（一）MHC 分子的发现

MHC 及其编码分子首先在小鼠中被发现。20 世纪 30 年代，Gorer 发现近交系小鼠具有 4 组存在于红细胞上的血型抗原，分别命名为抗原Ⅰ、Ⅱ、Ⅲ和Ⅳ。后来，Snell 等用近交系小鼠生长的组织细胞分别移植于其杂交子代，发现来源于抗原Ⅱ阳性小鼠的组织细胞只能在抗原Ⅱ阳性子代小鼠体内生长，而在抗原Ⅱ阴性子代小鼠体内则被排斥，从而证明了抗原Ⅱ是一种可引起肿瘤移植排斥的组织相容性抗原。进一步的研究表明，H-2 抗原的编码基因定位于小鼠第 17 对染色体上，系含多个基因座位的一组紧密连锁的基因群，故将其命名为组织相容性基因复合体，即 Histocompatibility-2（H-2）。

法国学者 Dausset 在 1958 年也发现了人类肾移植后出现排斥反应的患者以及多次输血的患者血清中含有能与供者白细胞发生反应的抗体，进一步研究证明这些抗体所针对的抗原是人类的主要组织相容性抗原。由于此类抗体首先在白细胞表面被发现，因此被命名为人类白细胞抗原（human leucocyte antigen，HLA），编码这些抗原的基因群被称为 HLA 复合体。

Snell、Dausset 与 Beracerraf 以发现小鼠和人类的 MHC 以及在免疫遗传学方面的杰出贡献，分享了 1980 年的诺贝尔奖。

（二）MHC 分子的生物学意义

B.Benacerraf 于 1963 年发现了编码人类主要组织相容性抗原的基因系统，同时也发现其与免疫应答的发生有关联，提出免疫应答（Ir）基因的概念。

1974 年，Zinkernagel 和 Doherty 的研究显示，致敏 Tc 在识别和攻击受病毒感染的靶细胞时须同时识别与 Tc 相同的 MHC 分子型别，即对受相同病毒感染的不同 MHC 分子型别的靶细胞不能为同一致敏 Tc 所杀死。此后研究证实，不仅 Tc，Th 的活化也同样受到同型 MHC 分子的约束。这被称为 Zinkernagel–Doherty 现象。1996 年，Zinkernagel 和 Doherty 因这一研究发现了 T 细胞识别抗原的机制而获诺贝尔医学生理学奖，并由此揭示了 MHC 及其编码分子的真正生物学作用，为免疫学的发展作出了划时代的贡献。

二、HLA基因复合体

HLA 基因复合体可编码多种不同功能的蛋白质，其中多数与免疫有关。

（一）HLA 基因复合体的定位与组成

基因复合体是指在遗传学上紧密连锁、在亲子间遗传过程中不发生分离的基因群。HLA 基因复合体位于人第 6 号染色体上（6p21.31）。HLA 基因复合体定位长度约为 3600kb，含有 224 个基因座，其中功能基因 128 个。在人类完成了对第 6 号染色体短臂 DNA 测序工作后，研究者又提出了扩展的主要组织相容性复合体（extended major histocompatibility complex，xMHC）概念，其范围扩展至 7.6 Mb。

HLA 基因根据其编码分子的分布和功能的不同，分为三个区：Ⅰ类基因区、Ⅱ类基因区和Ⅲ类基因区（图 3-7）。

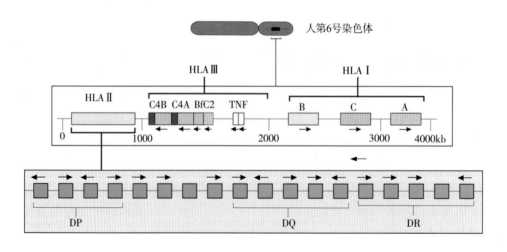

图 3-7   HLA 基因复合体

1. HLA Ⅰ 类基因区   HLA Ⅰ 类基因区的功能性基因可分为 3 类：①经典的 HLA Ⅰ 类基因：又称 HLA Ⅰa 基因，包括 HLA-A、HLA-B 和 HLA-C 编码 HLA Ⅰ 类分子中的 α 链。②非经典的 HLA Ⅰ 类基因：又称 HLA Ⅰb 基因，包括 HLA-E、HLA-F、HLA-G、HLA-H 等。③ MIC 基因：即 MHC Ⅰ 类链相关基因（MHC class Ⅰ chain-related，MIC），包括 MIC-A、MIC-B、MIC-C、MIC-D、MIC-E 等 5 个成员基因。其中 MIC-A、MIC-B 有编码产物，其他为假基因。MIC 编码产物是 γ δT 细胞、CD8⁺ α βT 细胞和 NK 细胞的活化共刺激信号。

2. **HLA Ⅱ类基因区** HLA Ⅱ类基因区又称 D 基因区，经典的 HLA Ⅱ类基因主要有 HLA-DP、HLA-DQ、HLA-DR 三个亚区，每一亚区又包括两个或两个以上的功能基因位点，分别编码分子量相近的肽链（α、β）分子，共同组成 HLA-D 抗原（即 DRα-DRβ、DQα-DQβ 和 DPα-DPβ 三种异二聚体）。需要指出的是，DR 亚区实际上有 5 个功能性基因，1 个为 DRA（编码 DRα 链），4 个为 DRB（编码 DRβ 链），其产物显示不同的 DR 抗原特异性。非经典的Ⅱ类基因主要与抗原加工提呈相关。包括：① HLA-DM 亚区，包括 DMA 和 DMB 两个基因座位，编码产物具有多态性，参与外源性抗原肽与 HLA Ⅱ类分子的结合过程。② TAP 与 PSMB 区：抗原处理相关转运蛋白（transporter associated with antigen processing，TAP）基因编码产物参与内源性抗原肽向内质网转运；而 β 型蛋白酶体亚单位（proteasome subunit，beta type，PSMB）基因编码产物参与对内源性抗原肽的酶解处理。③ DO 基因区，包括 DOA 和 DOB 两个基因座位，编码 HLA-DO 分子的 α 和 β 链，能够负向调节 DM 分子活性。

3. **HLA Ⅲ类基因区** 血清补体成分（C4B、C4A、Bf 和 C2）编码基因属经典的Ⅲ类基因。其他有：①肿瘤坏死因子基因家族：包括 TNF（TNFα）、LTA（TNFβ）和 LTB 三个座位。②转录调节基因或类转录因子基因家族：如 I-κB（IκBL）基因（参与调节 NF-κB 的活性）、B144 基因和 ZNF178 等。③热休克蛋白基因家族：如 HSP70 基因，以及参与类固醇合成的 21 羟化酶基因（CYP21）。

（二）HLA 基因复合体的遗传特点

HLA 基因复合体与其生物学作用有关的遗传特点主要体现为单体型遗传、高度多态性和连锁不平衡。

1. **单体型遗传** 在遗传学上将减数分裂过程中染色体上不发生交换的紧密连锁基因群称为单体型（haplotype）。HLA 基因复合体是染色体上紧密连锁的基因群，因此呈单体型遗传。HLA 基因复合体的这种遗传规律使得子代的 HLA 基因型中一个单体型来自父亲，另一个来自于母亲。同胞间两个 HLA 单体型完全相同与完全不相同的概率均为 25%，一个单体型相同的概率为 50%。亲代与子代间必然有一个单体型是相同的。

2. **高度多态性** 多态性（polymorphism）是指随机婚配群体中一个基因座位上存在多个等位基因。HLA 基因复合体呈高度多态性，其原因是：①复等位基因（multiple alleles）的存在：遗传学上将某一个体同源染色体上对应位置的一对基因称为等位基因（alleles）；当群体中位于同一位点的等位基因多于两种时，称为复等位基因。HLA 基因复合体多数基因座位上均存在多个等位基因。②共显性（codominance）现象：一对等位基因同时表达称为共显性。HLA 基因复合体中每一等位基因均为共显性，都可能将其编码产物表达在细胞表面，从而增加了人群中不同 HLA 单体型的组合方式，导致了 HLA 表型广泛的群休多态性。

HLA 表型，尤其是经典 HLA Ⅰ类和Ⅱ类分子的高度多态性在免疫生物学上具有重要意义。

3. **连锁不平衡** 连锁不平衡（linkage disequilibrium）是指分属于 2 个或 2 个以上

基因座位上的基因同时出现在同一染色体上的概率高于或低于随机出现频率的现象。HLA 基因复合体是一组紧密连锁的基因群，其各等位基因在人群中以一定的频率出现。例如我国北方汉族人中 HLA-DRB1*0901（表示 II 类基因 DRB1 座位第 0901 号等位基因）和 HLA-DQB1*0701 出现的频率分别是 15.6% 和 21.9%，按随机分配的规律，这两个等位基因同时出现在一条染色体上的预期概率为两个频率的乘积（15.6%×21.9%=3.4%），然而实际测得两者同时出现的频率是 11.3%，为理论值的 3.3 倍。HLA 基因复合体连锁不平衡现象的存在是 HLA 单体型适应环境选择的结果。

三、HLA 分子的结构与分布

应用蛋白质化学中的 X 射线衍射技术，明确了 HLA I 、HLA II 类分子的结构。

（一）HLA 分子的结构

1. HLA I 类分子的结构　经典的 HLA I 类分子是由一条重链（α 链）和一条轻链（β 链）以非共价键组成的异二聚体（图 3-8）。α 链是由 HLA I 类基因编码的产物，分子量为 44kDa，为一跨膜糖蛋白。另一条为轻链，又称 β2 微球蛋白（β2-microglobulin，β2m），是人第 15 号染色体相应基因编码的产物，分子量为 12kDa。

HLA I 类分子在结构上分为 4 个区：①肽结合区：该区由 α1 和 α2 两个功能区组成，含多态性残基，决定 I 类分子的多态性，同时 α1 和 α2 也是与抗原肽结合的部位。②Ig 样区：该区由重链 α3 和 β2m 构成，α3 与 Ig 的恒定区具有同源性，是 HLA I 类分子与 T 细胞 CD8 分子结合的部位。β2m 无多态性，但有助于 I 类分子的表达和天然构型的稳定。③跨膜区：由 25 个

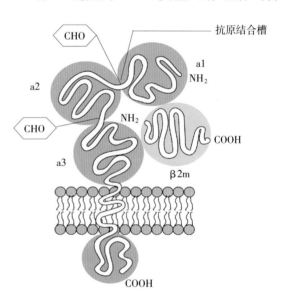

图 3-8　HLA I 类分子的结构

氨基酸组成。跨膜区含疏水性氨基酸，排列成 α 螺旋，以螺旋状穿过细胞膜的脂质双层，将 I 类分子锚定在细胞膜上。④胞质区：该区包括重链羧基端约 30 个氨基酸，位于胞质中，参与跨膜信号的传递。

据 X 线晶体衍射资料表明，I 类分子顶部 α1 和 α2 区组成的抗原肽结合区呈沟槽状结构，α1 和 α2 区各含 4 条 β 片层和 1 个 α 螺旋，呈对称排列而连接成一个沟槽，β 片层组成槽底，其两侧由 α 螺旋组成。沟槽两端闭合，大小为 2.5nm×1.0nm×1.1nm，可容纳 8 ~ 12 个氨基酸残基组成的短肽。沟底的氨基酸排列是决定 HLA I 类分子荷肽的关键。这使 I 类分子与抗原肽的结合具有一定的选择性。

2. HLA Ⅱ类分子的结构　经典的 HLA Ⅱ类分子是由一条 34kDa 的 α 链和一条 28kDa 的 β 链以非共价键连接的糖蛋白所组成的异二聚体（图 3-9）。α 链和 β 链均由 HLA Ⅱ类基因区编码，其基本结构相似，均具有多态性。HLA Ⅱ类分子胞外区结构域分别为 α1、α2 和 β1、β2。

HLA Ⅱ类分子在结构上也分为 4 个区：① 肽结合区（图 3-10）：由 α1 和 β1 组成。它决定 Ⅱ类分子的多态性，也决定其与抗原肽结合的特异性以及对 T 细胞的亲和力。② Ig 样区：由 α2 和 β2 组成。β2 是与 T 细胞的 CD4 分子结合的部位。③ 跨膜区：2 条肽链各有 25 个氨基酸残基穿过细胞膜脂质双层，借此将 HLA Ⅱ类分子锚定在细胞膜上。④ 胞质区：2 条肽链羧基端各有 10 ~ 15 个氨基酸残基位于胞质中，参与跨膜信号的传递。

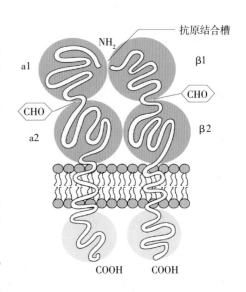

图 3-9　HLA Ⅱ类分子的结构

据 X 线晶体衍射图像显示，α1 和 β1 区各自盘绕成 2 个 α 螺旋和 4 条平行 β 片层，形成的沟槽两端是开放的，容纳的多肽可较长（12 ~ 20 个氨基酸）。其与多肽结合的特点基本上与 Ⅰ类分子相似，但被结合的多肽一般来自外源性抗原经加工处理降解的产物。

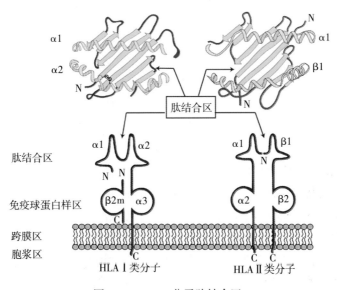

图 3-10　HLA 分子肽结合区

（二）HLA 分子的分布

HLA Ⅰ类分子广泛表达于体内各种有核细胞及血小板、网织红细胞表面。不同的组织细胞表达 HLA Ⅰ类分子的密度也各不相同。外周血白细胞和淋巴结、脾脏淋巴细胞所表达的 HLA Ⅰ类分子量最多，其次为肝、肾、皮肤、主动脉和肌肉细胞。神经细胞、成熟的红细胞和成熟的滋养层细胞不表达 HLA Ⅰ类分子。

HLA Ⅱ类分子主要表达于树突状细胞、B 细胞和单核 / 巨噬细胞等抗原提呈细胞和活化的 T 细胞表面。内皮细胞和精子细胞表面也可有少量的Ⅱ类分子。

HLA Ⅰ、Ⅱ类分子除了分布在细胞表面，也可能出现于体液中，如血清、尿液、唾液、精液及乳汁中均已检出可溶性 HLA Ⅰ、Ⅱ类分子。

HLA Ⅰ、Ⅱ类分子的基因组成、结构、分布及功能的主要差异见表 3-1。

表 3-1　经典 HLA Ⅰ类、Ⅱ类分子的基因组成、抗原结构、分布功能的比较

HLA 分子（基因座位）	抗原肽结合域辅助受体结合位点	细胞分布	功能
HLA Ⅰ类（A、B、C）	α1 和 α2 为肽结合域，α3 为 CD8 结合位点	几乎所有有核细胞	识别、提呈内源性抗原，与辅助受体 CD8 结合，对 Tc 的识别起限制性作用
HLA Ⅱ类（DR、DP、DQ）	α1 和 β1 为肽结合域，β2 为 CD4 结合位点	APC 和活化的 T 细胞	识别、提呈外源性抗原，与辅助受体 CD4 结合，对 Th 的识别起限制性作用

四、HLA分子的免疫生物学作用

经典的 HLA 分子承担了参与抗原提呈、参与诱导 T 细胞分化成熟、参与 T 细胞识别以及调控 NK 细胞等免疫生物学作用。

（一）参与抗原提呈

经典 HLA Ⅰ类、Ⅱ类分子的主要生物学作用是抗原提呈。

1. HLA Ⅱ类分子对外源性抗原的加工提呈　抗原提呈细胞（APC）通过胞吞作用或内吞作用摄入细胞外部抗原，形成内体（endosome），与溶酶体融合后，抗原被降解成含 13 ～ 18 个氨基酸的抗原肽。同时 MHC Ⅱ类分子 α 链和 β 链在内质网生成，与 Ia 相关恒定链（Ii 链）结合形成九聚体（3 份 αβIi 链复合物），经高尔基体形成转运泡与含抗原肽的内体 / 溶酶体融合，Ii 链被部分降解，仅剩一小段恒定链多肽（class Ⅱ-associated invariant chain peptide，CLIP）仍占据 MHC Ⅱ类分子的抗原结合槽；抗原肽在 HLA-DM 分子（非经典 HLA Ⅱ类分子）协助下置换 CLIP 而与 HLA Ⅱ类分子结合形成稳定的复合物，运送至 APC 表面，供 CD4⁺T 细胞识别。

2. HLA Ⅰ类分子对内源性抗原的加工提呈　细胞胞质内合成的抗原（如病毒蛋白）在细胞中与泛素（ubiquitin）结合，被解除折叠，以线形进入蛋白酶体（proteosome）被分解成含 6 ~ 30 个氨基酸的多肽片段后，抗原肽与 TAP 结合进入内质网中。同时合成好的 MHC Ⅰ 类分子重链（α 链）和 β2 微球蛋白（β2m）在伴随蛋白（钙联蛋白和 TAP 结合蛋白）的参与下组装为二聚体，与抗原肽结合，形成抗原肽 –HLA Ⅰ 类分子复合物，经高尔基体，通过分泌泡转运至靶细胞表面，供 CD8+T 细胞识别。

（二）参与诱导 T 细胞分化成熟

位于胸腺基质细胞表面的 MHC Ⅰ 类、Ⅱ 类分子在早期 T 细胞发育、成熟过程中扮演着重要角色。早期 T 细胞通过与表达 MHC Ⅰ 类或 Ⅱ 类分子的胸腺上皮细胞发生接触，只有 TCR 识别了自身 MHC 分子的 T 细胞后才能进一步分化成熟，否则将发生凋亡，此过程称为阳性选择。

经过阳性选择后的早期 T 细胞如果能识别胸腺基质细胞表面具有的 MHC Ⅰ 类或 Ⅱ 类分子与自身抗原肽形成的复合物，即发生凋亡而被清除，余下的 T 细胞才能分别分化为成熟的 CD8+ 或 CD4+T 细胞，此过程称为阴性选择。

（三）约束免疫细胞间相互作用

Zinkernagel–Doherty 现象的发现揭示了 T 细胞在识别 APC 提呈给它的抗原肽的同时，还须识别 APC 上与抗原肽结合的 MHC 分子这个免疫识别规律，人们称之为 MHC 约束性（MHC restriction）现象。由此可见，MHC 分子在 T 细胞识别环节上也具有十分重要的意义。不同类型的 T 细胞受到不同类别 MHC 分子的约束，如 CD4+T 细胞与 APC 相互作用受 MHC Ⅱ 类分子限制；CD8+T 细胞与靶细胞的相互作用则受 MHC Ⅰ 类分子的限制。

（四）参与调控 NK 细胞

HLA Ⅰ 类分子（涉及非经典 HLA Ⅰ 类分子）可以与 NK 细胞表面所表达的 KIR 分子结合，启动抑制性信号，从而使 NK 细胞不会对自身正常组织细胞或母体内的胎儿产生杀伤力。而当病毒感染或者细胞突变导致表面 MHC Ⅰ 类分子表达减少、缺失或结构改变时，则 NK 细胞的杀伤活性不被抑制，就可以使其发挥清除这些异常细胞的作用。

五、HLA的临床意义

（一）HLA 与器官移植

器官移植是西医学重要的治疗手段之一。移植排斥反应的本质是免疫应答，故移植物存活率的高低主要取决于供体与受体 HLA 相容的程度，即 HLA 各基因位点上相同的等位基因数目。通常移植物存活率由高到低的顺序是：同卵双胞胎 > 同胞 > 亲属 > 无亲缘关系者。

（二）HLA 分子与疾病

HLA 是首个被发现与疾病有明确关联的遗传系统，已发现多种疾病与 HLA 相关。

最典型的例子是 90% 以上北美白人强直性脊柱炎患者带有 HLA-B27 抗原，有 HLA-DR4 者易患类风湿性关节炎。通过研究、分析发现与 HLA 有关的疾病达 500 多种，大部分为自身免疫疾病（表 3-2）

表 3-2　HLA 与疾病的关联

疾病	HLA 型别	相对危险性
强直性脊柱炎	B27	>100
青少年类风湿性关节炎	B27	24
Reiter 病	B27	30 ~ 50
Bechat 综合征	B51	10 ~ 15
发作性睡眠病	DR2	20
寻常天疱疮	DR4	24
1 型糖尿病	DR3/DR4	20

（三）HLA 分型与亲子鉴定

由于 HLA 基因复合体具有高度多态性以及单倍型遗传的特点，使 HLA 分型成为鉴定亲子关系的重要手段。而在无关个体间 HLA 表型全相同的几率极低，故 HLA 基因复合体被看做是伴随个体终生的特异性遗传标记，法医学上可借助对 HLA 基因型和（或）表型的检测来进行个体识别。

（四）HLA 与母胎关系

成熟的胎盘滋养层细胞不表达 HLA I 类分子，从而保护了携带父方 HLA 单体型的胎儿不被母体排斥，同时滋养层细胞表达非经典 HLA I 类分子（如 HLA-E 和 HLA-G），可以与 NK 细胞表面的杀伤细胞抑制性受体（KIR）结合，从而抑制母体对胚胎的杀伤作用。另一方面，原因不明的习惯性流产也被认为与 HLA 有关。

第三节　其他免疫分子

除前已论述的免疫球蛋白分子、MHC 分子外，尚有大量的细胞膜分子和细胞因子参与了免疫细胞间的相互识别和相互作用。此节仅对这些免疫分子略作概述。

一、CD分子

CD 分子通常指由单克隆抗体识别的相应细胞膜分子。按其发现先后以序号排列。

（一）白细胞分化抗原与 CD 分子

人类白细胞分化抗原（Human leukocyte differentiation antigen，HLDA）是早期研究免疫细胞（多归为白细胞）时，发现的一簇代表不同谱系、不同阶段及在细胞活化过程中出现或消失的细胞表面标志物。对这些细胞表面标志物的识别须依赖相应的单克隆抗体。

20 世纪 80 年代初，世界卫生组织与国际免疫学联合会（WHO–IUIS）国际协作会议规定，识别同一白细胞分化抗原的单克隆抗体归为一个分化群（cluster of differentiation，CD），单克隆抗体即以此编号，如 CD1、CD2、CD3 等。随之由该单克隆抗体所识别之细胞膜分子也相继称为 CD 抗原或 CD 分子。随识别细胞膜分子的单克隆抗体种类不断增加，所识别之膜分子亦超越白细胞之范畴，而遍布 T 细胞、B 细胞、NK 细胞、树突状细胞、内皮细胞、血小板、红细胞、基质细胞、髓样细胞、干细胞 / 祖细胞以及非谱系细胞，其功能囊括黏附分子、细胞因子 / 趋化性细胞因子受体和碳水化合物结构等。故 HLDA 概念已逐渐被 CD 分子取代。目前已经鉴定确认的 CD 分子有 363 种。

（二）与免疫相关的重要 CD 分子

1. 参与 T 细胞识别、黏附和活化过程的 CD 分子 T 细胞是一类重要的免疫活性细胞，除直接介导细胞免疫功能外，对机体免疫应答的调节也起关键作用。T 细胞的识别、黏附和活化有赖于 T 细胞相互之间、T 细胞与抗原提呈细胞（APC）之间、T 细胞与靶细胞之间的直接接触以及抗原非特异性的其他细胞表面分子的辅助，这些辅助分子主要有 CD3、CD4、CD8、CD2、CD28、CD40L 和 CD58 等（详见"免疫细胞"章）。

2. 参与 B 细胞识别、黏附和活化过程的 CD 分子 B 细胞是另一类重要的免疫活性细胞，介导体液免疫功能，大多数 B 细胞的活化需要 T 细胞的辅助。参与 B 细胞抗原识别、黏附和活化功能的 CD 分子主要有 CD79a/b、CD19、CD21、CD81、CD80、CD86 和 CD40 等（详见"免疫细胞"章）。

3. Fc 受体、补体受体和细胞因子受体 CD 分子按其主要功能可分为受体、共刺激（或抑制）分子和黏附分子。其中受体包括 Fc 受体、补体受体、细胞因子受体、模式识别受体、特异性识别抗原受体及其辅助受体等。

二、黏附分子

（一）黏附分子的概念

黏附分子（AM）是介导细胞或细胞间相互接触和结合的分子的统称，是跨膜糖蛋白以受体和配体结合的形式发挥作用。细胞黏附是细胞间信息交流的一种形式。根据黏附分子结构特点可分为选择素家族、整合素家族、黏蛋白样家族、免疫球蛋白超家族、钙黏蛋白家族等，此外还有一些尚未归类的黏附分子。大部分黏附分子属于 CD 分子。黏附分子具有广泛的生物学功能，如参与细胞的识别、活化和信号传导，细胞增殖与分化，细胞的伸展与运动，肿瘤转移等生理功能和病理过程。

（二）黏附分子的免疫生物学作用

1. 参与免疫应答过程 黏附分子在免疫细胞的识别、活化、信号传导及细胞的增殖分化等方面均起着重要作用，以参与 T 细胞识别、活化的黏附分子为例，T 细胞与抗原提呈细胞（APC）、Tc与靶细胞间相互作用时提供协同共刺激信号的黏附分子有：CD4-MHCⅡ类分子、CD8-MHCⅠ类分子、CD2-CD58、CD28-CD80或CD86、LFA-1-ICAM-1等。当T细胞识别APC提呈的抗原后，专职APC上表达的CD80或CD86分子与T细胞表达的CD28分子结合，提供T细胞活化的第二信号，刺激T细胞活化、增殖与分化；若APC细胞表面缺乏CD80或CD86，则T细胞无CD80/CD86与CD28结合所提供的辅助刺激信号，T细胞的应答会处于无能状态。

2. 参与炎症反应　在炎症发生过程中白细胞从血管中逸出并移行到炎症部位，特定黏附分子及相应配体的结合是白细胞与血管内皮细胞黏附的重要分子基础。下表（表3-3）举例说明参与这一过程的主要黏附分子。

表3-3　参与白细胞与血管内皮细胞黏附的黏附分子

白细胞黏附分子（受体）	主要表达细胞	内皮细胞的黏附分子（相应配体）
CD11a/CD18	中性粒细胞、淋巴细胞、单核细胞	ICAM-1、ICAM-2、ICAM-3
CD11b/CD18	中性粒细胞、淋巴细胞、单核细胞	ICAM-1
CD11c/CD18	中性粒细胞、淋巴细胞、单核细胞	ICAM-1、血纤蛋白原
CD49d/CD29（VLA-4）	淋巴细胞、单核细胞	VCAM-1
CD62L（L-选择素）	中性粒细胞、淋巴细胞、单核细胞	E-选择素、P-选择素
CD15	中性粒细胞	E-选择素、P-选择素

注：ICAM：细胞间黏附分子；VCAM：血管细胞黏附分子；VLA：迟现抗原。

3. 参与淋巴细胞归巢和再循环　淋巴细胞归巢和再循环是淋巴细胞的定向迁移，包括T淋巴细胞由骨髓移至胸腺、成熟淋巴细胞向外周淋巴器官归巢、淋巴细胞再循环以及淋巴细胞向炎症部位迁移。它在维持淋巴微环境、记忆淋巴细胞群分布及靶向定位方面起重要作用，确保免疫监视功能的发挥。其分子基础是淋巴细胞上淋巴细胞归巢受体（lymphocyte homing receptor，LHR）与内皮细胞上相应的配体之间相互作用。表3-4为参与这一过程的黏附分子。

表3-4　参与淋巴细胞归巢和再循环的黏附分子

LHR（受体）	内皮细胞的黏附分子（相应配体）	归巢作用
L-选择素（CD62L）	HEV上CD34、GlyCAM-1	淋巴细胞归巢到外周淋巴结和派氏集合淋巴小结
CD15s、CLA	E-选择素（活化内皮细胞）	白细胞与内皮细胞黏附，参与炎症区域归巢
CD15s	P-选择素（活化内皮细胞）	白细胞与内皮细胞黏附，参与炎症区域归巢
LFA-1	ICAM-1、ICAM-2、ICAM-3	参与淋巴细胞再循环和炎症区域归巢
VLA-4（CD49d/CD29）	VCAM-1	参与炎症区域归巢

注：HEV：血管内皮微静脉；GlyCAM-1：糖基化依赖的细胞黏附分子1；CLA：皮肤淋巴细胞相关抗原；LFA-1：淋巴细胞功能相关抗原1。

三、细胞因子

细胞因子（CK）是由细胞经刺激后合成、分泌的具有高活性、多功能的低分子量可溶性蛋白质，通过自分泌或旁分泌的方式作用于自身或邻近细胞。细胞因子通过与细胞表面特异性受体结合，引起一系列细胞内信号传导，在免疫细胞生长、分化成熟、免疫应答、炎症反应、促进造血及创伤组织修复、肿瘤消长等方面发挥重要作用。

（一）细胞因子的共同特性

1.产生特点 同一种细胞可分泌多种细胞因子，同一种细胞因子也可由多种细胞产生；表现为既有同源性，又有多源性。

2.作用特点 体现为：①高效性。细胞因子具有微量强效、激素样作用，在较低浓度下即可产生显著的生物学效应。②多效性和重叠性。多效性是指一种细胞因子可具有多种不同效应；重叠性是指几种不同的细胞因子可作用于同一种靶细胞，发挥相似或相同的生物学功能。③近距性。多数细胞因子以自分泌或旁分泌，少数以内分泌形式发挥效应。自分泌或旁分泌方式主要作用于细胞自身或邻近的细胞；内分泌方式主要作用于远端靶细胞。④拮抗性和协同性。一种细胞因子可抑制其他细胞因子的功能，称为拮抗性；一种细胞因子亦可增强另一种细胞因子的功能，称为协同性。⑤网络性。众多细胞因子在体内相互促进或相互制约，形成复杂的细胞因子调节网络。

（二）细胞因子的分类

按照细胞因子的结构和功能，可将其分为白细胞介素（interleukin，IL）、干扰素（interferon，IFN）、肿瘤坏死因子（tumor necrosis factor，TNF）、集落刺激因子（colony-stimulating factor，CSF）、生长因子（growth factor，GF）、趋化因子（chemokine）等多种类型。

1.白细胞介素 白细胞介素是一类由白细胞（淋巴细胞、单核/巨噬细胞等）以及其他细胞（基质细胞、内皮细胞等）产生的具有重要免疫调节作用的细胞因子。目前已发现的白细胞介素有 30 余种。

表 3-5　常用的 IL 种类和生物学活性

IL	产生细胞	靶细胞	主要功能
IL-2	Th1 细胞	T、B、NK 细胞	促进 T、B 细胞增殖分化，NK 细胞活化
IL-3	T 细胞	骨髓多能干细胞	刺激造血干细胞增殖、分化
IL-4	Th2 和肥大细胞	B、T 细胞和肥大细胞	活化 B 细胞，促进 T、B 细胞增殖
IL-5	Th2 和肥大细胞	B 细胞、嗜酸粒细胞	促进 B 细胞产生 IgA，嗜酸粒细胞增殖、分化
IL-6	单核/巨噬细胞、Th2、成纤维细胞	B、T 细胞	促进 T、B 细胞增殖分化，介导炎症反应
IL-7	骨髓、胸腺基质细胞	B、前 T 细胞	促进 T、B 细胞发育
IL-10	Th2、B 细胞、单核/巨噬细胞	Th1 细胞	抑制 Th1 和 NK 细胞活化、产生细胞因子
IL-12	B 细胞、单核/巨噬细胞	T、NK 细胞	活化 NK T 细胞，诱导 T 细胞向 Th1 分化
IL-15	单核/巨噬细胞	T、NK 细胞	促进 NK 细胞分化

2.干扰素 干扰素是最早发现的一类细胞因子，因其可以干扰病毒在机体细胞内增殖和复制而得名。根据其来源和理化性质的不同分为 IFN-α、IFN-β、IFN-γ；IFN-α 和 IFN-β 受体相同属于 I 型干扰素，IFN-γ 属于 II 型干扰素。

表 3-6　干扰素的类型及主要功能

IFN	主要产生细胞	主要功能
IFN-α（Ⅰ型）	淋巴细胞、单核/巨噬细胞	抗病毒，免疫调节，促进 MHC Ⅰ/Ⅱ类分子表达
IFN-β（Ⅰ型）	成纤维细胞	抗病毒，免疫调节，促进 MHC Ⅰ/Ⅱ类分子表达
IFN-γ（Ⅱ型）	NK、T 细胞	抗病毒，激活巨噬细胞、NK 细胞，抗肿瘤和抗感染，促进 MHC Ⅰ/Ⅱ类分子表达

3. 肿瘤坏死因子　肿瘤坏死因子是能使肿瘤组织坏死、杀伤肿瘤细胞的一类细胞因子。根据其细胞来源和分子结构不同可分为 TNF-α、TNF-β，主要功能有抗肿瘤、抗感染、调节免疫应答、诱导炎症反应等。

4. 集落刺激因子　是指在体内、体外均可刺激骨髓多能造血干细胞和不同造血祖细胞增殖、分化的细胞因子。包括粒细胞集落刺激因子（granulocyte-CSF，G-CSF）、粒细胞-巨噬细胞集落刺激因子（granulocyte-macrophage CSF，GM-CSF）、巨噬细胞集落刺激因子（macrophage-CSF，M-CSF）、红细胞生成素（erythropoietin，EPO）、血小板生成素（thrombopoietin，TPO）、干细胞因子（stem cell factor，SCF）等。

5. 生长因子　可介导细胞生长、分化的一类细胞因子。包括血管内皮细胞生长因子（vascular endothelial cell growth factor，VEGF）、表皮生长因子（epithelial growth factor，EGF）、成纤维细胞生长因子（fibroblast growth factor，FGF）等。

6. 趋化因子　又称趋化性细胞因子，可促使血液中白细胞向炎症部位募集。目前有 C、CC、CXC、CX3C 四个亚家族（C 指半胱氨酸，X 指任意一其他氨基酸）。

7. 转化生长因子 β（transforming growth factor β，TGF-β）　主要表现为抑制免疫细胞应答的活性，如对多种免疫细胞的增殖、分化和效应产生抑制作用。

（三）细胞因子的免疫生物学作用

1. 调节免疫细胞的分化和发育　免疫细胞分化发育的各环节都受到不同细胞因子的严格调控。在中枢免疫器官，多种生长因子和 CSF 参与淋巴细胞的发育成熟。如 IL-3 可刺激多谱系细胞分化成熟；SCF 可刺激干细胞分化成不同谱系的血细胞；IL-7 可促进淋巴样祖细胞分化为 B 细胞系和 T 细胞系；EPO 可促进髓样祖细胞分化成红细胞；TPO 促进血小板成熟；GM-CSF 与 G-CSF 促进髓系细胞成熟。在外周免疫器官，成熟淋巴细胞在不同细胞因子的作用下进一步分化。如 IL-12、IFN-γ 促进 CD4$^+$T 细胞分化成 Th1 细胞；而 IL-4 则促进 Th2 细胞分化；IL-2、IL-4、IL-5、IL-6 促进 B 细胞分化为浆细胞。此外，还促进其他血细胞生成。

2. 介导和调节适应性免疫　多种细胞因子参与适应性免疫的发生和调节。体现在不同环节：①促进淋巴细胞活化、增殖，分化为效应细胞。IL-1、IL-2、IL-6 促进 T 细胞的活化增殖，活化的 CD4$^+$T 细胞在 APC 和 NK 细胞分泌的 IL-12、IFN-γ 作用下分化成 Th1 细胞，在 APC 及肥大细胞分泌的 IL-4、IL-10 作用下分化成 Th2 细胞，在 IL-23 的作用下分化为 Th17 细胞，在 TGF-β 的作用下分化为 Treg 细胞。IL-4 促进 B 细胞的活化增殖，并分别受到 IL-4、IL-5 等作用分化为浆细胞，并发生类别转换，产生不同类别抗体。②参与细胞免疫应答的效应阶段。如 Th1 细胞通过分泌 IL-2、TNF-α 和 IFN-γ 等 Th1 型细胞因子，Th2 细胞分泌 IL-4、IL-5、IL-10 等 Th2 型细胞因子，Th3 细胞产生 TGF-β，Th17 细胞产生 IL-17、IL-1、IL-6 等，Treg 产生 IL-10、IL-4 等，分别发挥不同免疫效应。③细胞因子还对淋巴细胞活化具有调节作用。如 IL-2 促进所有 T 细胞增殖，IL-10、TGF-β 则抑制 T 细胞活化增殖，IL-4 抑制 Th1 极化，而 IFN-γ 抑制 Th2 极化。

3. 介导和调节固有免疫 细胞因子是固有免疫应答的重要参与者，表现为：①促进固有免疫细胞活化，如 IFN-γ 和 TNF-α 可以促进巨噬细胞活化，IL-2 可促进 NK 细胞活化发挥杀伤作用。②作为效应分子直接发挥细胞毒和杀伤功能，如 IFN 可以促进病毒感染细胞产生抗病毒蛋白，抑制病毒蛋白的合成，发挥抗病毒效力；TNF 也与肿瘤细胞表面受体结合，诱导肿瘤细胞凋亡，发挥抗肿瘤作用。③调节固有免疫细胞活性，如 IL-10 和 TGF-β 可抑制 NK 细胞活化，抑制巨噬细胞产生细胞因子等。

4. 介导和调节炎症反应 炎症反应是一个多种细胞参与的复杂过程，在此过程中多种细胞因子起关键作用。IL-1、IL-6、IL-8、TNF-α 等细胞因子，常被称为炎性细胞因子（pro-inflammatory cytokines），可以促进炎症发生。这些细胞因子促进单核/巨噬细胞活化，增强其吞噬杀伤作用；在炎症早期还促进肝脏产生急性期蛋白（acute phase proteins），增强机体抗感染能力；IL-1、IL-6、TNF-α 为内源性致热原，可作用于体温调节中枢，引起发热；IL-8 为粒细胞趋化因子，吸引中性粒细胞浸润；TNF-α 还可激活白细胞的杀菌作用，并促进胞内菌感染和局部肉芽肿的形成，以防止细菌扩散，也是细菌感染时引起组织损伤、发热、休克、恶液质的重要介质。

5. 介导病理性免疫损伤 细胞因子可参与多种免疫病理过程，与多种疾病发生有关。①超敏反应。Th2 型细胞因子 IL-4、IL-5、IL-6 可诱导 IgE 的产生，使肥大细胞致敏，诱导 I 型超敏反应发生。IL-3、IL-4、IL-10 等还可促进肥大细胞增殖。②肿瘤。IL-6、EGF、M-CSF 等细胞因子可促使细胞增殖，与肿瘤发生相关。肿瘤细胞也可分泌 TGF-β，抑制免疫细胞功能，并促进自身增殖。③自身免疫病。IL-1、IL-6、IFN-γ、TNF 等参与某些自身免疫病的发生和发展。

思考题

1. 联系免疫球蛋白的结构，阐述抗体以哪些方式发挥免疫效应？
2. 联系 MHC 分子的结构，阐述其主要生物学作用如何体现？
3. 试比较黏附分子与细胞因子作为免疫分子的生物学意义之异同。

第四章 免疫细胞

┃本章导学

　　在免疫系统的构成中，免疫细胞居于核心地位。所有与免疫相关的机能活动都以免疫细胞为基础。

　　本章首先介绍免疫细胞的"身世"、"族谱"；其次讨论其分化发育过程，第三展示其携有哪些重要的膜分子，承担哪些生物学作用。当然按照这些细胞所发挥的作用，可以对它们进行划分，不过这个界限还很难界定。

免疫细胞（immunocyte）按其工作机制可分为固有免疫细胞和适应性免疫细胞。前者包括单核/巨噬细胞、树突状细胞、NK细胞、NKT细胞、γδT细胞、B1细胞、中性粒细胞、嗜酸性粒细胞、嗜碱性粒细胞、肥大细胞；后者则为介导适应性免疫应答的细胞，即T淋巴细胞和B淋巴细胞。

第一节 免疫细胞的谱系与起源

免疫细胞是参与免疫应答或与免疫应答有关的细胞及其前体，对于免疫细胞组成的认识，一直处于不断进展之中，每年都会有大量新的免疫细胞涌现。而近年来，由于固有免疫细胞概念的提出，免疫细胞的界定正处于转变过程中，以往以骨髓起源细胞作为免疫细胞范畴的经典定义遭到质疑。按免疫细胞的起源与谱系划分，可分为骨髓起源与非骨髓起源两类，前者是目前认识的免疫细胞之中坚力量，而人类对于后者的认识才刚刚开始。

一、骨髓起源的免疫细胞

骨髓为造血器官，可生成多能造血干细胞，是各种血细胞（包括免疫细胞）的发源地，是人类和哺乳动物B细胞发育成熟的场所。多能造血干细胞具有自我更新和分化潜能，经骨髓、胸腺等器官的造血微环境诱导，造血干细胞定向分化为髓系、淋巴系等不同类型的免疫细胞（图4-1）。

（一）髓系免疫细胞

髓系定向干细胞，在不同细胞因子刺激下，分化为单核/巨噬细胞、粒细胞、肥大细胞以及部分树突状细胞。红细胞与血小板在一定场合下也可划入髓系免疫细胞。

1. 单核 / 巨噬细胞 单核 / 巨噬细胞来源于骨髓干细胞，在某些细胞因子作用下，骨髓中的髓样干细胞经原单核细胞、前单核细胞分化发育为单核细胞并进入血流，存留数小时至数日后，移行到全身组织器官继续分化为巨噬细胞。巨噬细胞广泛分布于全身各处，在不同部位中存留的巨噬细胞由于局部微环境的差异，其形态及生物学特征均有所不同，名称也各异，如肝脏的 Kupffer 细胞、脑部的小胶质细胞、骨组织的破骨细胞、肺泡巨噬细胞等。巨噬细胞寿命较长，在组织中可存活数月。

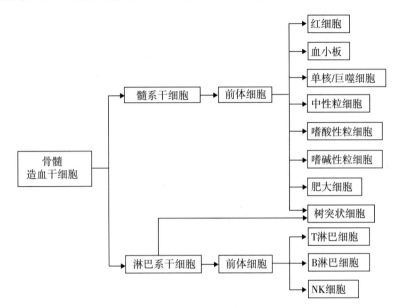

图 4-1 骨髓起源的免疫细胞

2. 粒细胞 粒细胞根据其形态和染色分为中性粒细胞、嗜酸性粒细胞和嗜碱性粒细胞三类。髓样前体细胞在多种细胞因子刺激下生成粒细胞 – 单核细胞的共同前体。粒细胞 – 单核细胞前体细胞经过粒细胞集落刺激因子（G-CSF）作用下形成中性粒细胞，在 GM-CSF、IL-5、IL-3 和 IL-5、TGF-β 刺激下，分别分化为嗜酸性和嗜碱性粒细胞前体，然后形成成熟的嗜酸性粒细胞和嗜碱性粒细胞。

3. 肥大细胞 髓样干细胞形成的肥大细胞前体细胞，在骨髓内分化为未成熟肥大细胞而进入外周血，并进入组织后才成熟为肥大细胞。

4. 红细胞与血小板 髓样原始细胞在红细胞生成素（EPO）和干细胞因子（SCF）存在的条件下，可形成许多细胞组成、形如爆发火花样的集落，然后进一步形成细胞数较少的红细胞集落形成单位，发育成熟为红细胞；在血小板生成素（TPO）和其他造血生长因子（如 IL-6、IL-11）存在条件下，体外可形成巨核细胞集落形成单位，发育成熟为血小板。

（二）淋巴系免疫细胞

淋巴系定向干细胞，在不同细胞因子刺激下，分化为 T 淋巴细胞、B 淋巴细胞、

NK 细胞和部分树突状细胞。

1.T 淋巴细胞　由骨髓进入胸腺的 T 细胞前体称为胸腺细胞（thymocyte），胸腺细胞经皮质浅层、皮质深层及髓质区移行发展。胸腺微环境是诱导并调控细胞分化发育的关键因素，在胸腺基质细胞（胸腺上皮细胞、树突状细胞、巨噬细胞等）及表达黏附因子和分泌的细胞因子（如 IL-1、G-CSF、IL-12、GM-CSF、TNF-α、IFN-α）和胸腺激素构成的胸腺微环境内，胸腺细胞逐渐分化成熟，建立起能特异性识别各种抗原的 T 细胞库。成熟的 T 细胞库具有两个特性：① TCR 识别抗原的 MHC 限制性，即 T 细胞不仅特异性识别抗原肽，同时识别抗原肽 -MHC 分子复合物；②对自身抗原的耐受性，表现为能够特异识别非己抗原，对自身抗原不应答。

（1）T 细胞发育的阳性选择　早期胸腺细胞位于胸腺皮质，可表达 CD2 和 CD5 分子，因不表达 CD4 和 CD8 分子，称为双阴性细胞（double negative cell，DN）。此时 T 细胞不表达 TCR 和 CD3 分子，不能识别抗原。随着在胸腺内逐渐分化成熟，DN 细胞先后发生 TCRβ 基因和 TCRα 基因重排，并逐渐表达功能性 TCR。与此同时，DN 细胞逐渐表达 CD4 和 CD8 两种分子形成双阳性细胞（double positive cell，DP），DP 细胞继而经历阳性选择过程。若 T 细胞 TCRαβ 能与胸腺基质细胞表面 MHC Ⅱ 类或 MHC Ⅰ 类分子以适当的亲和力结合，T 细胞克隆即被选择，继续分化为 CD4$^+$ 或 CD8$^+$ 单阳性细胞（single positive cell，SP）。此时，T 细胞如与 MHC Ⅰ 类分子相互作用，则 CD4 分子表达下调至完全抑制，CD8 分子表达上调，最终分化为 CD8$^+$T 细胞；如与 MHC Ⅱ 类分子结合则 CD8 分子表达下调至完全抑制，CD4 分子表达上调，最终分化为 CD4$^+$T 细胞。不能结合 MHC Ⅰ 类、MHC Ⅱ 类分子的 T 细胞则发生细胞凋亡而被克隆清除。经过阳性选

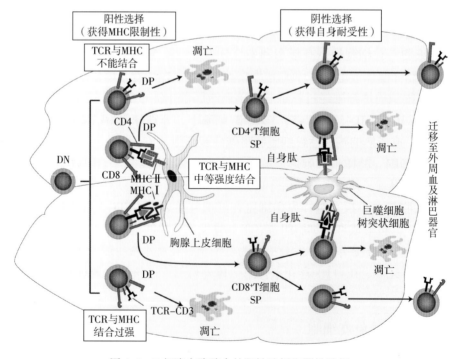

图 4-2　T 细胞在胸腺中的阳性选择和阴性选择

择的 CD4$^+$CD8$^-$ 细胞和 CD4$^-$CD8$^+$T 细胞分别具有识别自身 MHC II 类分子和 MHC I 类分子的能力，即 T 细胞获得了识别抗原的 MHC 限制性（图 4-2）。

（2）T 细胞发育的阴性选择 在阳性选择后的 SP 细胞中，既包括识别非己抗原的特异性克隆，也包括自身反应性克隆，此时 T 细胞需再次经历阴性选择过程。T 细胞若能识别胸腺皮质与髓质交界处的树突状细胞（DC）和巨噬细胞（Mφ）表面的自身肽与 MHC I 类分子复合物或自身肽与 MHC II 类分子复合物，即发生凋亡而致克隆清除。不能识别该复合物的 T 细胞则能继续发育。由此，T 细胞通过阴性选择而获得对自身抗原的耐受性（图 4-2）。

只有经历阳性选择和阴性选择后的 T 细胞，才能分化为成熟的、具有 MHC 限制性、仅识别异物抗原的 CD4$^+$CD8$^-$ 或 CD4$^-$CD8$^+$ 单阳性细胞，即具有免疫功能的成熟 T 细胞，进而离开胸腺迁移到外周血液，并进入外周免疫器官。

2. B 淋巴细胞　源于骨髓淋巴样前体细胞。早期 B 细胞的增殖分化与骨髓造血微环境（hemopoietic inductive microenviroment，HIM）密切相关，骨髓基质中的细胞因子和黏附分子是 B 细胞发育的必要条件。B 细胞发育分为两个阶段，第一阶段在造血组织内进行，前 B 细胞胞质内首先出现 μ 链，随后产生轻链，装配成 IgM，插入细胞膜表面形成 SmIgM，发育为不成熟 B 细胞。随后，再进一步表达 SmIgD，分化为成熟 B 细胞（未接触抗原前称初始 B 细胞）。此过程不需抗原刺激，被称为 B 细胞分化的非抗原依赖期。在第二阶段，成熟 B 细胞离开骨髓进入外周免疫器官，受抗原刺激后活化，SmIgM 丢失，继续增殖分化为浆细胞，产生特异性抗体，部分 B 细胞分化为记忆 B 细胞，此阶段称为抗原依赖期（图 4-3）。

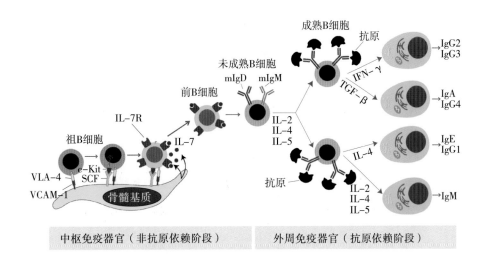

图 4-3　B 淋巴细胞分化和成熟

　　同 T 细胞一样，B 细胞在分化成熟过程中也先后经历阴性、阳性选择。前 B 细胞在骨髓内分化为未成熟 B 细胞后，能识别自身抗原的 B 细胞克隆以其 BCR（mIgM）与骨髓中出现的自身抗原发生结合，发生细胞凋亡，清除自身反应性 B 细胞克隆，获得自身耐受能力，其生物学意义与 T 细胞成熟过程中的阴性选择类似。随后，成熟 B 细胞在外周淋巴器官接受外来抗原刺激进入增殖状态，发生广泛的 Ig 可变区体细胞超突变。一部分 B 细胞突变后不再与滤泡树突状细胞（FDC）表面的抗原结合，而发生凋亡；另一部分 B 细胞经突变后，其 BCR 能更有效地与抗原结合，细胞表面 CD40 也与活化 Th 细胞表面 CD40L 结合而免于凋亡，此过程即为阳性选择。经阳性选择的细胞克隆大部分分化为分泌高亲和力抗体的长寿命浆细胞迁移至骨髓，少部分分化为记忆 B 细胞定居于外周，当再次遇到相同抗原时，产生快速、高效的回忆反应。B 细胞的阳性选择不但促进抗体亲和力成熟，而且同时伴有 Ig 的类别转换。

　　3. NK 细胞　源于骨髓淋巴样定向干细胞，与 T 细胞有共同前体细胞。其分化成熟经历原 NK 细胞、前 NK 细胞、未成熟 NK 细胞和成熟 NK 细胞等不同阶段。成熟的 NK 细胞主要分布于人和动物的脾脏及外周血。

（三）谱系交叉的免疫细胞

　　树突状细胞在起源上属于谱系交叉之免疫细胞。由髓样定向干细胞分化成熟的 DC 称髓样树突状细胞（myeloid dendritic cell，mDC），包括间质性 DC 与朗格汉斯细胞。由淋巴样定向干细胞分化成熟的 DC 称淋巴样树突状细胞（lymphoid dendritic cell，lDC）或浆细胞样树突状细胞（plasmacytoid dendritic cell，pDC），包括并指状 DC、胸腺 DC 等。而位于淋巴结中的滤泡样 DC（follicular dendritic cells，fDC），有学者认为可能源自间叶细胞（图 4-4）。正常情况下，绝大多数 DC 处于非成熟状态，表达低水平的共刺激分子和黏附分子。在摄取抗原或接受到某些刺激因素（如 LPS、IL-1、TNF）后，可以分化

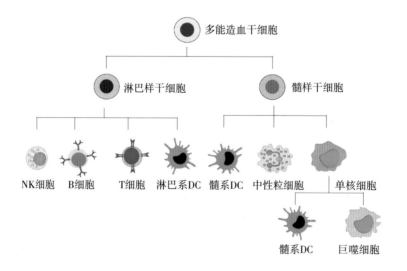

图 4-4　树突状细胞的分化发育

成熟，其 MHCⅡ类分子、共刺激分子的表达显著提高。在 DC 成熟过程中，同时发生迁移，由外周组织通过淋巴管和（或）血液循环进入次级淋巴器官。

（四）谱系标志不清的免疫细胞

近年来不断有报道，在黏膜相关淋巴组织、肝、脾、腹膜脂肪组织中存在着一群谱系标志不清的免疫细胞（lineage-negative cells，LNC），其细胞特点是缺乏已知所有谱系细胞的特征性膜分子，但表达膜分子 Sca-1（骨髓干细胞标志）和 CD117（c-Kit）。此类细胞可产生诱导 Th17 所必需的 IL-25 和 IL-33 以及各种 Th2 型细胞因子，在抗寄生虫免疫中形成重要的防御作用，目前被列入参与固有免疫细胞行列。

二、非骨髓起源的免疫细胞

除上述滤泡样 DC 外，尚有一些类型的免疫细胞属于非骨髓起源的免疫细胞。其中以上皮细胞（epithelial cell）最具代表性，位于体表与开放管腔表面的上皮细胞本身即为屏障系统的主要组成，同时可表达多种模式识别分子，经诱导还可表达 MHCⅡ类分子，故已被纳入"准免疫细胞"。作为参与固有免疫细胞，上皮细胞可独立完成固有免疫应答过程。而属于上皮组织的血管内皮细胞，因其在炎症反应中可发生类似应答的生物学效应，也可划入参与固有免疫细胞的范畴。

第二节 固有免疫细胞

按传统分类，淋巴细胞一般列入适应性免疫细胞，但近来免疫学界倾向于将识别谱较窄、交叉面较宽的 γδT 细胞、B1 细胞、NKT 细胞这类淋巴细胞列入固有免疫细胞。加上缺乏抗原受体的 NK 细胞、属于抗原提呈细胞的树突状细胞、单核/巨噬细胞，以及跻身炎症细胞的各类粒细胞与肥大细胞就构成了固有免疫细胞的主体。

一、固有淋巴细胞

固有免疫细胞中起源于淋巴系定向干细胞的有 NK 细胞、NKT 细胞、γδT 细胞与 B1 细胞。

（一）NK 细胞

自然杀伤细胞是一群缺乏抗原受体的淋巴细胞，因其具有细胞毒效应，无需抗原致敏就能自发地杀伤靶细胞而得名。

NK 细胞是一群多功能的异质性细胞，具有与其他免疫细胞相重叠的多种膜分子。但不表达 TCR、BCR 以及 CD4 和 CD8 分子，目前将具有典型的 NK 样活性的 CD3⁻CD56⁺CD16⁺ 淋巴样细胞鉴定为 NK 细胞。NK 细胞的生物学活性主要通过 NK 细胞受体（natural killer cell receptor，NKR）的功能得以体现。目前已经发现十几种 NKR。根据功能分为两类：一类是可激活 NK 细胞杀伤作用的受体，称为杀伤细胞活化受体（killer activatory receptor，KAR）。重要的活化受体家族是天然细胞毒受体（natural cytotoxicity receptor，NCR）。另一类是能够抑制 NK 细胞杀伤作用的受体，称为杀伤细胞抑制受体（killer inhibitory receptor，KIR）。通常 KAR 的胞内段带有免疫受体酪氨酸活化基序（immunoreceptor tyrosine-based activation motif，ITAM），而 KIR 的胞内段带有免疫受体酪氨酸抑制基序（immunoreceptor tyrosine-based inhibitory motif，ITIM），两者分别介导 NK 细胞的激活或抑制。另外，根据膜分子膜外部分的结构特征，可分为免疫球蛋白样受体（immunoglobulin-like receptor）和凝集素样受体（lectin-like receptor）。除 NKR 外，CD16、CD2、CD226、CD96、CD223、CD224、CD69 可参与 NK 细胞活化；CD31、CD57、CD15s、CD162、CD44 参与了细胞黏附和迁移；而 CD56 分子功能尚不清楚。

目前已明确 KAR 和 KIR 的平衡与 NK 细胞活化关系密切，其中 KIR 表达数量的减少或消失尤为关键。这对"丧失自我（missingself）"的识别学说提供了补充。此外，CD16 介导的 ADCC 效应也是 NK 细胞活化的一种重要方式。活化的 NK 细胞因其细胞毒作用而具有抗感染、抗病毒和抗肿瘤作用。其细胞毒作用机制为：①通过释放穿孔素和颗粒酶引起靶细胞溶解；②通过 Fas/FasL 途径引起靶细胞凋亡；③释放细胞因子 TNF-α，诱导靶细胞凋亡。NK 细胞也具有重要的免疫调节作用，可通过分泌及释放 IFN-γ、TNF-α、IL-2、IL-5、GM-CSF 及 M-CSF 等细胞因子增强机体抗感染能力，也可分泌 IL-10、TGF-β 等抑制性细胞因子对自身免疫病起一定预防作用。

（二）NKT 细胞

NKT 细胞是一类既表达 T 细胞受体（TCR）又表达 NK 细胞受体的淋巴细胞，主要分布于骨髓、肝和胸腺等。主要表型为 CD56⁺TCR⁺CD3⁺，大多数为 DN 细胞，少数为 CD4⁺T 细胞。其 TCR 主要为 TCRαβ，少数为 TCRγδ。其 TCR 缺乏多样性，主要识别由 CD1 分子提呈的脂类和糖类抗原，且不受 MHC 限制。其具有免疫调节和细胞毒作用，NKT 细胞受到刺激后，可以分泌大量的 IL-4、IFN-γ、GM-CSF、IL-13 及其他细胞因子和趋化因子，发挥免疫调节作用。NKT 细胞与多种疾病的发病有着重要联系，一方面保护机体免受微生物感染和肿瘤发生；另一方面，NKT 细胞也可以破坏机体组织，参与自身免疫性疾病的发生和发展。NKT 细胞是联系固有免疫和获得性免疫的桥梁。

（三）γδT 细胞

γδT 细胞为 CD4⁻CD8⁻DN 细胞，仅少数为 CD8⁺SP 细胞，是介导固有免疫应答的细胞。其缺乏抗原受体多样性，只能识别多种病原体表达的共同抗原成分，使之有别于 αβT 细胞的特异性抗原识别能力。主要分布于皮肤、小肠、肺以及生殖器官等黏膜及皮下组织，在末梢血中仅占 5%～10%，是构成皮肤的表皮内淋巴细胞和黏膜组织的上皮内淋巴细胞的主要成分之一。分布在不同黏膜组织中的 γδT 细胞可以表达不同的 TCRγδ 以识别不同性质的抗原，而在同一黏膜组织中 γδT 细胞只表达一种相同的 TCRγδ，因而具有相同的抗原识别特异性。

与 αβT 细胞相比，γδT 细胞具有如下特点：①直接识别天然抗原，不需 APC 提呈，无 MHC 限制；②其识别配体常为非肽类分子（如 CD1 提呈的糖脂、分枝杆菌的单烷基磷酸酯等）；③主要发挥非特异性杀伤功能，尤其在黏膜局部及肝脏的抗感染免疫中发挥重要作用，参与机体针对某些病原体的免疫防御，是第一线防御细胞；④释放细胞因子（IL-2、IL-3、IL-4、IFN-γ、GM-CSF 和 TNF 等）发挥免疫调节作用。近几年发现 γδT 细胞还具有杀瘤作用，也可能参与对坏死细胞的清除。

（四）B1 细胞

B 细胞可分为 B1 细胞和 B2 细胞两个亚群，前者属于固有免疫细胞，后者参与适应性免疫。B1 细胞在个体发育过程的较早时期出现，由胚胎期或出生后早期的前体细胞分化而来，这一过程的发生不依赖于骨髓细胞。在人的胎脾中含有大量 B1 细胞，但随着个体的成熟，含量逐渐减少。

B1 细胞可以形成 IgM 类低亲和力抗体并与不同抗原表位结合。即使无明显外来抗原刺激也可能自发分泌针对微生物脂多糖和某些自身抗原的 IgM 型抗体，其应答特点是：受到抗原刺激后活化的细胞不发生抗体类别的转换，不形成免疫记忆细胞，产生形成 IgM 类低亲和力抗体。基于此种特性，B1 细胞一般归属于固有免疫细胞。肠道固有层和肠系膜淋巴结的 B1 细胞可能分泌 IgA，有助于黏膜免疫，起到局部抗感染作用。同时 B1 细胞参与对多种细菌的抗感染免疫，构成抗感染第一道防线。此外，B1 细胞产生的多反应性自身抗体，可能有助于清除变性的自身抗原，但亦不排除致病性自身抗体会诱导自身免疫病的发生。

二、抗原提呈细胞

抗原提呈细胞是指能捕捉、加工、处理抗原，并将抗原信息提呈给抗原特异性淋巴细胞的一类免疫细胞。APC 分为两大类：组成性表达 MHC Ⅱ 类分子和 T 细胞活化的共刺激分子的 APC 称专职 APC（professional APC），包括树突状细胞、单核/巨噬细胞系统（mononuclear phagocyte system，MPS）和 B 细胞；另一类 APC 在正常条件下不表达 MHC Ⅱ 类分子，但在炎症过程中或 IFN-γ 等细胞因子的作用下，也可表达 MHC Ⅱ 类分子并处理和提呈抗原，是非专职 APC（non-professional APC），包括内皮细胞、成纤维细胞、上皮及间皮细胞、嗜酸性粒细胞等。这里主要介绍专职性 APC 的特点和功能。

（一）树突状细胞

1973 年 Steinman 和 Cohn 在小鼠脾脏发现具有树枝状突起的独特形态的细胞，并将之命名为树突状细胞。DC 不表达其他谱系免疫细胞特有的膜分子，如 T 细胞表达的 CD3、B 细胞表达的 CD19、单核细胞表达的 CD14、NK 细胞表达的 CD56、粒细胞表达的 CD66b 等。但 DC 表达大量的黏附分子如 CD11a、CD11c、CD50、CD58、CD102，以及主要的共刺激分子 CD80、CD86。

如前所述，DC 根据起源不同分为髓样树突状细胞（mDC）与浆细胞样树突状细胞

（pDC）。髓样树突状细胞也称为 DC1，表达模式识别分子 TLR2、TLR4、（也少量表达 TLR3、TLR7），以分泌 IL-12 为主。浆细胞样树突状细胞又称为 DC2，表达模式识别分子 TLR7、TLR9，以分泌 IFN-α 为主。DC1 还可以分为 $CD14^+CD1a^-$ 与 $CD14^-CD1a^+$ 两个亚群，其分布、分化途径和生物学作用都有较大区别。

髓样 DC 的生物学功能按其成熟程度而迥异，骨髓来源的未成熟 DC 表面具有丰富的 TLRs 和 MHC 分子，能够捕获与携带大量的病原体信息，但抗原提呈能力不强。当其受病原体或其他 TLRs 配体激活并迁徙至淋巴组织后，方成为成熟 DC。成熟 DC 是淋巴组织中最重要的 APC，调控了 $CD4^+T$ 细胞的活化与极化（成为 Th1 或 Th2），并辅助 B 细胞分化为浆细胞，同时也参与了 T、B 记忆细胞的形成。作为专职 APC，DC 不仅可激活记忆 T 细胞，同时也可激活初始 T 细胞（而巨噬细胞、B 细胞仅能激活记忆 T 细胞）。未成熟 DC 的另一个重要作用是促进免疫耐受形成，位于胸腺的未成熟 DC 因参与或主导了阴性选择过程而成为中枢免疫耐受的关键；进入外周的未成熟 DC 则通过激活调节性 T 细胞而间接促使克隆无能现象的发生。淋巴样树突状细胞依然未被充分了解，但其应付病毒侵袭及作为 APC 的作用已被肯定。近来有研究显示其分泌的 IFN-α 可调节 DC 的成熟过程及在免疫应答活动中扮演角色。

（二）单核 / 巨噬细胞

作为专职 APC，巨噬细胞可经吞噬、胞饮或受体介导的胞吞作用等方式摄取抗原，并加工处理，提呈给 T 细胞，激发免疫应答。同时，巨噬细胞也承担着固有免疫应答的重要职责，其胞内形成的吞噬溶酶体以及氧依赖和非氧依赖系统均可对病原体产生杀灭作用。

1. 单核 / 巨噬细胞主要膜分子　以各类模式识别受体为主要激活受体，同时也表达 Fc 受体、补体受体、细胞因子受体等。

（1）模式识别受体　主要包括：①甘露糖受体，能与广泛表达于病原体细胞壁糖蛋白和糖脂分子末端的甘露糖和岩藻糖残基结合，介导吞噬或胞吞作用。②清道夫受体，可识别乙酰化低密度脂蛋白、G^- 菌脂多糖（LPS）、G^+ 菌磷壁酸及磷脂酰丝氨酸（凋亡细胞重要表面标志），从而参加对某些病原体、衰老红细胞和凋亡细胞的清除。③ Toll 样受体，人 TLR 家族包括 11 个成员（TLR1 ～ TLR-11），可分为两类，即表达于细胞膜上的 TLR-1、TLR-2、TLR-4、TLR-5、TLR-6 和表达于胞内器室如内体 / 吞噬溶酶体膜上的 TLR-3、TLR-7、TLR-8、TLR-9。前者主要识别病原微生物表面某些共有特定的分子结构，如 G^+ 菌的肽聚糖、磷酸和 G^- 菌的鞭毛蛋白等；后者主要识别胞质中病毒双 / 单链 RNA 和胞质中细菌或病毒非甲基化 CpG DNA（表 4-1）。

（2）IgG Fc 受体　IgG 抗体通过其 Fab 段与病原体表面抗原表位特异性结合，通过其 Fc 段与巨噬细胞表面 IgG Fc 受体结合，达到促进吞噬的作用。

（3）补体受体　附着于病原体等抗原性物质表面的 C3b、C4b，通过与巨噬细胞表面 C3bR/C4bR 结合，可产生促进巨噬细胞吞噬的作用。

（4）细胞因子受体　巨噬细胞表达单核细胞趋化蛋白 -1 受体（MCP-1R）和巨噬

细胞炎症蛋白 $-1\alpha/\beta$ 受体（MIP-$1\alpha/\beta$R）等趋化因子受体，在相应趋化因子作用下，可募集至感染或炎症部位。

表 4-1　模式识别受体及其相应病原相关模式分子

模式识别受体（PRR）	病原相关模式分子（PAMP）
TLR-2 与 TLR-3/ TLR-6	G^+ 菌肽聚糖、磷壁酸、细菌及支原体的脂蛋白、脂酵母菌的酵母多糖
TLR-3（细胞器膜上）	病毒双股 RNA
TLR-4 与 CD14（MD- 辅助）	G^+ 菌肽聚糖、热休克蛋白（HSP）
TLR-5	G^- 菌的鞭毛蛋白
TLR-5/ TLR-7（细胞器膜上）	病毒或非病毒性单股 RNA
TLR-9（胞内器室膜上）	细菌或病毒非甲基化 CpG DNA
甘露糖受体（MR）	细菌甘露糖、岩藻糖
清道夫受体（SR）	G^- 菌脂多糖、G^+ 菌磷壁酸
甘露聚糖结合凝集素（MBL）	病原体表面甘露糖、岩藻糖
C- 反应蛋白（CRP）	细菌细胞壁磷酰胆碱
脂多糖结合蛋白（LBP）	G^- 菌脂多糖

2. 单核 / 巨噬细胞的生物学作用　单核 / 巨噬细胞胞质内富含溶酶体及线粒体，具有强大的吞噬、杀菌、清除凋亡细胞及其他异物的能力，广泛参与免疫应答、免疫效应与免疫调节。

（1）吞噬作用　病原微生物侵入机体后，在激发免疫应答以前即可被单核 / 巨噬细胞吞噬并清除，这是机体非特异免疫防御机制的重要环节。由于其吞噬能力较强，故有人将单核 / 巨噬细胞称为机体的清道夫。单核 / 巨噬细胞在趋化作用下与抗原发生黏附形成吞噬体，再与溶酶体融合形成吞噬溶酶体，通过胞吐作用排除裂解后形成的小分子物质（图 4-5）。

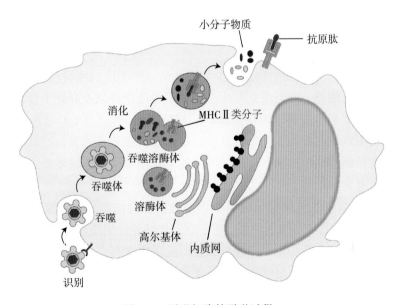

图 4-5　吞噬细胞的吞噬过程

（2）抗原呈递功能　单核/巨噬细胞是最重要的一类抗原呈递细胞，外来抗原经单核/巨噬细胞处理后以抗原肽-MHCⅡ分子结合的形式呈递给 T 细胞，这是诱发免疫应答的先决条件。此外，在抗原呈递过程中单核/巨噬细胞产生的 IL-1 也是辅助性 T 细胞活化不可缺少的刺激信号。

（3）免疫调节功能　单核/巨噬细胞的免疫调节作用有双相性。单核/巨噬细胞可通过抗原提呈作用，分泌具有免疫增强作用的各类生物活性物质，如 IL-1、TNF-α、补体成分、各类生长因子等启动和增强免疫应答；单核/巨噬细胞过度激活可成为抑制性巨噬细胞，后者可分泌多种可溶性抑制物如前列腺素、活性氧分子等，抑制淋巴细胞增殖反应或直接损伤淋巴细胞。

三、其他炎症细胞

（一）粒细胞

白细胞根据形态不同可分为颗粒和无颗粒白细胞两大类，颗粒白细胞（粒细胞）因其细胞核呈分叶状，故又称为多形核白细胞（polymorpho-nuclear leukocytes，PNL）。粒细胞由骨髓干细胞分化而来，发育成熟后进入外周血液中，虽然寿命短暂，在血液中仅存在数小时，但其分化更新速度较快，以补充所需。根据其胞浆颗粒对染色剂不同的反应，可将粒细胞分为中性粒细胞、嗜酸性粒细胞和嗜碱性粒细胞三种。

1. **嗜酸性粒细胞**　呈圆形，主要存在于血液和组织中，细胞质中具有嗜酸性颗粒，颗粒内含有过氧化物酶和酸性磷酸酶等大量水解酶。细胞表面表达多种趋化因子受体和补体受体等分子，同中性粒细胞一样，也具有运动和吞噬作用。嗜酸性粒细胞对蠕虫类寄生虫具有较强的杀伤作用，在 IgG 和 C3b 的参与下黏附于虫体上，对寄生虫起到毒性及杀伤作用，这是体内抑制寄生虫的重要途径。另外，嗜酸性粒细胞还可以通过抑制肥大细胞脱颗粒以及释放组胺酶灭活组胺等过程，负性调节Ⅰ型超敏反应。临床上寄生虫病、湿疹、猩红热、肺癌、过敏性间质性肾炎等可引起嗜酸性粒细胞增高；肠热症初期可引起嗜酸性粒细胞减少。

2. **嗜碱性粒细胞**　是血液中含量最少的白细胞。细胞质的嗜碱性颗粒内含有组胺、肝素、血清素、白三烯等，参与炎症反应、抗肿瘤免疫应答以及介导Ⅰ型超敏反应。细胞表面表达 IgE 高亲和力受体和 C3a、C5a 等补体受体，通过与 IgE 结合引起嗜碱性粒细胞和肥大细胞脱颗粒，参与Ⅰ型超敏反应。嗜碱性粒细胞还可参与抗肿瘤免疫应答过程。临床上慢性粒细胞性白血病、骨髓纤维化症可见嗜碱性粒细胞增高，嗜碱性粒细胞减少一般无临床意义。

3. **中性粒细胞**　中性粒细胞是血液中含量最多的白细胞，在血液中停留 8 小时左右进入结缔组织并可继续存活 3 天左右。它是血液非特异性免疫系统中十分重要的细胞，在感染早期具有重要的免疫作用。中性粒细胞的胞质中含有许多细小颗粒，颗粒中包含多种水解酶，如酸性磷酸酶、过氧化物酶、蛋白酶、防御素、溶菌酶和胶原酶等，使中性粒细胞得以参与消化已吞噬的细菌和异物。中性粒细胞是机体抵御感染性病原体或"非自身物质"的第一道防线，可以迅速穿越机体生理屏障到达局部组织。炎症反应时，中性粒细胞是第一个到达感染或损伤部位的细胞。

（二）肥大细胞

肥大细胞主要分布在各黏膜及组织中，如皮肤、呼吸道、消化道和各器官结缔组织等。肥大细胞与嗜碱性粒细胞具有相似的特点，细胞质中含有嗜碱性颗粒，内含有组胺、肝素、血清素等。黏膜肥大细胞含颗粒少，依赖 T 细胞分化，主要介导 I 型超敏反应；结缔组织肥大细胞含颗粒较多，不依赖 T 细胞分化，主要调节炎症反应。细胞表面表达 IgE 的 Fc 段受体，结合后可以释放大量颗粒，这一过程称为"脱颗粒"，进而介导 I 型超敏反应。肥大细胞表达多种细胞因子，如 IL-1、IL-4、IL-5、IL-6、IL-12、IL-13、TNF 等，参与免疫调节和炎症反应。

第三节　适应性免疫细胞

参与适应性免疫应答过程的主要细胞类型包括 APC 与 T 淋巴细胞（B 淋巴细胞已列入 APC）。但根据此章表述的逻辑框架，本节仅列入 T 淋巴细胞与 B 淋巴细胞，而将树突状细胞与单核 / 巨噬细胞归入上一节。

一、T 淋巴细胞

成熟的 T 淋巴细胞具有很大异质性，表现为膜分子的表达差异和生物学作用的不同。正是这些生物表现型迥异的 T 细胞群体构成了适应性免疫应答的核心。

（一）T 淋巴细胞主要膜分子

T 细胞表面的膜分子，既可作为细胞表面标志，也是体现其不同生物学作用的功能分子。

1. TCR-CD3 复合物　所有 T 淋巴细胞表面均表达 TCR-CD3 复合物，T 细胞以 TCR 识别特异性抗原，CD3 分子则将抗原信号传入胞内，引起 T 细胞活化。

（1）TCR　有 TCRαβ 和 TCRγδ 两种形式，大多数 T 细胞为 TCRαβ，仅有少数为 TCRγδ。两条肽链均以二硫键连接组成异二聚体。TCR 膜外部分折叠成膜远端的可变区（V 区）和膜近端的恒定区（C 区），与免疫球蛋白的 Fab 结构相似。两条链的可变区分别由 V-J-C 及 V-D-J-C 基因片段重排后所编码，形成特异性各不相同的 TCR 分子，由此决定 TCR 的多样性和 T 细胞识别抗原的特异性。

（2）CD3 分子　由 γ、δ、ε、ζ、η 5 种肽链组成的六聚体，均为跨膜蛋白，此六聚体由 3 个二聚休组合而成，多以 γε、δε、ηη（ζζ）形式存在，少量由 γε、δε、ζη 组成。CD3 各亚基间及其与 TCR 间都是通过非共价键连接，共同完成对 TCR 接受的抗原刺激信号向细胞内传递的功能。CD3 的结构特点为胞浆区长，在胞质区含免疫受体酪氨酸活化基序（ITAM），TCR 识别并结合由 MHC 分子呈递的抗原肽，导致 ITAM 所含酪氨酸磷酸化，在其他刺激分子共同参与下，将识别的抗原信号传入胞内，使 T 细胞活化。

2. CD4、CD8 分子　均为 TCR 的共受体（co-receptor）。

（1）CD4 分子　为单链糖蛋白，其胞膜外区有 4 个 Ig 样结构域，远膜端的 2 个功能区与 MHC Ⅱ类分子的非多态区结合，辅助 TCR 传递抗原识别信号。CD4 还是人类免疫缺陷病毒（HIV）gp120 的受体，介导 HIV 感染 CD4+T 细胞。

（2）CD8 分子　由 α 和 β 肽链借二硫键连接的异源二聚体或 α/α 同源二聚体，其 α 和 β 肽链的胞膜外区各含一个 Ig 样结构域，能与 MHC Ⅰ类分子的 α3 功能区结合，有助于稳定 T 细胞和 APC 间的相互作用，从而诱发信号的传导。

3. 共刺激分子　T 细胞的活化除依赖 TCR-CD3 复合体识别抗原肽传递信号外，还要依赖于细胞表面其他膜分子的协同作用。

（1）CD28　为二聚体，其配体是 APC 表面的 B7 家族，包括 CD80（B7.1）、CD86（B7.2）。CD28 与 APC 表面的 CD80/86 结合后，可为 T 细胞活化提供"第二信号"——共刺激信号，促进 T 细胞的增殖、分化及 IL-2 合成。如缺乏共刺激信号，则活化终止，并向无能（anergy）表型转化。

（2）CD2　CD2 及其配体 CD58 的相互作用直接参与 T 细胞的活化。CD2 又称淋巴细胞功能相关抗原 -2（lymphocyte function associated antigen-2，LFA-2）或绵羊红细胞受体（SRBCR）；CD58 又称淋巴细胞功能相关抗原 -3（lymphocyte function associated antigen-3，LFA-3），是 CD2 分子的配体，可表达于 APC 或靶细胞上，与 T 细胞的 CD2 相互作用，加强 T 细胞与 APC 或靶细胞间黏附，可为 T 细胞提供共刺激信号，促进 T 细胞活化。

（3）CD154　即 CD40L，T 细胞活化后方表达，可与 B 细胞相应受体 CD40 结合，为 B 细胞活化提供共刺激信号，或者促进其他 APC 的进一步活化和 B7 表达；另一方面，也可促进 T 细胞的活化。

（4）CD278　也称诱导性共刺激分子（inducible co-stimulator，ICOS），仅诱导表达于活化的 T 细胞表面，与 CD28 有同源性。人 ICOS 配体是 B7-H2（B7 homologue2）或 ICOSL（ligand for ICOS）。

4. 负调节分子　CD152 又称细胞毒性 T 细胞活化抗原 -4（CTL activation antigen-4，CTLA-4），是 T 细胞活化的负调节分子。其胞浆区具有 I/VxYxxL 基序，即免疫受体酪氨酸抑制基序（ITIM）。ITIM 中的酪氨酸被磷酸化后，可与蛋白酪氨酸磷酸酶（SHP-1）和肌醇 5- 磷酸酶结合，向活化的 T 细胞传递抑制信号。与 CD28 相同，CTLA-4 的天然配体也是 APC 上 B7 分子（CD80/86），且亲和力显著高于 CD28，可与 CD28 竞争性结合 CD80/86，防止 T 细胞过度活化，对 T 细胞的活化发挥负调节作用。

5. 启动活化分子　CD45 分子具有 CD45RA、CD45RB、CD45RC 及 CD45RO 等几种异构型。根据 T 细胞的分化状态、表达的细胞表面分子（CD45）以及功能的不同将它们分为初始、效应和记忆性 T 细胞。

6. 其他分子　如：①细胞因子受体，多种细胞因子通过与 T 细胞表面相应受体

（IL-1R、IL-2R、IL-4 R、IL-6 R 及 IL-7R 等）结合而参与调节 T 细胞活化、增殖和分化。静止和活化的 T 细胞其表面 CKR 的种类、密度及亲和力差别很大。例如：静止 T 细胞仅表达低亲和力的 IL-2R，而活化 T 细胞可表达高亲和力 IL-2R，因此激活的 T 细胞能接受较低水平 IL-2 的刺激而增殖。②丝裂原结合蛋白，可结合植物血凝素、刀豆蛋白 A 等有丝分裂原，引起非特异性的细胞激活。③MHC 分子，T 细胞还表达 MHC I 类分子，活化后还可表达 MHC II 类分子，因此，MHC II 类分子可视为 T 细胞活化的标志。

（二）T 淋巴细胞的不同生物表型及其功能

参与适应性免疫应答的 αβT 细胞按膜分子的表达类型，主要分为 CD4⁺T 细胞和 CD8⁺T 细胞；按生物学作用分为辅助性 T 细胞（help T cell，Th）、细胞毒性 T 细胞（cytotoxity T cell，Tc）和调节性 T 细胞（regulatory T cell，Tr）；按激活状态分为初始 T 细胞、效应 T 细胞和记忆 T 细胞。

1. **CD4⁺ T 细胞和 CD8⁺T 细胞**　外周成熟 T 细胞分为：① CD4⁺ T 细胞，为 MHC II 类分子限制性 T 细胞，功能上主要分为 Th、Tr 两群。② CD8⁺ T 细胞，为 MHC I 类分子限制性 T 细胞，功能上主要为 Tc。

2. **辅助性 T 细胞、细胞毒性 T 细胞和调节性 T 细胞**　就活化后 T 细胞的生物学作用而言，可粗略分为产生间接效应作用并辅助其他效应细胞激活的 Th、产生直接细胞毒作用的 Tc 和主要表现抑制性调节作用的 Tr 三大类。

（1）Th　膜分子表型多为 CD4⁺T 细胞，按激活后分泌细胞因子的格局，Th 又可分为：① Th1，分泌 IL-2、IFN-γ、IL-12 和 TNF-β/α 等类型的细胞因子，辅助或促进 Tc、NK 细胞、巨噬细胞的活化和增殖，形成以细胞毒作用为主导的细胞免疫效应。它所分泌的细胞因子可抑制 Th2 的活化及效应作用。② Th2，分泌 IL-4、IL-5、IL-6 和 IL-10 等类型的细胞因子，辅助 B 细胞增殖并产生不同类别的抗体，形成以抗体生物学作用主导的体液免疫效应。它所分泌的细胞因子可抑制 Th1 的活化及效应作用。③ Th17，为近年发现的一类 Th，以分泌 IL-17、IL-17F、IL-21、IL-22 为特征。可刺激多种细胞产生 IL-6、IL-1、TNF、GM-CSF 等前炎症因子，在炎症形成过程中起主导作用。其增殖依赖于巨噬细胞所分泌之 IL-23，但受 Th1、Th2 型细胞因子的抑制。

（2）Tc　膜分子表型多为 CD8⁺T 细胞，经抗原受体介导产生特异性细胞毒作用，其机制为：①分泌穿孔素（perforin）及颗粒酶（granzyme）介导靶细胞凋亡；②分泌肿瘤坏死因子、淋巴毒素（lymphotoxin，LT）等与靶细胞表面的相应受体结合，启动靶细胞凋亡；③通过高表达 FasL 导致 Fas 阳性的靶细胞凋亡。

（3）Tr　膜分子表型多为 CD4⁺T 细胞，具有抑制性免疫调节功能。以转录因子 Foxp3 为其细胞特征，可抑制性调节其他效应性 T 细胞的活化与增殖。其调节机制与诱导 T 细胞表面负调节分子表达、分泌抑制性细胞因子以及调控 APC 作用有关。

3. **初始 T 细胞、效应 T 细胞和记忆 T 细胞**　以有否接受抗原刺激及是否处于增殖阶段划分，可将 T 细胞分为：①初始 T 细胞（naive T cell，Tn），即未经抗原激活的 T 细胞，高水平表达 CD62L 和 CD45RA。②效应 T 细胞（effective T cell，Te），即经抗原激活的所有功能类型 T 细胞，高水平表达高亲和力 IL-2 受体以及 CD44 和 CD45RO。③记忆 T 细胞（memory T cell，Tm），即经抗原激活后再次回复静止状态的 T 细胞，表达 CD44 和 CD45RO。Tm 有较长存活期，再度接受抗原刺激时，可迅速活化并分化为效应 T 细胞，成为介导再次免疫应答的主要效应细胞。

二、B淋巴细胞

B 细胞是体内产生抗体的细胞，主要执行体液免疫，也具有抗原呈递、分泌多种细胞因子等作用。

（一）B 淋巴细胞主要膜分子

1. BCR-CD79a/b 复合物　由膜免疫球蛋白（mIg）和 CD79a/b 二聚体组成。

（1）BCR　与抗原特异性结合，产生 B 细胞活化的第一信号。

（2）CD79a/b　以二聚体形式存在于成熟的 B 细胞表面，CD79a/b 异二聚体与 mIg 相连，形成 BCR- CD79a/b 复合物。在 B 细胞应答中，BCR 特异性识别抗原分子中的 B 细胞表位；CD79a/b 参与受体与细胞内信号转导分子间的偶联，通过激活酪氨酸激酶而将 BCR 的特异性识别信号转导至胞内。

2. 共刺激分子和共受体　B 细胞表达多种协同刺激分子与共受体，参与 B 细胞的活化、增殖和分化。在 B 细胞分化发育的不同阶段，表达也不完全相同。

（1）CD40　介导 T-B 细胞相互作用的 B 细胞共刺激分子，CD40 是 B 细胞表面最重要的共刺激分子的受体，其配体为表达于活化 T 细胞表面的 CD154（CD40L）。T 细胞活化后，CD40L 表达上调，与 CD40 相互作用，给 B 细胞活化提供共刺激信号。

（2）CD80/CD86　表达在活化 B 细胞及其他抗原提呈细胞表面，是 CD28 和 CTLA-4 的配体，属重要的共刺激分子。CD80/CD86 与 CD28 相互作用，增强 T 细胞激活；CD80/CD86 与 CTLA-4 相互作用，则主要抑制 T 细胞活化。

（3）CD19/CD21/CD81/CD225　表达于成熟 B 细胞上，各分子间以非共价键相连形成的复合体称为 B 细胞共受体，辅助 B 细胞的活化。CD19 分子为一跨膜糖蛋白，可在蛋白激酶的催化作用下发生磷酸化，从而放大 BCR 传递的活化信号。通过结合 BCR 所识别的抗原上包被的补体成分，将共受体与 BCR 交联在一起。

3. 负调节受体　CD22 特异性表达于 B 细胞，是 B 细胞的抑制性受体，能负调节 CD19、CD21、CD81 共受体。CD22 分子胞内端含有免疫受体酪氨酸抑制基序（ITIM），B 细胞活化导致 ITIM 发生磷酸化，进而招募酪氨酸磷酸酶，催化 BCR 下游信号转导分子去磷酸化，从而参与 B 细胞活化的精确调控。

4. 其他膜分子　如：①Fc 受体，是细胞表面能与免疫球蛋白 Fc 段相结合的结构，多数 B 细胞表达 IgG Fc 受体 II（FcγRII），与免疫复合物中的 IgG FC 段结合，BCR 和 FcγRII 分别识别抗原-抗体复合物中抗原和抗体 Fc 段，使二者交联，引发抑制信号，防止抗体生成过多。②细胞因子受体，B 细胞表面表达 IL-1R、IL-2R、IL-4R、IL-5R、IL-6R、IL-7R 及 IFN-γR 等多种细胞因子受体。③补体受体，多数 B 细胞表面表达

CR1（CD35）和 CR2（CD21）。CR1 也称 C3b 受体。④ MHC 分子，成熟 B 细胞表达高水平的 MHC Ⅰ 类分子和 MHC Ⅱ 类分子。⑤丝裂原结合蛋白，某些丝裂原，如美洲商陆（PWM）、脂多糖（LPS）、金黄色葡萄球菌 A 蛋白（SPA）等可通过此类膜蛋白非特异激活人或小鼠 B 细胞。

（二）B 淋巴细胞的不同生物表型及其功能

CD5$^+$B 细胞称为 B1 细胞，主要参与固有免疫（见前）；CD5$^-$ 细胞称为 B2 细胞，主要参与适应性免疫。B2 细胞的主要功能为：①产生抗体，B2 细胞主要识别蛋白质抗原，是参与体液免疫应答的主要细胞。受特异性抗原刺激后，在 T 细胞辅助下，这群细胞大量增殖，形成生发中心。在此细胞经历类别转换、体细胞高频突变和亲和力成熟，最终分化为浆细胞，产生高亲和性抗体。②提呈抗原，B2 细胞是一类专职 APC，具有抗原提呈功能，可借其 BCR 结合可溶性抗原，经内化、加工和处理，以抗原肽 –MHC 分子复合物形式提呈给 T 细胞。③分泌细胞因子，活化的 B2 细胞还可产生多种细胞因子，参与免疫调节、炎症反应等过程。

思考题

1. 对于此章给出的免疫细胞分类，你持何种看法？

2. 参与固有免疫的细胞有哪些类型？有何共同特点？

3. 同样是 T、B 细胞，为什么要被归入固有免疫细胞与适应性免疫细胞两个群体？这样的归类有何意义？

4. 你认为 T 细胞的异质性主要体现在哪些方面？其异质性的存在具有哪些生物学意义？

第五章　免疫应答

本章导学

　　构成免疫现象的核心生物学事件是"免疫应答"。这个过程曾经极度使人困惑，也使许多科学家痴迷。感谢免疫学家们的不懈努力，终于能将"免疫应答"较为详尽地复现于教科书中。

　　本章首先展示了不同类型的免疫细胞所参与的不同类型免疫应答的特点与反应格局；其次介绍了固有免疫应答的主要类型；再次重点描述了适应性免疫应答的过程；最后讲解了免疫应答对机体可能造成损伤的类型。

　　免疫应答（immune response）是机体对外源性及内源性危险信号所产生的一种刺激——反应活动。与炎症反应类似，这一活动既形成生理保护，也同时造成病理损伤。

第一节　免疫应答的类型

　　如第一章所述，机体的免疫力分固有免疫与适应性免疫两大类型，则相应之免疫应答也分成固有免疫应答和适应性免疫应答。以其应答特点和格局而言，两者形成了一种十分密切的互补效应，故对机体的免疫防御而言缺一不可。其比较如表 5-1。

表 5-1　固有免疫应答与适应性免疫应答的比较

	固有免疫应答	适应性免疫应答
主要参与细胞	树突状细胞、巨噬细胞、中性粒细胞、肥大细胞、嗜酸性粒细胞、NK 细胞、NKT 细胞等	T 淋巴细胞、B 淋巴细胞
主要参与分子	补体、C 反应蛋白、抗菌肽、甘露糖结合凝集素等	免疫球蛋白（抗体）
受体特征	胚系基因编码，同类型细胞表达相同的受体（非克隆表达）	体细胞基因片段重排后的基因编码，同类细胞表达各自独有特异性的受体（克隆表达）
受体种类	TLR、NLR、补体等	BCR、TCR
识别配基	PAMPs、DAMPs	抗原表位
反应时间	立即	延迟至数日
免疫记忆	无	有

一、固有免疫应答及其特点

固有免疫应答是生物体在长期种系进化过程中逐渐形成的一系列天然防御机制，这种应答以分子模式为主要识别对象，由胚系基因编码受体所感知并引发直接清除作用。固有免疫应答对外源性物质的清除作用是非特异性的，不形成免疫记忆，也不产生免疫耐受。

（一）固有免疫应答的特点

1.识别对象 分子模式为固有免疫应答的主要识别对象。这包括：①作为外源性危险信号的病原体相关分子模式（pathogen-associated molecular patterns，PAMPs），多为病原生物所共有之结构恒定、进化保守的生物分子，如脂多糖（lipopolysaccharide，LPS）、脂磷壁酸（lipoteichoicacid，LTA）、肽聚糖（peptidoglyca，PGN）、病毒、细菌的核酸等。②作为内源性危险信号的损伤相关分子模式（damage-associated molecular patterns，DAMPs），多为机体受损或坏死组织细胞内的胞浆蛋白、核蛋白，以及部分代谢分子，如高迁移率组蛋白B1（high mobility group box 1 protein B1，HMGB1）、热休克蛋白（heatshock protein，HSP）、尿酸结晶、ATP等。

2.识别受体 参与固有免疫应答的细胞通常以模式识别受体（pattern recognition receptors，PRRs）为其主要识别受体，包括Toll样受体（toll-like receptors，TLRs）、清道夫受体及甘露糖受体等，这类受体多为胚系基因编码。与分子模式结合的细胞几乎总是处于活化或近活化状态，一旦识别成功，便迅速形成应答效应。

3.效应方式 固有免疫应答的效应形式包括吞噬细胞产生的吞噬杀灭作用、以补体系统激活所代表的体液抗感染作用、干扰素分泌细胞所产生的抑制病原体作用、一些未明谱系的自然辅助细胞（natural helper cells，NHs）介导的2型免疫反应以及炎症过程。

（二）固有免疫应答的格局

固有免疫应答按效应产物类型与作用发生时间分为两阶段：

1.体液因子作用阶段 该阶段自病原体或异物进入机体0～4小时作出响应，依赖预存的以及即刻生成的抗病原体效应成分，如抗菌肽、溶菌酶、补体、细胞因子、急性期蛋白等发挥清除效应。

2.细胞作用阶段 覆盖自病原体或异物进入机体4～96小时，该阶段内吞噬细胞识别病原体并活化，吞噬功能增强，释放一系列前炎症因子；感染压力以及宿主细胞的自我丢失激活NK细胞；固有样淋巴细胞通过各自所识别的分子活化，完成对病原体的清除。

当病原体进入机体96小时左右，承担固有免疫应答的细胞因抗原提呈作用，而启动适应性免疫应答。

二、适应性免疫应答及其特点

适应性免疫应答是抗原为 TCR/BCR 识别后，T、B 淋巴细胞活化，经其效应产物清除抗原的过程。这种应答以抗原表位为识别对象，由重组基因编码受体 TCR/BCR 所感知，应答过程中 T、B 细胞对抗原的识别和清除是特异性的，可形成免疫记忆（immune memory），并产生免疫耐受（immune tolerance）。

（一）适应性免疫应答的特点

1. 识别对象 抗原是参与适应性免疫应答的 T、B 淋巴细胞之主要识别对象。这一识别建立在抗原受体与抗原表位的结构高度匹配的基础之上。

2. 识别受体 T、B 淋巴细胞均表达抗原受体。其中 BCR 可选择性识别天然抗原表面存在的对应表位，TCR 则选择性识别由 APC 提呈的各类抗原肽。

3. 效应方式 T 细胞或 B 细胞经抗原刺激后，都须经一定诱导期，方可形成效应产物，如各类细胞因子、颗粒酶、穿孔素、抗体等。故适应性免疫应答过程可人为划分为抗原识别、细胞活化增殖及抗原清除等三个阶段。适应性免疫应答的效应形式分为由 T 细胞介导的特异性细胞毒作用与炎症（细胞免疫）和由 B 细胞介导的抗体所表现的各类生物学效应（体液免疫）。

（二）适应性免疫应答的格局

适应性免疫过程中，机体对抗原应答结局不尽然相同，出现正向应答和负向应答两种结局；而由于免疫记忆现象的形成，T、B 淋巴细胞对初次接触之抗原与再次接触之相同抗原，表现出初次应答和再次应答两种不同的效应模式。

1. 正向应答与负向应答 正向应答是指通常情况下抗原刺激机体所激发的对该抗原特异性清除的过程。接受抗原刺激的 T、B 淋巴细胞经历活化、增殖、分化途径并最终形成效应细胞以清除抗原。负向应答是指在某些特殊条件下，抗原进入机体所诱导的对该抗原特异性的免疫无反应性，系识别抗原的 T、B 淋巴细胞不复存在或活化阶段受阻，最终未能形成效应细胞所致，又称免疫耐受。其中由于缺乏合适识别克隆而引起的负向应答，称为中枢耐受，系因对抗原的识别克隆在中枢免疫器官的"阴性选择"过程中被剔除所致。而由于活化受阻所引起的负向应答，称为外周耐受，通常是因为 T、B 淋巴细胞激活过程所需的启动信号未能充分协调所致。

2. 初次应答与再次应答 在适应性免疫应答中，由于免疫记忆现象的形成，T、B 淋巴细胞对初次接触之抗原与再次接触之相同抗原，表现出不同的效应模式。将前者称为初次应答（primary response），后者称为再次应答（secondary response）。

（1）初次应答 其特点为初始细胞活化的阈值较高，对双信号的要求较为严格，只有树突状细胞才能活化初始 T 细胞等；细胞活化、增殖、分化的时间较长；抗体（效应 T 细胞）的形成水平较低，亲和力较低，维持时间较短。

（2）再次应答 其特点与初次应答明显不同。表现为记忆细胞活化的阈值较低，对协同刺激信号的要求并不严格，除树突状细胞外的其他抗原提呈细胞也能活化记忆 T 细胞等；记忆细胞活化、增殖、分化迅速；抗体（效应 T 细胞）的再效应水平较高，亲和力高，维持时间较长。

初次应答与再次应答的这种差异，以体内特异性抗体的变化最为显著，故又称为抗体产生的一般规律。这一规律对临床开展免疫诊断、免疫预防具指导意义（表5-2，图5-1）。

表 5-2　初次应答和再次应答特性的比较

特性	初次应答	再次应答
所需抗原量	高	低
抗体产生的诱导期	长	短
高峰浓度	低	高
维持时间	短	长
Ig 类别	主要为 IgM	IgG、IgA 等
亲和力	低	高
特异性	低	高

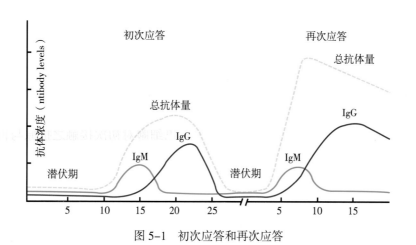

图 5-1　初次应答和再次应答

第二节　固有免疫应答

致病因子突破屏障系统形成入侵是固有免疫应答启动的始因。借助固有免疫分子和固有免疫细胞活化所形成之固有免疫应答，机体可清除致病因子。此过程可分为即时性体液因子作用和早期细胞作用两个阶段。

一、即时性体液因子作用阶段

即时性体液因子作用阶段以补体系统的激活和效应为代表，另有炎症介质和急性期反应蛋白等体液因子参与。

（一）补体系统的激活与效应

补体是一组存在于人和脊椎动物血清、组织液和细胞膜表面的介导固有免疫防御的酶反应系统。对于高等生物而言，补体系统的激活是固有免疫应答的一种重要表现形式。

1. 补体系统的组成 包括补体固有成分、补体调节蛋白和补体受体三类。

（1）补体固有成分 指参与补体级联激活反应的各成分。包括：①参与 MBL 途径前端反应的成分，MBL、MASP1、MASP2、C2、C3、C4；②参与经典激活途径前端反应的成分，C1q、C1r、C1s、C2、C3、C4；③参与替代途径前端反应的成分，B 因子、D 因子；④参与共同末端反应的成分，C5、C6、C7、C8、C9。

（2）补体调节蛋白 是一组以可溶性或膜结合形式存在的、具有调节补体激活活性的蛋白质。包括血浆可溶性调节蛋白：备解素（Properdin，P 因子）、C1 抑制物（C1 inhibitor，C1INH）、I 因子、H 因子、C4 结合蛋白（C4 binding protein，C4bp）、S 蛋白（Sp/Vn）、Sp40/40；膜结合性调节蛋白：衰变加速因子（decay-accelerating factor，DAF）、膜辅助蛋白（membrane cofactor protein，MCP）、同源限制因子（homologous restriction factor，HRF）、膜反应性溶解抑制因子（membrane inhibitor reactive lysis，MIRL/CD59）等。

（3）补体受体 是存在于多种细胞表面可以与补体活性片段或补体调节蛋白结合的膜蛋白，从而介导补体活性片段或调节蛋白的各种生物学效应。包括：①补体受体（即 C3 受体）CR1～CR5；②补体活性片段受体，C5aR、C3aR、C4aR。

2. 补体系统的激活 在正常生理情况下，多数补体成分均以酶原形式存在，受激活物作用可依次被激活，并发挥生物学作用。补体系统激活分为两个阶段：从级联反应启动至 C5 转化酶形成称前端反应；从 C5 活化到攻膜复合体（membrane attack complex，MAC）形成，直至介导溶细胞效应，称末端通路。就其激活方式而言，可分为 MBL 途径（MBL pathway）、替代途径（alternative pathway）与经典途径（classical pathway）。

（1）MBL 途径 甘露聚糖结合凝集素（mannan-binding lectin，MBL）途径是以病原体表面糖结构为激活物的活化途径。MBL 是一种钙离子依赖的 C 型凝集素，属胶原凝集素家族（collectin family）。由 2～6 个亚单位相连形成寡聚体（图 5-2）。每个亚单位由 3 条相同的多肽链组成，每条多肽链从 N 端到 C 端依次为信号肽区、胶原样区、颈区和糖识别区（carbohydrate recognition domain，CRD）。血清中 MBL 以寡聚体形式存在，寡聚体中多肽链之间及亚单位间通过胶原样区相连形成束状结构，而 CRD 形成的球状结构是参与识别和结合糖的结构。MBL 为参与固有免疫的急性期蛋白之一。

MBL 途径起始于病原生物感染早期。正常血清中 MBL 水平较低，炎性细胞因子诱导肝细胞合成 MBL，导致血清内 MBL 表达增加。MBL 通过其 CRD 来识别病原生物表面甘露糖苷，并与之结合，旋即发生构象改变，随之

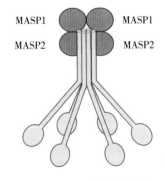

图 5-2 MBL 结构示意图

激活与 MBL 相连的 MBL 相关丝氨酸蛋白酶（MBL-associated serine protease，MASP）。活化的 MASP1 和 MASP2 具有酶活性。其中 MASP2 能依次裂解 C4 和 C2，形成 C3 转化酶（C4b2a），经 C3 转化酶裂解的 C3 形成 C3a、C3b 两个片段。大部分 C3b 与水分子作用，变为无活性片段，不再参与补体的级联反应。但有 10% 左右的 C3b 可与 C4b2a 构成 C5 转化酶（C4b2a3b），此为 MBL 途径的前端反应。MASP1 则可直接裂解 C3，并参与替代途径激活过程。

经 C5 转化酶裂解的 C5，分解为 C5a 和 C5b，C5b 依次与 C6、C7 结合，形成的 C5b67 复合物插入细胞膜脂质双层中，进而与 C8 结合，形成 C5b678。C5b678 可与 12 ~ 15 个 C9 分子联结成 C5b6789n，此即为 MAC。MAC 中的 C9 分子贯穿靶细胞膜，形成内径 11nm 的小孔。大量小孔的形成，使水分子和钙离子进入细胞内，导致胞内渗透压降低，细胞肿胀溶解。

（2）替代途径　是由 C3b 灭活受阻而导致的激活途径，又称为旁路途径或备解素途径。在自然情况下，机体内存在 C3 分子的自发活化和降解，不断产生低水平 C3b，但 C3b 可于极短时间内被灭活，故补体系统不会被大量激活。少数 C3b 可以共价键的形式结合于细胞表面，若结合自身细胞，C3b 可被调节蛋白迅速灭活；若结合于病原微生物表面，由于缺乏调节蛋白而不被降解，随之激活替代途径。因此 C3 裂解产生 C3b 是补体替代途径活化的中心环节，C3b 灭活受阻导致该途径活化。

在 Mg^{2+} 存在的条件下，C3b 与 B 因子结合形成 C3bB。血清中的 D 因子可将结合状态的 B 因子裂解为 Ba 和 Bb 两个片段，大片段 Bb 仍附着于 C3b，形成 C3bBb 复合物，即替代途径的 C3 转化酶。其中的 Bb 具有蛋白酶活性，可裂解 C3。但是 C3bBb 极不稳定，可被迅速水解。P 因子可与 C3bBb 结合，形成 C3bBbP，并使之稳定。稳定的 C3 转化酶作用于 C3 可将其裂解为 C3a 和 C3b，后者结合在颗粒表面，与 C3bBb 结合，形成 C3bBb3b 或 C3bnBb 复合物，为替代途径的 C5 转化酶。C3bnBb 裂解 C5，从而启动末端通路，发挥溶细胞作用。

替代途径形成的稳定的 C3 转化酶（C3bBb）可催化 C3 产生更多的 C3b 分子，后者可以再沉积在颗粒物质表面与 Bb 结合，形成更多的 C3 转化酶。C3b 既是 C3 转化酶的作用产物，又是 C3 转化酶的组成成分，则上述过程构成了替代途径的反馈性放大机制。这一反馈性放大机制也同时发生于经典途径和 MBL 途径。

（3）经典途径　是以抗原抗体复合物为激活物的补体系统活化途径，因其最先被人们所认识，故称经典途径。激活过程可分为三阶段。

其识别阶段为 C1 酯酶形成阶段。C1q 分子同时与免疫复合物中 2 个以上 Fc 段结合，发生构象改变，使 C1r 分子的酶活性中心暴露出来，进一步活化 C1s。活化的 C1s 即是 C1 酯酶，可作用于 C4 和 C2（图 5-3）。

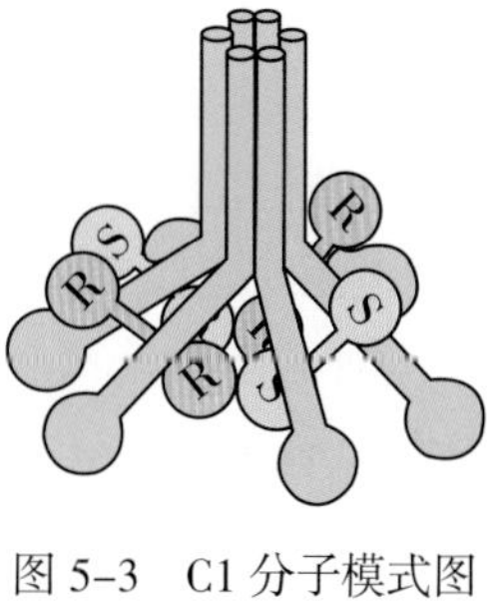

其活化阶段包括 C3 转化酶形成和 C5 转化酶形成。活化的 C1s 可依次裂解 C4 和 C2，C4 分解成 C4a 和 C4b，C2 分解成 C2a 和 C2b。其中 C4b 和 C2a 迅速沉积到细胞表面，形成 C3 转化酶

图 5-3　C1 分子模式图

（C4b2a）。C3 经 C3 转化酶裂解为两个片段，小片段 C3a 游离于液相中。C3b 则与 C4b2a 构成 C5 转化酶（C4b2a3b），具有 C5 裂解活性。

攻膜阶段即补体激活的末端通路。在该阶段补体固有成分 C5～C9 依次活化并形成 MAC（详见 MBL 途径），并导致靶细胞溶解破坏（图 5-4）。

补体系统的三条活化途径中主要区别在于前端反应的激活物和参与成分，末端通路即 C5 转化酶形成后，自 C5 活化直至膜攻击复合物形成而致靶细胞溶解则大致相同。MBL 途径和替代途径的激活物主要为细菌、真菌等病原微生物

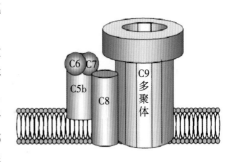

图 5-4　MAC 的形成示意图

的固有结构，无需抗体存在，是固有免疫应答中的重要机制。补体经典途径以抗原抗体复合物为激活物，则在适应性免疫应答的效应阶段发挥作用。以上情况再次表明，固有免疫应答与适应性免疫应答在机体内并非完全隔绝，而恰恰是相互联系、相互补充的统一防御机制（图 5-5）。

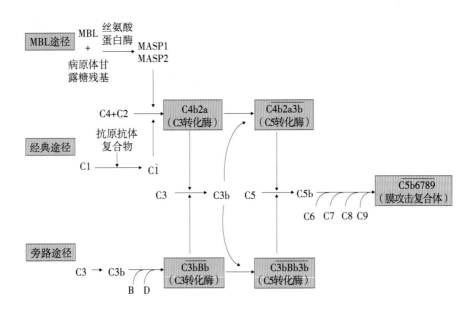

图 5-5　补体的三条活化途径

3. 补体系统的生物学效应　补体系统的生物学效应分为两方面。一是 MAC 介导的溶细胞膜效应；二是活性片段介导的各种生物学效应。

（1）溶细胞膜作用　补体系统激活后在靶细胞（细菌、寄生虫等）或者包膜病毒表面所形成的 MAC，可导致靶细胞或病毒包膜的溶解，起到杀灭各类病原生物的作用。但在某些病理情况下，溶细胞膜作用亦可成为自身免疫病引起组织损伤的病因。

（2）活性片段介导的生物学作用　包括：①调理作用，补体激活过程产生的 C3b、

C4b 和 iC3b 都是重要的调理素，可结合到细菌或其他颗粒物质表面，并且通过与吞噬细胞（中性粒细胞和巨噬细胞）表面的相应补体受体（CR1、CR3）结合，促进吞噬细胞对颗粒物质的吞噬杀伤。补体片段的调理作用既是机体抵抗外源性感染的主要防御机制，又可参与免疫系统对凋亡细胞的清除。多种补体成分（如 C1q、C3b 和 iC3b 等），均可识别和结合凋亡细胞，并通过与吞噬细胞表面相应补体受体作用，参与对凋亡细胞的清除，从而维持机体内环境的稳定。②炎症介质作用，补体裂解产物 C4a、C2b、C3a、C5a 都具有炎症介质作用，可引起机体的炎症反应，一方面可促进对局部感染病原生物的清除，另一方面也造成自身组织损伤或超敏反应的发生。如 C3a、C4a 和 C5a 与表达于肥大细胞和嗜碱性粒细胞表面的相应补体受体（C3aR、C4aR 和 C5aR）结合，激发细胞脱颗粒，释放组胺等血管活性介质，从而引起毛细血管通透性增加、平滑肌收缩，介导炎症反应的发生，称为过敏毒素作用。C5a 还具有对炎性细胞的趋化作用，可促进吞噬细胞向抗原周围聚集。③免疫复合物清除作用，循环 IC 可借助 C3b 与红细胞、血小板等血细胞表面的 CR1 和 CR3 结合，并通过血流运送到脾脏，被吞噬细胞清除。红细胞以其巨大数量成为免疫黏附的主要参与者，中性粒细胞和单核细胞也具有免疫黏附功能。循环 IC 大量形成，不仅有赖于 Ig Fab 段与抗原多价结合，也有赖于并列的 Ig 分子 Fc 段的非共价作用。补体与 Ig 的结合可在空间上干扰 Fc 段之间的非共价相互作用，从而抑制新 IC 的形成，或使已形成的 IC 易被裂解。④促进 B 细胞活化作用，补体活性片段 C3b 的裂解产物 C3d，可以与 BCR 识别的抗原结合，并且同时与成熟 B 细胞表面的 B 细胞活化共受体 –CD19/CD21/CD81/CD225 复合物中的 CD21（CR2）分子结合，增强 B 细胞对抗原刺激的敏感性，促进 B 细胞活化。

（二）其他体液因子的作用效应

1. 炎症性细胞因子　细胞因子在固有免疫中发挥重要作用，感染早期病灶组织释放趋化因子 IL-8，能直接诱导邻近的巨噬细胞向感染部位聚集，而活化的巨噬细胞释放细胞因子 TNF-α、IL-1β、IL-6 等，可诱导肝脏产生急性期蛋白以及从血液中招募中性粒细胞，巨噬细胞和中性粒细胞是固有免疫中重要的效应细胞。病毒感染后，则可诱导组织产生 IFN，IFN 可抑制病毒复制，在抗病毒感染中发挥重要作用。

2. 其他急性期反应蛋白　在感染早期，巨噬细胞产生的 TNF-α、IL-1β、IL-6 等可诱导肝脏产生急性期蛋白，如 MBL、C- 反应蛋白等。其中最先发现的是 C- 反应蛋白（C-reactive protein，CRP），因为它能与肺炎链球菌荚膜 C- 多糖物质在钙离子存在下形成复合物而命名。随着研究的深入，一些急性期反应蛋白陆续得以分离、纯化和鉴定，如纤维蛋白原（fibrinogen，Fb）、α2- 巨球蛋白（α2- macroglobulin）、α1- 酸性糖蛋白（α1-acid glycoprotein，AAG）、结合珠蛋白（haptoglobin，Hp）等，它们均在感染、炎症、组织损伤等应激原作用于机体后的短时间（数小时至数日）内含量发生较大幅度的变化，并在机体的固有免疫中发挥着重要的作用，随着组织结构和功能的恢复，这些蛋白在血清中的浓度也随之恢复正常。

3. 抗病原体物质　是一些存在于体液内的免疫分子，属于病原体入侵时的预存效应分子。主要有：①溶菌酶（lysozyme），是一种低分子量不耐热的蛋白质，广泛存在于人体的眼泪、唾液、鼻黏液、乳汁等体液和分泌液以及吞噬细胞溶酶体中。溶菌酶能裂解细菌细胞壁的组成成分肽聚糖中 N- 乙酰葡糖胺和 N- 乙酰胞壁酸之间的 β-1, 4 糖苷键，从而破坏肽聚糖，故革兰阳性菌对溶菌酶杀菌作用敏感。②抗菌肽（antimicrobial peptides，ABP），是生物体内经诱导产生的一种具有抗菌活性的小分子多肽，多数是从昆虫体内分离获得。人防御素（human defensin）属于抗菌肽家族，是近年发现的人体内重要的内源性抗生素，具有广泛的抗菌谱及极强的抗菌活性。③乙型溶素（β-lysin），是血清中一种热稳定性高的碱性多肽，在血浆凝固时由血小板释放，故血清中乙型溶素的浓度显著高于血浆中的水平。乙型溶素可作用于革兰阳性菌的细胞膜，产生非酶性破坏作用，但对革兰阴性菌无效。

二、早期细胞作用阶段

吞噬细胞、NK 细胞、其他固有淋巴细胞的激活是固有免疫应答阶段的主体，其生物学效应也是固有免疫的主要体现。

（一）吞噬细胞的激活与效应

1. 吞噬细胞对分子模式的识别　吞噬细胞的激活始于模式识别受体识别分子模式（PAMPs/DAMPs）。这包括位于细胞膜上的大部分 Toll 样受体（TLRs）、清道夫受体及甘露糖受体等对病原体细胞表面 PAMPs 的识别，例如，TLR4 识别革兰阴性菌的脂多糖（LPS）、TLR1/TLR2 和 TLR2/TLR6 识别革兰阳性菌的磷壁酸、TLR5 识别鞭毛。清道夫受体能识别乙酰化的低密度脂蛋白、脂多糖、磷壁酸及磷脂酰丝氨酸（凋亡细胞重要的表面标志）。甘露糖受体能与病原体细胞壁糖蛋白和糖脂分子末端的甘露糖和岩藻糖残基结合，参与吞噬病原体；以及位于细胞质内体上的 TLRs、胞质内的维 A 酸可诱导的基因 I 样受体（retinoic acid-inducible gene I-like receptors，RLRs）和 NOD 样受体（nucleotide oligomerization domain-like receptors，NLRs）等对病原体细胞表面 PAMPs 的识别，例如，TLR3 识别病原体的双链 RNA、TLR7 识别病原体的单链 RNA、TLR9 识别病原体的双链 DNA；RLRs 可识别病毒 RNA；NLRs 能识别肽聚糖的降解物、病毒的 ssRNA。

2. 吞噬细胞的吞噬、杀灭机制　被激活的吞噬细胞可产生极高的吞噬活性，并形成吞噬体。当吞噬体与溶酶体融合形成吞噬溶酶体后，可通过多种机制杀伤、降解摄入之病原体。这些机制有：①氧依赖杀伤机制，主要指经呼吸爆发过程形成的活性氧中间物（reactive oxygen intermediates，ROI），如过氧化氢、单态氧、超氧阴离子等物质和经一氧化氮合成酶催化精氨酸形成的活性氮中间物（reactive nitrogen intermediates，RNI），如一氧化氮、亚硝酸盐等形成对病原体的杀灭。②非氧依赖杀伤机制，包括溶酶体中溶菌酶对革兰阳性菌细胞壁的破坏、多种水解酶对病原体的消化降解和糖酵解产生的酸性环境对病原体的抑制、杀灭，以及防御素、乳铁蛋白介导的杀灭作用。③胞外陷阱机制，中性粒细胞尚可经胞外陷阱（neutrophil extracellular traps，NETs）抑制病原体感染。

NETs 主要由核质形成并释放到细胞外，其中含有去浓缩的染色质、某些颗粒（如丝氨酸蛋白酶）及胞质蛋白。释放到胞外的 NETs 能与细菌结合，降解细菌的毒性物质，并通过高浓度的丝氨酸蛋白酶杀死病原体。NETs 可来自死亡中性粒细胞的释放，在细胞受到病原体刺激后 2～3 小时出现；或未损伤中性粒细胞的分泌，在病原菌刺激中性粒细胞数分钟即可形成。NETs 是中性粒细胞的一种有效降低机体细菌载荷并控制炎症反应的方式。

（二）NK 细胞的激活与效应

1. NK 细胞激活方式 "丧失自我"与"诱导自我"是目前已知的两种 NK 细胞激活方式。受病原体侵袭的自身细胞不能表达作为 NK 细胞抑制信号的正常膜分子（通常是 MHC I 类分子）而激活 NK 细胞谓之"丧失自我"方式；受病原体侵袭的自身细胞因应激（stressed）而表达 MHC I 类分子相关抗原 A/B（MHC class I chain-related antigen A/B，MICA/B）。此类膜分子可通过结合 NK 细胞杀伤激活受体 NKG2D 而激活 NK 细胞则谓之"诱导自我"方式（图 5-6）。

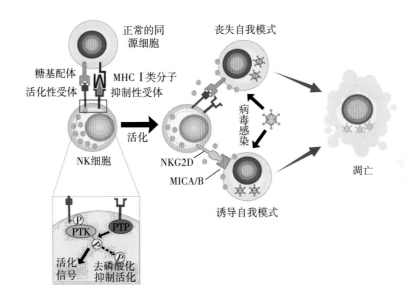

图 5-6　NK 细胞的识别与活化

2. NK 细胞的细胞毒作用机制 活化后 NK 细胞杀伤靶细胞的效应机制主要有：穿孔素/颗粒酶途径诱导靶细胞坏死或凋亡途径、Fas/FasL 诱导靶细胞凋亡途径及 TNF-α/TNF 受体诱导靶细胞凋亡途径。此外，活化的 NK 细胞分泌 IFN-γ、TNF-α 等细胞因子亦协助了固有免疫应答和适应性免疫应答过程中其他免疫细胞对病原体的清除。

（三）其他固有免疫细胞的激活与效应

1. NKT 细胞 受 CD1d 分子提呈的脂质、糖脂和某些肽类抗原激活。其发挥效应的方式主要有：①穿孔素/颗粒酶及 Fas/FasL 的细胞毒作用；②分泌细胞因子参与免疫调节。

2. γδT 细胞   由 TCR 识别的脂类抗原、某些多肽抗原或磷酸化配体激活，γδT 细胞可通过细胞毒作用及分泌细胞因子发挥效应。其效应方式类同于 NK 细胞、NKT 细胞。

3. B1 细胞   由 BCR 识别的非 T 细胞依赖抗原（TI 抗原）激活，其中 TI-1 型抗原（如脂多糖）可结合 B 细胞表面丝裂原结合蛋白并提供抗原表位与 BCR 结合，进而激活 B1 细胞。TI-2 抗原（通常是微生物的多价多糖，如荚膜多糖）主要依赖多个重复表位同时与多个 BCR 结合，导致 BCR 发生交联，直接活化 B1 细胞。活化的 B1 细胞可分泌型别转换有限、亲和力较弱、但识别谱宽泛的抗体，以结合细菌表面的多糖抗原。

第三节   适应性免疫应答

与固有免疫应答相比，识别抗原的适应性免疫应答启动缓慢，需要经历抗原识别、细胞活化与抗原清除三个阶段。适应性免疫应答因介导的主体不同，可分为 T 细胞介导的免疫应答与 B 细胞介导的免疫应答。

一、T细胞介导的免疫应答

T 细胞介导的免疫应答包括 T 细胞识别抗原、活化增殖分化为效应 T 细胞并产生免疫效应的全部过程。

（一）抗原识别阶段

作为适应性免疫应答中最重要的效应细胞，T 细胞的识别活化过程受到严格限制。其抗原受体只能识别经抗原提呈细胞加工处理后的抗原肽 –MHC 复合物（peptide- MHC complex，pMHC）。

1. 抗原的加工提呈   APC 对抗原的加工提呈一般有两种方式，即外源性抗原提呈的溶酶体途径和内源性抗原提呈的胞质溶胶途径（图 5-7，图 5-8）。

（1）溶酶体途径   细胞外抗原（如某些细菌、细胞和可溶性分子）被 APC 以吞噬、吞饮等方式摄入细胞，进入内体，内体在胞内迁移过程中与溶酶体融合形成吞噬溶酶体。外源性抗原在吞噬溶酶体内受多种酸性水解酶降解，90% 以上的成分被完全裂解为氨基酸并失去免疫原性，10% 左右降解为具有免疫原性的肽段。与此同时，在内质网中新合成的 MHCⅡ类分子与一种称为 Ia 相关恒定链（Ia-associated invariant chain，Ii）的辅助分子连接在一起形成九聚体，并移入内质网腔，形成富含 MHCⅡ类分子的小泡，再与吞噬溶酶体融合。进入吞噬溶酶体后，Ii 被降解，经 HLA-DM 分子辅助可将存留在抗原肽结合沟槽内的恒定链多肽（classⅡ-associated invariant chain peptide，CLIP）置换为抗原肽，进而形成 pMHCⅡ，经高尔基体转运至 APC 膜表面，以供 CD4⁺T 细胞识别。

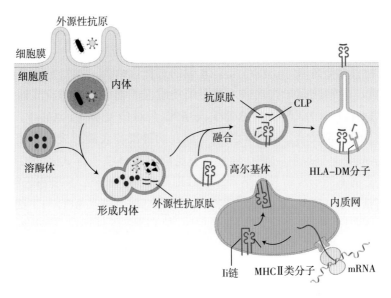

图 5-7　MHC Ⅱ类分子呈递抗原

（2）胞质溶胶途径　病毒感染细胞内由病毒核酸编码产生的蛋白质抗原称为内源性抗原。该抗原可在胞质中与泛素（ubiquitin）分子共价结合而受标记，被标记的蛋白被胞质中的巨大多功能蛋白酶体（large multifunctional protease，LMP）降解为抗原肽，再经内质网膜上的抗原肽转运体（transporter associated with antigen，TAP）协助转运进入内质网腔。与内质网膜上 MHC Ⅰ类分子的抗原结合槽结合形成 pMHC Ⅰ。由内质网经高尔基体转运后表达于细胞表面，供 CD8+T 细胞识别。

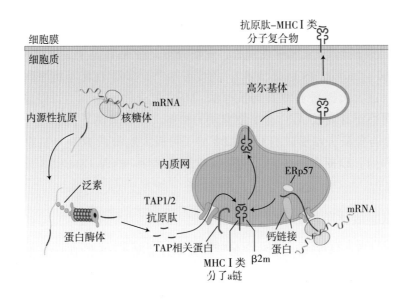

图 5-8　MHC Ⅰ类分子呈递抗原

2.抗原的识别 T 细胞对抗原肽的识别本质上是对 pMHC 的识别，即 T 细胞的 TCR 所识别的不仅仅是抗原肽，同时也识别荷肽的 MHC 分子（即 MHC 约束性现象）。这种识别经历 T 细胞与 APC 非特异结合与特异结合两阶段。

（1）非特异结合阶段 pMHC 与 TCR 间的选择性结合，发生于随机环境中 APC 与 T 细胞的试配，受趋化因子作用进入淋巴结皮质区的初始 T 细胞首先通过其表面一组黏附分子（LFA-1、CD2、ICAM-3 等）与 APC 上对应受体（ICAM-1、CD58、LFA-3 等）发生可逆的局部结合。这样的结合可以在两种细胞表面形成一个腔隙，使 T 细胞表面 TCR 与 APC 上抗原肽 -MHC 复合物有足够合适环境进行试配。如果 TCR 与抗原肽 -MHC 复合物不能形成特异性结合，APC 即与 T 细胞解离，离开淋巴结进入血循环；一旦 TCR 与抗原肽 -MHC 复合物形成特异性结合，即可进入 APC 与 T 细胞的特异结合阶段。

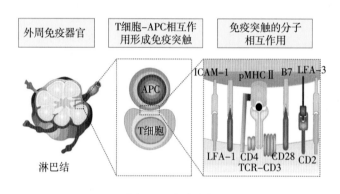

图 5-9 免疫突触

（2）特异结合阶段 当 TCR 与抗原肽 -MHC 复合物形成特异性结合后，TCR-CD3 复合体向细胞内导入的信号可通过诱导黏附分子变构进一步增强黏附分子间亲和力，并同时通过细胞骨架运动促使膜分子重新分布，在 APC 与 T 细胞间形成免疫突触（immunological synapse，IS）（图 5-9）。免疫突触中，多对 TCR 与抗原肽 -MHC 复合物会聚成簇，这大大提高了 TCR 与抗原肽 -MHC 复合物的亲和力，促进抗原信号转导过程。从而稳定并延长 APC 与 T 细胞间的接触，以有效诱导抗原特异性 T 细胞激活和增殖。参与免疫突触形成的 CD4/CD8 分子可极大地增强 TCR 与抗原肽 -MHC 复合物间的亲和力，以提高 T 细胞对抗原刺激的敏感性。这是 CD4/CD8 分子被称为共受体的原因之一。

（二）细胞活化阶段

当初始 T 细胞与 APC 形成免疫突触后，大多数情况下，T 细胞开始进入活化状态。T 细胞的顺利活化得益于免疫突触部分所获得的信号。pMHC 与 TCR 结合提供 T 细胞活化的第一信号，此信号为抗原特异性信号；在免疫突触内，T 细胞也经 APC 的共刺激分子获得活化的第二信号。

1.CD4$^+$/ CD8$^+$T 细胞的活化 CD4$^+$T 细胞以 pMHCⅡ为活化之第一信号，因

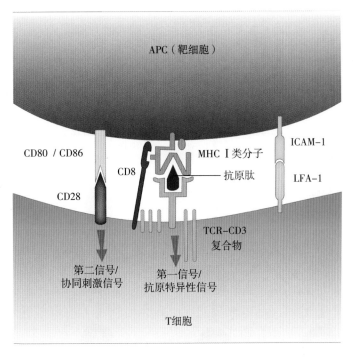

图 5-10 CD8⁺T 细胞的活化

MHC Ⅱ类分子仅在专职 APC 上组成性表达，故向 CD4⁺T 细胞提呈抗原的 APC 均可表达作为第二信号的共刺激分子（如 CD80 等），所以 CD4⁺T 细胞一般总可以率先顺利活化，并成为整个免疫应答过程的"启动者"。CD8⁺T 细胞则以 pMHC Ⅰ 为活化之第一信号，但因几乎所有有核细胞都能表达 MHCⅠ类分子，却并非所有细胞都表达共刺激分子，故只有经专职 APC 提呈抗原的 CD8⁺T 细胞可顺利活化，而由其他非 APC 提呈抗原的 CD8⁺T 细胞则需要经邻近已活化的 CD4⁺T 细胞提供诸如 IL-2 一类的细胞因子以获得活化所需之第二信号。未能获得活化所需第二信号的 T 细胞将处于"无能"状态，并可能发生凋亡（图 5-10）。

2. CD4⁺/ CD8⁺T 细胞的增殖、分化 活化后的 CD4⁺T 细胞经历短暂的 Th0 阶段后，在周围环境细胞因子调控下，可表现为 Th1、Th2、Th17、Treg 等不同生物表型（详见第四章）。活化后的 CD8⁺T 细胞则多数分化为具有细胞毒作用的 Tc。效应 T 细胞活化后一般须经历三个时相：①扩增相，T 细胞活化后在无抗原刺激条件下仍可持续分裂 7 ~ 10 个轮次，使 T 细胞数量持续增多，并分化为效应细胞。②收缩相，当抗原急剧下降后，数量较大的效应 T 细胞可出现激活诱导的细胞凋亡与细胞因子撤退性的细胞凋亡，从而使 T 细胞数量减少。③记忆相，部分侥幸逃脱前面两种凋亡命运的 T 细胞转入静止状态，成为记忆 T 细胞。记忆 T 细胞可分为两类：效应性记忆 T 细胞居于炎症组织内，完成即刻起效的快速应答活动；中枢性记忆 T 细胞居于淋巴结副皮质区，在抗原再次刺激下可重新分化为效应细胞。

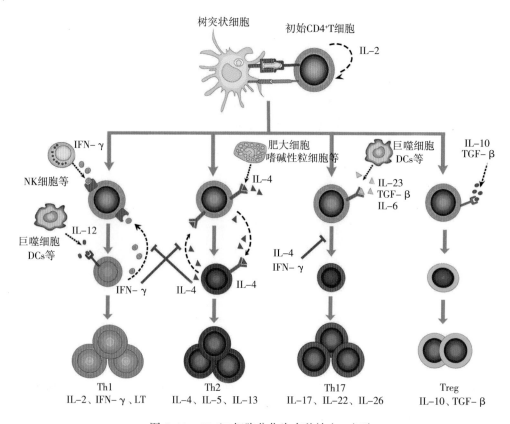

图 5-11　CD4⁺T 细胞分化为多种效应 T 细胞

（三）抗原清除阶段

不同的 T 细胞亚群分化为具有不同效应 T 细胞（图 5-11），但这些效应的最终目的均为清除抗原，维护机体内环境的稳定。

1. CD4⁺T 细胞的效应作用　可分别体现为：① Th1，所产生的 IL-2 能诱导 CD4⁺T 细胞的增殖，也能诱导 CD8⁺T 细胞的增殖及细胞毒作用。IFN-γ 能导致感染了胞内病原体（如分枝杆菌、原虫、真菌）的巨噬细胞活化，促进巨噬细胞杀菌作用、增强其抗原提呈作用以及诱导炎症反应；且可诱导 Th0 向 Th1 极化，同时抑制 Th0 向 Th2 极化。TNF-β 可活化中性粒细胞，促进其杀伤病原体（图 5-12）。② Th2，所产生的 IL-4 促进 B 淋巴细胞活化及 Ig 的类别转换，产生 IgA、IgE 等不同类别的免疫球蛋白；且可诱导 Th0 向 Th2 极化，同时抑制 Th0 向 Th1 极化。所产生的 IL-5 可促进嗜酸性粒细胞增加及活化。③ Th17，分泌的 IL-17 等细胞因子能通过趋化炎症细胞浸润和前炎症因子产生诱导炎症反应，有利于控制病原体的感染。

2. CD8⁺T 细胞的效应作用　主要体现为 Tc 的细胞毒作用，涉及如下几种方式：①穿孔素／颗粒酶方式，活化的 CD8⁺ 效应 T 细胞可释放穿孔素与颗粒酶。在 Ca²⁺ 存在的情况下，穿孔素插入靶细胞膜并发生多聚化，形成跨膜通道，使靶细胞膜出现大量的小孔，水分子进入靶细胞内，导致渗透压发生改变，细胞因渗透性溶解而死亡。颗粒酶

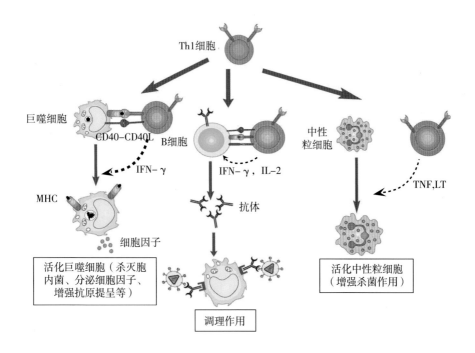

图 5-12 Th1 的主要免疫学效应

则可通过以下三种途径进入靶细胞：通过穿孔素在靶细胞膜表面所形成孔道直接进入胞内；先与靶细胞膜表面颗粒酶受体结合，再与膜上穿孔素一起内吞入胞；借助颗粒酶受体直接内吞进入靶细胞内体。入胞后的颗粒酶则可启动靶细胞凋亡过程。② Fas/FasL方式，活化的 CD8⁺ 效应 T 细胞表面迅速大量表达 FasL，其与靶细胞表面 Fas 分子结合，通过 Fas 分子胞浆区的死亡结构域引起死亡信号逐级转导，最终激活内源性 DNA内切酶，使核小体断裂，并导致细胞结构毁损、细胞死亡。③ TNF/TNFR 方式，活化的CD8⁺ 效应 T 细胞亦可分泌 TNF 等细胞因子，与靶细胞表面 TNFR 结合后，通过 TNFR

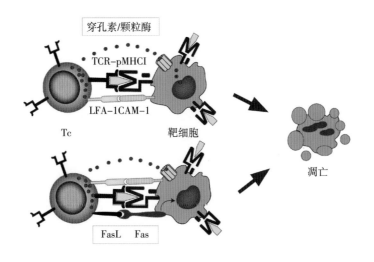

图 5-13 CD8⁺T 细胞的效应

胞浆区的死亡结构域引起死亡信号逐级转导，最终导致靶细胞凋亡（图5-13）。

二、B细胞介导的免疫应答

B细胞介导的免疫应答是指在抗原刺激下，B2细胞活化、增殖、分化为浆细胞，合成并分泌抗体，通过抗体发挥免疫效应的应答过程。

（一）抗原识别阶段

B2细胞可直接识别TD抗原的天然表位。与TCR识别抗原后通过CD3分子向细胞内转导信号相似，BCR识别的抗原信号则是通过与BCR结合的CD79a/b进行转导。CD19/CD21/CD81/CD225复合体则因能显著降低B细胞活化所需阈值而被称为共受体。

（二）细胞活化阶段

B2细胞活化也需要双信号。第一信号由BCR识别TD抗原获得，第二信号由多种黏附分子对的相互作用所提供，其中最重要的是CD40-CD154（CD40L）。CD154通常表达于活化的CD4⁺T细胞表面。而辅助B2细胞活化的CD4⁺T又必须是经树突状细胞致敏的T细胞，故初始B2细胞的活化是涉及树突状细胞和T、B淋巴细胞的一个复杂过程（图5-14）。

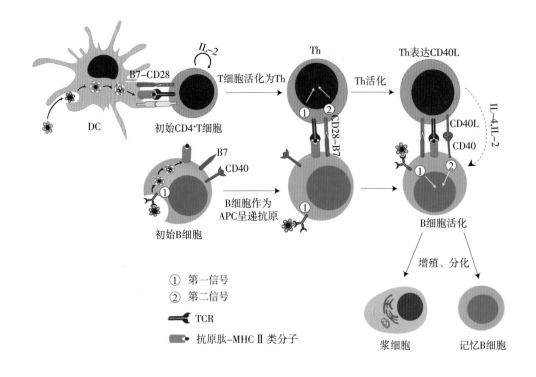

图5-14　B2细胞活化

活化后的 B2 细胞，一部分迁移至淋巴组织髓质，增殖并分化为浆细胞（抗体形成细胞），此类浆细胞为短寿浆细胞，多产生 IgM 类抗体，并于 2 周内逐渐凋亡。另一部分与辅助其活化的 Th 细胞共同迁移至淋巴滤泡，继续增殖形成生发中心。B2 细胞在生发中心经过一系列的分化发育过程（体细胞的高频突变、受体编辑、型别转换）形成长寿命浆细胞和记忆性的 B 细胞。长寿命浆细胞多分泌具有更高亲和力和特异性的 IgG 类抗体，并可最终迁移至骨髓以记忆细胞形式长期存在。

（三）抗原清除阶段

B2 细胞的抗原清除效应主要通过其分泌的抗体体现。抗体与相应抗原特异性结合，产生中和毒素、中和病原体感染作用；IgM、IgG 与抗原结合后激活补体系统，产生溶细胞效应和清除抗原抗体复合物作用；IgG 与抗原结合后，通过 IgG 的 Fc 段与吞噬细胞(如单核/巨噬细胞、中性粒细胞)的 FcγR 结合产生免疫调理作用，与细胞毒细胞(如 NK 细胞、单核/巨噬细胞和中性粒细胞)的 FcγR 结合产生 ADCC 效应等(参见第三章)。

第四节 免疫损伤

免疫应答过程所形成的各种生物学效应被喻为"双刃剑"，即既有清除抗原、保护机体的作用，也有造成机体组织与细胞损伤的作用。

一、免疫保护与免疫损伤

正向免疫应答一旦发生，免疫保护与免疫损伤即可同时出现。前者表现为对病原体的抑制、杀灭，毒素的中和以及受感染细胞的清除。后者表现为各类炎症介质和吞噬细胞释放的蛋白酶所造成的组织损伤，以及由清除感染细胞而形成的器官功能障碍等。当免疫应答活动所形成的损伤比较轻微时，不以疾病状态表现，人们只观察到其保护效应。但在损伤较为严重时，可出现相应临床症状，免疫应答即以免疫损伤形式显现。此类以临床疾病状态显现的免疫损伤就称为超敏反应（hypersensitivity）。

二、超敏反应

因不同类型的免疫应答具有不同的效应显现方式。其效应延伸所造成之免疫损伤也可表现出不同范式。根据免疫损伤发生的病理机制和临床特点，英国免疫学家 Coombs 和 Gell 将超敏反应的范式分为 I 型、II 型、III 型、IV 型。其中前三型由抗体介导，IV 型由细胞介导。

（一）I 型超敏反应

I 型超敏反应，又称速发型超敏反应，主要由特异性 IgE 介导产生，其主要特征是：①反应发生快，消退亦快；②常引起生理功能紊乱；③有明显个体差异和遗传倾向。

Ⅰ型超敏反应往往发生于再次暴露于抗原后的数分钟至数小时内。一些个体对相对无害的环境中的变应原（如食物中的蛋白质）或病原体释放的变应原（如某些寄生虫抗原）发生免疫应答，产生IgE抗体。IgE分子能迅速与肥大细胞和嗜碱性粒细胞表面的Fc受体(FcεRⅠ)结合，此时机体处于致敏状态。致敏机体再次接触相同的变应原后，变应原与肥大细胞或嗜碱性粒细胞表面IgE-FcεRⅠ复合体结合，细胞膜上FcεRⅠ发生交联启动肥大细胞和嗜碱性粒细胞活化。细胞释放胞内储备的炎性介质并合成一些新的介质释放于胞外。预先储备的介质主要有组胺、激肽原酶等；新合成的介质主要有白三烯（leukotriene，LT）、前列腺素D2（Prostaglandin D2，PGD2）、血小板活化因子（platelet activating factor，PAF）等。这些介质可造成靶器官平滑肌收缩、毛细血管扩张、通透性增加、腺体分泌增加等一系列病理变化。需要指出，除速发相外，Ⅰ型超敏反应还存在迟发相，该相系以嗜酸性粒细胞浸润为主的炎症。

临床常见疾病有全身性过敏反应（由药物、血清引起的过敏性休克）、呼吸道过敏反应（如过敏性鼻炎、支气管哮喘）、消化道过敏反应和皮肤过敏反应等（图5-15）。

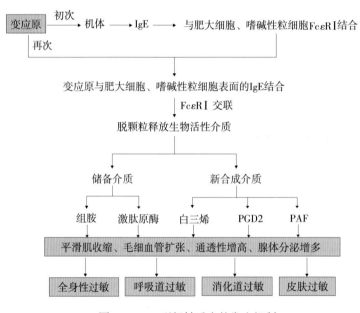

图5-15 Ⅰ型超敏反应的发生机制

（二）Ⅱ型超敏反应

Ⅱ型超敏反应是由IgG或IgM类抗体与靶细胞表面相应抗原结合后，在补体、吞噬细胞和NK细胞参与下，引起的以细胞溶解或组织损伤为主的免疫损伤。大多数情况下导致靶细胞死亡，故称细胞毒型或细胞溶解型超敏反应。其损伤机制为：①激活补体经典途径，可使靶细胞不可逆性地破坏或溶解；②通过抗体Fc段与效应细胞（如NK

细胞、巨噬细胞及中性粒细胞）表面的 Fc 受体结合，发挥调理吞噬和（或）ADCC 作用，导致溶解破坏靶细胞；③抗细胞表面受体的自身抗体与相应受体结合，可导致细胞功能紊乱，表现为受体介导的对靶细胞的刺激或抑制作用（图 5-16）。

　　临床常见疾病有同种异型抗原所致的输血反应、新生儿溶血症，自身抗原所致的自身免疫性溶血性贫血、肺 - 肾综合征（Goodpasture's syndrome），药物所致的血细胞减少症；以及属于细胞刺激型的 Graves 病等。

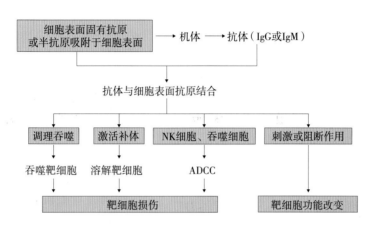

图 5-16　Ⅱ型超敏反应的发生机制

（三）Ⅲ型超敏反应

　　Ⅲ型超敏反应亦称免疫复合物病。系由可溶性免疫复合物（immune complex，IC）沉积于局部或全身多处毛细血管基底膜后，通过激活补体，并在血小板、中性粒细胞等

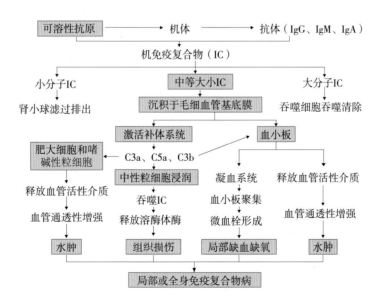

图 5-17　Ⅲ型超敏反应的发生机制

细胞参与下，引起的以充血水肿、局部坏死和中性粒细胞浸润为主要特征的免疫损伤。

沉积于血管基底膜的免疫复合物可激活补体系统，所产生的 C3a 和 C5a 与肥大细胞之相应受体结合，可使肥大细胞活化，释放组胺，并趋化中性粒细胞至免疫复合物沉积部位。中性粒细胞于吞噬免疫复合物时释放蛋白水解酶、胶原酶和弹性纤维酶等，引起血管损伤。故Ⅲ型超敏反应通常表现为血管炎（图 5-17）。

临床常见疾病有属于局部免疫复合物病的 Arthus 反应，属于循环免疫复合物病的血清病、链球菌感染后肾小球肾炎、类风湿性关节炎以及累及全身血管的系统性红斑狼疮（systemic lupus erythematosus，SLE）等。

（四）Ⅳ型超敏反应

Ⅳ型超敏反应，主要是由 T 细胞介导，以单个核细胞浸润和组织损伤为特征的炎症反应（图 5-18）。此型超敏反应发生较慢，通常在再次接触抗原 24 ～ 72 小时出现炎症反应，故又称为迟发型超敏反应（delayed type hypersensitivity，DTH）。

Ⅳ型超敏反应按 T 细胞产生效应的方式，分为 CD4+T 细胞引起的 DTH 炎症和 CD8+T 细胞造成的细胞毒型损伤两类。

临床常见疾病有以 CD4+T 细胞引起的 DTH 炎症为主要损伤的结核、麻风等感染性疾病（称为传染性迟发型超敏反应）以及多发性硬化症等自身免疫病，以 CD8+T 细胞造成的细胞毒型为主要损伤的天花、水痘等出疹性疾病以及接触性皮炎、慢性移植排斥反应等。

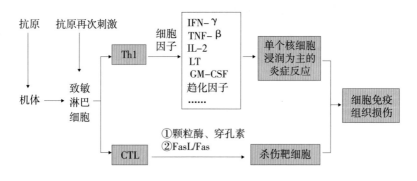

图 5-18　Ⅳ型超敏反应的发生机制

思考题

1. 试从两类免疫应答的特点与构成探讨其互补性以及形成进化的意义。

2. 试比较固有免疫细胞激活与 T、B 细胞激活间的异同。

3. T、B 细胞介导的应答过程有何区别？这种区别之意义何在？

4. 出现临床症状的免疫损伤有哪些类型？与免疫应答的效应机制有何联系？

第六章　免疫学应用

本章导学

　　免疫学自诞生之日起就是"理论指导应用，应用又完善理论"的螺旋式发展，学科特点决定了其理论大厦的每块砖瓦都有巨大的应用价值。

　　本章首先介绍人工免疫的类型与计划免疫的概念；其次说明免疫治疗的方法和可以应用的药物；最后讲解主要的免疫诊断技术及其原理方法。这些都显示了免疫学具有不可替代的实践意义。

　　免疫学随人类与疾病之斗争过程而逐渐发展，在此过程中，免疫学的理论和实践紧密结合，创造出了无数服务于临床医学实践和生命科学研究的应用性成果与技术方法。主要涵盖：①免疫预防，通过疫苗接种促进机体主动免疫的产生，以预防多种危害人类的严重传染性疾病发生。由于预防接种的普遍实施，人类取得了在地球上完全消灭天花的辉煌成就，并使许多烈性传染病的发病率大大降低。②免疫治疗，依赖抗体、细胞因子、免疫细胞等免疫效应因子针对性治疗肿瘤、超敏性疾病及自身免疫性疾病。尤其是随着基因工程制药技术的成熟，免疫分子类药物已成长为最具前景的新药资源。③免疫诊断，应用抗原与抗体特异识别及 T 细胞受体特异结合原理建立的血清学诊断技术，经结合多种标记放大技术后，得到长足发展。各类免疫标记方法已成为临床实验诊断的核心。

第一节　免疫预防

　　以往，免疫预防（immunoprophylaxis）是根据适应性免疫应答原理，采用人工方法将免疫抗原或免疫效应物质制成各种制剂，接种于人体，使其获得相应的免疫能力，达到预防某些疾病的目的。其方法包括人工主动免疫（artifical active immunity）和人工被动免疫（artifical passive immunity）。目前两者已均可用于预防和治疗。

一、人工免疫的类型

　　1. 人工主动免疫　人工主动免疫是利用含抗原的生物制品接种机体，使之产生适应性免疫反应，从而预防感染的措施。用于人工主动免疫的生物制品，包括细菌性制剂、病毒性制剂及类毒素等统称为疫苗（vaccine）。现代疫苗的应用也不仅限于传染病领域，已扩展到许多非传染病领域。疫苗不仅用于预防，也可作为治疗。

2. 人工被动免疫　人工被动免疫是给人体注射含有适应性免疫反应所得到的免疫效应物质，如抗体和效应淋巴细胞，利用这些免疫效应物质达到紧急预防感染以及治疗相关疾病的目的。

表 6-1　人工主动免疫与人工被动免疫的特点

	人工主动免疫	人工被动免疫
输入物质	抗原（疫苗、类毒素）	抗体、细胞因子
免疫力出现时间	1～4 周后出现	注入后立即生效
免疫力维持时间	数月～数年	2～3 周
应用	多用于预防，也可用于治疗	多用于治疗或紧急预防

二、常用的生物制品

用于人工免疫的制剂统称为生物制品。

（一）人工主动免疫常用的生物制品

1. 灭活疫苗（inactivated vaccine）　用物理或化学方法将病原微生物杀死而制成的制剂，称灭活疫苗。死疫苗在机体内不能生长繁殖，对人体免疫作用弱，为获得强而持久的免疫力，必须多次（2～3 次）注射，用量较大，接种后反应亦大。但死疫苗稳定，易保存，无毒力回复突变危险。如百日咳、霍乱、乙型脑炎、伤寒、狂犬疫苗等。

2. 减毒活疫苗（live-attenuated vaccine）　用人工变异或直接从自然界筛选出来的毒力高度减弱，或由基本无毒的活病原微生物制成，称减毒活疫苗。活疫苗在机体可生长繁殖，如同轻型感染，故只需接种一次，用量较小，接种后不良反应亦小。另外，某些活疫苗经自然途径接种后，除了产生循环抗体外，还可产生 sIgA，发挥黏膜免疫保护作用。活疫苗的缺点是稳定性较差，不易保存，有毒力回复突变可能，故制备和鉴定必须严格。如卡介苗、麻疹活疫苗、脊髓灰质炎活疫苗等。

3. 类毒素（toxoid）　用 0.3%～0.4% 甲醛处理外毒素，使其失去毒性，保留抗原性，即成类毒素。如白喉类毒素、破伤风类毒素等。若在类毒素中加入适量氢氧化铝或明矾等吸附剂，则制成精制吸附类毒素。该制剂在体内吸收较慢，能增强免疫效果。类毒素常与死疫苗混合使用，如可制成白喉类毒素、破伤风类毒素及百日咳杆菌的联合疫苗。

4. 亚单位疫苗（subunit vaccine）　去除病原体中与激发保护性免疫反应无关甚至有害的成分，保留有效抗原成分制成的制剂，称亚单位疫苗。为提高亚单位疫苗的免疫原性，常加入适当佐剂。如口服幽门螺杆菌亚单位疫苗，就是用该菌表面蛋白脲酶与黏膜佐剂混合口服，诱导黏膜免疫应答。亚单位疫苗减少了无效抗原成分，所致不良反应及毒性显著低于全菌疫苗。亚单位疫苗不含核酸，排除了病毒核酸致癌的可能性。我国目前使用的乙型肝炎血源性疫苗，就是分离纯化乙型肝炎病毒小球型颗粒 HBsAg 制成的亚单位疫苗，接种后人群免疫保护力超过 80%。

（二）人工被动免疫常用的生物制品

1. 抗毒素（antitoxin）　抗毒素是将类毒素免疫马等动物，取其血清分离纯化而成，主要用于治疗和紧急预防外毒素所致疾病。如白喉、破伤风、气性坏疽，以及肉毒杆菌引起的食物中毒等。

2. 正常人丙种球蛋白和胎盘丙种球蛋白　正常人丙种球蛋白（plama gammagloulin）是正常人血浆提取物，含IgG和IgM；而胎盘丙种球蛋白（placental gammaglobulin）则是健康孕妇胎盘血液中的提取物，主要含IgG。由于多数成人已隐性或显性感染过麻疹、脊髓灰质炎和甲型肝炎等传染病，血清中含有相应抗体。因此，这两种丙种球蛋白可用于上述疾病潜伏期治疗或紧急预防，以达到防止发病、减轻症状或缩短病程的目的。

3. 人特异性免疫球蛋白　来源于恢复期病人及含高效价特异性抗体供血者的血浆，以及接受类毒素和疫苗免疫者的血浆。与丙种球蛋白相比，人特异性免疫球蛋白含高效价特异性抗体；与动物免疫血清比较，人特异性免疫球蛋白在体内持留时间长，超敏反应发生率低。

（三）新型疫苗

1. 合成肽疫苗（synthetic peptide vaccine）　将具有免疫保护作用的人工合成抗原肽结合到载体上，再加入佐剂制成的制剂，称为合成疫苗。研制合成疫苗，首先需要获得病原生物中具有免疫保护作用有效成分的氨基酸序列，然后以此序列进行人工合成多肽成分。如乙型肝炎病毒多肽疫苗。合成疫苗的优点是：①可以大量生产，解决某些病原生物因难以培养而造成原料缺乏的困境。②既无病毒核酸疫苗传播感染的危险性，亦无减毒活疫苗返祖的危险性。③可制备多价合成疫苗，如在同一载体上连接多种人工合成免疫保护有效成分的氨基酸序列，即具有多价疫苗的作用。

2. 重组疫苗（recombinant vaccine）　将编码病原生物有效抗原成分的DNA片段（目的基因）插入载体，形成重组DNA，再导入宿主细胞（如酵母菌），目的基因随重组DNA的复制而复制，随宿主细胞的分裂而扩增，使目的基因表达大量有效抗原成分，由此制备的制剂，称为重组疫苗。现已成功地将编码多种病原生物特定抗原成分DNA片段（如HBsAg的DNA、HBcAg的DNA、HBeAg的DNA、流感病毒血凝素的DNA、单纯疱疹病毒的DNA）导入牛痘病毒或酵母菌中，制备了多种高纯度的基因工程疫苗。其中，接种HBsAg基因工程疫苗后，使95%以上婴儿体内抗HBs滴度达到保护水平，成人接种后有效率达85%～95%。

3. 核酸疫苗（nucleic acid vaccine）　将编码病原生物有效的蛋白抗原基因插入到质粒DNA中，建成基因重组质粒，再将其导入机体组织细胞，达到免疫接种效果。将这种既是载体，又是有效蛋白抗原来源的重组质粒，称为核酸疫苗。核酸疫苗包括DNA疫苗和RNA疫苗，目前研究最多的是DNA疫苗。核酸疫苗避免了蛋白抗原繁琐的纯化过程，注入机体后可直接表达有效蛋白抗原，引起类似病原体轻度自然感染，诱发体液免疫和细胞免疫应答。该疫苗只需接种一次，即可获得持久有效的免疫保护，亦没有减毒活疫苗回复突变的潜在危险性。未来的核酸疫苗，可望将多个编码病原生物有效蛋白抗原基因插入质粒，制备多价核酸疫苗，发挥广谱的抗感染免疫效应。

4. 转基因植物口服疫苗（oral vaccine in transgenic plants） 将编码病原生物有效蛋白抗原基因和高表达力的质粒一同植入植物（如番茄、黄瓜、马铃薯、烟草、香蕉等）的基因组中，由此产生一种经过基因改造的转基因植物。该植物根、茎、叶和果实出现大量特异性免疫原，经食用即完成一次预防接种。这种供人食用的转基因植物，称为转基因植物口服疫苗。由于转基因植物能保留天然免疫原形式，模拟自然感染方式接种，故能有效地激发体液和黏膜免疫应答。在 Norwalk 病毒、大肠杆菌不耐热 B 亚单位（LT-B）、变异链球菌表面蛋白（SPQA）和 HBsAg 转基因植物的研究中，均取得突破性进展。另外，转基因植物替代昂贵的重组细胞培养，避开了复杂的纯化蛋白抗原过程，可低成本生产；此外疫苗方便的口服接种法易被儿童接受。

三、计划免疫

计划免疫（planned immunization）是指根据某些特定传染病的疫情监测和人群免疫水平的分析，按照规定的免疫程序有计划地利用相应的免疫制剂进行人群预防接种，以提高人群免疫水平，达到控制以至最终消灭相应传染病的目的。计划免疫不仅包含了预防接种疫苗，而且还包括制定疫苗规划和免疫策略以提高免疫接种率。计划免疫是相对独立的系统，是防疫工作的重要组成部分。通过计划免疫，我国有效地控制了多种严重危害人民健康的传染病，如乙型肝炎、结核病、百日咳、破伤风、麻疹等。全国已实现以县为单位的儿童接种率达到 85% 的目标，传染病的发病率大幅度下降（表 6-2）。

表 6-2 我国儿童计划免疫程序表

	年龄	疫苗种类
基础免疫	出生	卡介苗、乙型肝炎疫苗
	1 个月	乙型肝炎疫苗第 2 针
	2 个月	脊髓灰质炎疫苗初服
	3 个月	脊髓灰质炎疫苗复服、百白破第 1 针
	4 个月	脊髓灰质炎疫苗复服、百白破第 2 针
	5 个月	百白破第 3 针
	6 个月	乙肝疫苗第 3 针
	8 个月	麻疹疫苗初种
加强免疫	1.5～2 岁	百白破加强 1 针
	4 岁	小儿麻痹疫苗加强 1 次、麻疹疫苗复种
	7 岁	百白破加强 1 针、麻疹疫苗复种、卡介苗复种

第二节 免疫治疗

免疫治疗（immunotherapy）是针对疾病发生机制，根据免疫学原理应用某些生物制剂或药物人为地调整机体免疫功能，以达到治疗目的。传统的分类法将免疫治疗分为主动免疫治疗或被动免疫治疗、免疫激活疗法或免疫抑制疗法、特异性免疫治疗或非特异性免疫治疗，各类之间多有交叉。

一、主动免疫治疗与被动免疫治疗

主动免疫治疗（active immunotherapy）是指给机体输入抗原（疫苗或免疫佐剂）来激活或增强机体免疫应答，使机体自身产生抵抗疾病的能力。被动免疫治疗（passive immunotherapy）也称过继免疫治疗（adoptive immunotherapy），指给患者输入合适的免疫效应细胞或免疫效应分子，以弥补免疫功能的损伤或缺陷。

（一）主动免疫治疗

主动免疫治疗包括特异性免疫治疗和非特异性免疫治疗两种。前者如对早期狂犬病毒感染者接种狂犬病疫苗；后者如给肿瘤患者使用卡介苗、短小棒状杆菌等微生物制剂。主动免疫治疗适用于免疫系统受到暂时抑制但尚未完全遭受破坏的对象。

主动免疫治疗以往以免疫调节剂作为主要治疗手段（见下节），自 1998 年建立治疗性疫苗（therapeutic vaccine）概念始，已经研制并应用了一批治疗性疫苗。这些疫苗按其类型分为：①分子疫苗，如治疗乙型肝炎的合成肽疫苗、重组载体疫苗和 DNA 疫苗等；②细胞疫苗，如治疗乙型肝炎和肿瘤的树突状细胞疫苗等。

（二）被动免疫治疗

被动免疫治疗适用于严重感染、免疫调节功能障碍或免疫缺陷病等患者。常用制剂包括抗体、细胞因子和过继免疫细胞等。

1. 抗体　是被动免疫制剂的最经典形式，对感染性疾病、免疫缺陷病及组织器官移植后的排斥反应都有理想的临床治疗效果。近年来比较常用的有免疫血清、免疫毒素、单克隆抗体等。抗毒素血清用于紧急预防和治疗细菌外毒素所致疾病及相应病毒感染性疾病。抗淋巴细胞丙种球蛋白注入机体，在补体参与下溶解淋巴细胞。单克隆抗体（McAb）具有良好的靶向特异性，已获得临床应用，且前景广阔。抗 CD3 单抗特异性地破坏 T 细胞，阻止器官移植排斥反应。在 1997 年上市的抗人 CD20 单抗（商品名 rituximab）可用于治疗恶性 B 细胞淋巴瘤。抗细胞因子抗体可以中和细胞因子，减轻炎症反应，如抗 TNF-α 单抗用于类风湿关节炎和炎症性肠病的治疗。将特异性单抗和抗癌药、放射性毒素连接，可以进行特异性靶向治疗。

2. 细胞因子　重组细胞因子已用于肿瘤、感染、造血障碍等疾病的治疗，如 IFN-α 对多毛细胞白血病的治疗效果显著，对病毒性肝炎、带状疱疹病毒等病毒感染性疾病有一定疗效；IFN-β 可延缓多发性硬化症的病情发展。

3. 过继免疫细胞　是将自体或异体的造血细胞、免疫细胞或肿瘤细胞经体外培养、诱导扩增后回输给患者，以激活或增强免疫应答。例如同种异体骨髓移植、同种异体淋巴细胞因子激活的杀伤细胞（lympholine activate killer cell，LAK）、细胞因子诱导的杀伤细胞（cytokine induced killer cell，CIK）和自身肿瘤浸润性淋巴细胞（tumor infiltrating lymphocyte，TIL）细胞过继等。这种生物治疗的优点是体外诱导效应细胞避开了宿主细胞的免疫抑制，易活化和扩增。树突状细胞能直接摄取、加工和提呈抗原并刺激体内初始 T 细胞活化，因而也是具有广阔前景的免疫治疗手段。例如，DC 在体外扩增后用肿瘤抗原多肽多次冲击后回输患者体内，可诱导机体产生大量具有特异性细胞毒功能的 T 细胞，临床已用于黑色素瘤、前列腺癌及结肠癌等治疗。

二、免疫调节剂

免疫调节剂是指可以非特异性激活或抑制免疫功能，临床上广泛用于肿瘤、感染、免疫缺陷和自身免疫病治疗的制剂。包括免疫激活剂与免疫抑制剂。

（一）免疫激活剂

免疫激活剂通常对免疫功能正常者无影响，但对免疫功能低下者有促进作用。主要包括某些微生物制剂、化学合成药物、中药制剂等。

1. 微生物制剂　较多应用者有：①卡介苗，为结核杆菌的减毒活疫苗，具有很强的非特异性免疫刺激作用。其可活化巨噬细胞，促进 IL-1、IL-2、IL-4、TNF 等多种细胞因子的产生，增强 NK 细胞和 T 细胞的活性。②短小棒杆菌，可以非特异性增强机体免疫功能，其作用方式主要为活化巨噬细胞，促进 IL-1、IL-12 等细胞因子的产生。

2. 化学合成药物　较多应用者有：①左旋咪唑，能激活吞噬细胞功能、促进 T 细胞产生 IL-2 等细胞因子、增强 NK 细胞的活性等。对免疫功能低下的机体具有较好的免疫增强的作用，对正常的机体作用不明显。②异丙肌苷，能促进 T 细胞增殖、巨噬细胞活化，抑制多种 DNA 病毒和 RNA 病毒的复制，主要用于抗病毒治疗。

3. 中药制剂　如多种植物多糖（如灵芝多糖、香菇多糖等）可促进淋巴细胞增殖并产生细胞因子，可用于抗肿瘤和感染的辅助治疗。

（二）免疫抑制剂

免疫抑制剂指在可接受剂量范围内对免疫应答产生显著抑制作用的制剂。包括化学合成药物、真菌代谢产物和中药（如雷公藤总甙）等。这些药物虽然作用机制与作用方式各异，但在临床上都有明显的抑制免疫应答的效果。通常用于自身免疫病和超敏反应性疾病的治疗。其中真菌代谢产物类制剂是目前最有效的抗移植排斥反应药物。

1. 化学合成药物　较多应用者有：①硫唑嘌呤、环磷酰胺、甲氨蝶呤等抗肿瘤药物均为有效的免疫抑制剂，可用于治疗或预防移植排斥反应及某些自身免疫病。②肾上腺糖皮质激素是临床上应用最早、最广泛的抗炎药物，也是经典的免疫抑制药。其作用机制为：有效减少外周血 T、B 细胞数量；明显降低抗体水平，尤其是初次抗体应答；抑制巨噬细胞活性，从而抑制迟发型超敏反应。该类药物是治疗严重Ⅱ、Ⅲ、Ⅳ型超敏反应和自身免疫病的首选药物，也可应用于防止移植排斥反应。

2. 真菌代谢产物 如环孢素 A 和 FK-506，是从真菌代谢产物中提取的药物。环孢素 A 可选择性抑制 Th 细胞，用于防治急性移植排斥有显著疗效，是目前临床首选药物，也可用于治疗自身免疫病。FK-506 也可抑制 T 细胞，其活性较环孢素 A 强数十倍至百倍，现主要用于抗移植排斥反应。

3. 传统中药 有雷公藤、汉防己、川芎等，均具免疫抑制作用，其中尤以雷公藤及其成分的效应最为确切。雷公藤的作用特点是既可抑制细胞免疫也可抑制体液免疫，可用于治疗器官移植排斥反应（包括移植物抗宿主反应）、多种自身免疫病（如类风湿关节炎、系统性红斑狼疮等）。

三、中药的免疫治疗作用

除了单味中药及其提取物有免疫治疗作用外，基于临床辨证施治的中医理论及其临床处方常常也具有一定之免疫治疗效果。

（一）免疫与中医理论

1. "阴阳学说" 免疫系统的稳定与调节主要建立在平衡作用和反馈机制之上，而中医之"阴阳五行"恰恰也是一种广义的平衡反馈理论，故相互比附，往往能够对调节机体的免疫机能产生有益的影响，但尚不能在严谨的科学观察基础上得以印证。

2. "邪正学说" 现代免疫学以免疫防御、免疫自稳和免疫监视为免疫系统之主要功能。其中免疫防御指抵抗病原生物的侵袭，这与中医理论之"邪正学说"有所吻合，中医学也将抗御外邪入侵的正气称为"卫气"，可以视作是中国古代医学观察对免疫现象的一种肤浅认识，临床应用中医之扶正固本治则，亦可收取调节免疫之功效。但尚不能与现代免疫学理论建立对应关系。

（二）中药应用

近年来研究发现，中医扶正固本治则所用之补气药黄芪、党参、人参、灵芝、刺五加等，补血药当归、白芍、阿胶等，补阴药地黄、枸杞、女贞子等，补阳药鹿茸、冬虫夏草、淫羊藿等均有一定免疫调节作用，唯其现代药理研究尚待深入。

而清热解毒、活血化瘀、祛风除湿等治则所用之药物，如清热解毒药黄连、黄柏、黄芩，活血化瘀药丹参、莪术、三七，祛风药桂枝、防风、雷公藤等亦可显现调节炎症、调控固有免疫应答以及抑制免疫之作用。

四君子汤、补中益气汤、六味地黄丸等补益方剂可调节免疫细胞活性，桂枝汤、龙胆泻肝汤等方剂则显示多种免疫抑制作用。

第三节　免疫诊断

免疫诊断是基于免疫学原理，又与细胞生物学、分子生物学、基因工程学、医学检验学和计算机科学等多学科相互渗透、相互融合发展起来的一类诊断技术，目前已广泛应用于医学和生物学领域。免疫检测技术具有较高特异性，可为疾病的诊断、疗效评价、预后判断和防治提供可靠依据。

一、抗原/抗体检测

抗原/抗体检测的原理主要依据二者结合具有高度特异性，即一种抗原（表位）只能与由它刺激所产生的抗体结合。故具有免疫活性的物质均可应用这一检测方法而作出诊断。抗原抗体反应为分子表面的非共价结合，结合稳定但可逆。抗原抗体的结合受电解质、pH 值及温度等多种因素的影响。抗原/抗体检测的主要方法有凝集反应、沉淀反应、免疫标记技术等。其中尤以免疫标记技术为当前临床实验诊断之核心。

（一）凝集反应

凝集反应（agglutination）是指颗粒性抗原（如细菌、红细胞或表面带有抗原的颗粒性载体）与相应抗体结合，在一定条件下可形成肉眼可见的凝块的现象。根据参与反应的颗粒不同，凝集反应分为直接凝集、间接凝集两大类。凝集反应是定性或半定量的检测方法。在临床可用于鉴定 ABO 血型和细菌的快速血清学诊断。

（二）沉淀反应

沉淀反应（precipitation）是指可溶性抗原（细胞培养滤液、细胞或组织浸出液、血清蛋白等）与相应抗体特异结合后，在电解质参与下，经过一定时间形成的沉淀现象。沉淀反应一般用半固体凝胶作为介质，抗原抗体在凝胶中扩散，在比例合适处形成白色沉淀。沉淀反应主要包括：单向免疫扩散（single immunodiffusion）、双向免疫扩散（double immunodiffusion）、免疫电泳（immunoelectrophoresis）、免疫比浊（immunonephelometry）等。目前在药物成分检测和纯度鉴定中使用。

（三）免疫标记技术

免疫标记技术（immunolabelling technique）系用荧光素、酶、放射性核素或化学发光物质等标记抗体或抗原，进行抗原抗体反应的检测，是目前应用最为广泛的免疫学检测技术。标记物与抗体或抗原连接后并不改变抗原抗体的免疫特性，具有灵敏度高、快速，可定性、定量、定位等优点。

1. **免疫荧光法（immunofluorescence，IF）**　是用荧光素与抗体连接成荧光抗体，再与待检标本中抗原反应，置荧光显微镜下观察，抗原抗体复合物散发荧光，借此对抗原进行定性或定位。有直接荧光法和间接荧光法之分，可用于检测多种病原体的抗原、抗体，或鉴定免疫细胞膜抗原。

2. 酶免疫测定（enzyme immunoassay，EIA）　将抗原抗体反应的特异性与酶催化作用的高效性相结合的一种微量分析技术。酶标记抗原或抗体后形成酶标记物，既保留抗原或抗体的免疫活性，又保留酶的催化活性，借助酶作用于底物的显色反应判定结果。应用酶标仪测定光密度（OD）值可反映抗原含量，灵敏度达 ng/ml 甚至 pg/ml 水平。

常用的方法为酶联免疫吸附试验（enzyme linked immunosorbent assay，ELISA），ELISA 又分为：① 双抗体夹心法，用于检测特异性抗原。将已知抗体包被固相载体，加入的待检标本若含有相应抗原，即与固相表面的抗体结合，洗涤去除未结合成分，加入该抗原特异的酶标记抗体，洗去未结合的酶标记抗体，加底物后显色。若标本中无相应抗原，固相表面无抗原结合，加入的酶标记抗体不能结合于固相并可被洗涤去除，加入底物则无显色反应。该试验所用的包被抗体与酶标抗体应分别针对不同抗原表位，或其中之一用多克隆抗体，且相互间应无交叉反应。② 间接法，用于检测特异性抗体。用已知抗原包被固相，加入待检血清标本，再加酶标记的二抗，加底物观察显色反应。③ 抗原竞争法，用于检测小分子抗原。包被已知抗体，将酶已知标记抗原和待测抗原按比例混合加入，洗涤后加底物显色（图 6-1）。④ 酶联免疫斑点试验（ELISPOT），是将抗细胞因子抗体包被固相载体，加入不同来源的细胞，细胞分泌的细胞因子与包被抗体结合，在细胞周围形成抗原抗体复合物；然后加入相应酶标记的抗细胞因子抗体，通过底物显色反应测定结合在固相载体上的细胞因子量，并可在光镜下观察分泌细胞因子的细胞。可用于检测效应细胞所分泌的单一细胞因子，从而避免生物活性测定法中多种具有相同生物学活性的细胞因子的干扰（图 6-2）。⑤ BAS-ELISA，生物素（biotin）是广泛分布于动、植物体内的一种生长因子，又称辅酶 R 或维生素 H。亲和素（avidin）是卵清或某些微生物中的一种蛋白质，由 4 个亚单位组成。生物素与亲和素间具有高度亲和力，且均能偶联抗体、抗原和辣根过氧化物酶而不影响其生物学活性。在生物素 – 亲和素系统（biotin avidin system，BAS）中，借助所形成的亲和素 – 生物素 – 酶复合物，追踪生物素标记的抗原或抗体，通过酶催化底物显色，可检出相应抗体或抗原。由于抗原或抗体分子可偶联多个生物素，且 1 个亲和素分子可结合 4 个生物素分子，从而具有放大效应，有助于提高检测灵敏度。生物素也可结合核苷酸，故还可用于检测 DNA 和 RNA。

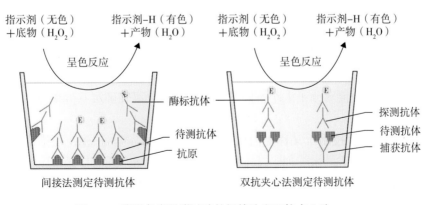

图 6-1　酶联免疫吸附试验的间接法和双抗夹心法

ELISA 技术的优点是灵敏度高、操作简便、稳定性强，可自动化检测，从而被广泛用于检测多种病原体抗原或抗体，血液及其他体液中微量蛋白成分、细胞因子等。

3. **放射免疫测定法（radioimmunoassay，RIA）** 用放射性核素标记抗原或抗体进行免疫学检测。该法兼有放射性核素的高灵敏度和抗原抗体反应的特异性，检测灵敏度达 pg 水平。常用 ^{125}I 和 ^{131}I 进行标记，分为液相和固相两种方法。该法常用于测定微量物质，如胰岛素、生长激素、甲状腺素、孕酮等激素，以及吗啡、地高辛、IgE 等。

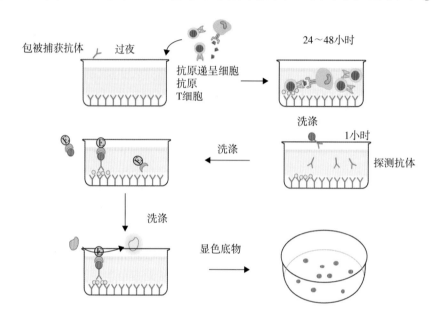

图 6-2 酶联免疫斑点试验测定细胞分泌细胞因子

4. **化学发光免疫分析（chemiluminescence immunoassay，CLIA）** 用发光物质（如吖啶酯、鲁米诺等）标记抗原或抗体，发光物质在反应剂（如过氧化阴离子）激发下生成激发态中间体，当回复至稳定的基态时发射光子，通过自动发光分析仪测定光子产量，可反映待检样品中抗体或抗原含量。该法灵敏度高，常用于检测血清超微量活性物质（甲状腺素等）。

（四）其他检测技术

1. **免疫印迹法（immunoblotting）** 又称 Western 印迹法，是结合凝胶电泳与固相免疫技术，将借助电泳所区分的蛋白质转移至固相载体，再应用酶免疫、放射免疫等技术进行检测。该法能对分子大小不同的蛋白质进行分离并确定其分子量，常用于检测多种病毒抗体或抗原。

2. **蛋白质芯片技术** 又称蛋白质微阵列（protion microarry），是指固定在支持介质上的大量蛋白质构成的微阵列。基本原理是：将各种蛋白质有序地固定于介质载体上成为检测的芯片，再用标记特定荧光物质的抗体与芯片作用，与芯片上的蛋白质相匹配的抗体将与其对应的蛋白质结合，再将未与芯片上的蛋白结合的抗体洗去，利用荧光扫描仪或者激光共聚焦扫描技术，测定芯片上各点的荧光强度。抗体上的荧光表示对应的蛋白质及其相互结合的程度。根据蛋白质分子间特异性结合的原理，可以进行快速、准确、高通量的检测。因此，抗原、抗体芯片在微生物感染检测中具有广泛的应用前景。

二、免疫细胞检测

免疫细胞检测主要包括免疫细胞计数和功能测定。采集的标本，病人多为外周血，实验动物还可取胸腺、脾和淋巴结等。

（一）免疫细胞的分离

1. 外周血单个核细胞的分离　从外周血分离单个核细胞常用葡聚糖－泛影葡胺密度梯度离心法。

2. 淋巴细胞亚群的分离　淋巴细胞为不均一的细胞群体，将淋巴细胞不同亚群分离并鉴定的方法有：①尼龙毛柱分离法；②免疫荧光法；③流式细胞术；④免疫磁珠法等。

（二）淋巴细胞增殖试验

该试验是检测细胞免疫功能的常用技术。常以非特异性刺激物（如各种丝裂原，抗 CD2、CD3 等细胞表面标志的抗体以及某些细胞因子等）和特异性刺激物（抗原）刺激不同淋巴细胞分化增殖，以观察淋巴细胞亚群的功能状态。

1. ^{3}H–TdR 掺入法　在 T 细胞增殖过程中，胞内 DNA、RNA 合成增加，应用氚标记的胸腺嘧啶核苷（^{3}H–TdR）可掺入细胞新合成的 DNA 中，所掺入放射性核素的量与细胞增殖水平呈正比。借助液体闪烁仪测定样品的放射活性，可反映细胞的增殖状况。该法灵敏可靠，应用广泛，但需特殊仪器，易发生放射性污染。

2. MTT 法　MTT 是一种噻唑盐，化学名 3-（4,5- 二甲基 -2- 噻唑）-2,5- 二苯基溴化四唑，其掺入细胞后可作为胞内线粒体琥珀酸脱氢酶的底物，形成蓝紫色甲臜颗粒并沉积于胞内或细胞周围，甲臜生成量与细胞增殖水平呈正相关。甲臜可被盐酸异丙醇或二甲基亚砜完全溶解，借助酶标测定仪检测细胞培养物 OD 值，可反映细胞增殖水平。该法灵敏度不及 ^{3}H–TdR 掺入法，但操作简便，且无放射性污染。

（三）细胞毒试验

Tc、NK 细胞可直接杀伤不同靶细胞（如肿瘤细胞、移植供体细胞等）。通过检测杀伤活性可用于肿瘤免疫、移植排斥反应、病毒感染等方面研究。常用的有 ^{51}Cr 释放法、乳酸脱氢酶（LDH）酶释放法和细胞凋亡检查法等。

（四）免疫细胞分泌功能测定

B 细胞分泌抗体的功能可用溶血空斑试验（plaque forming cell assay，PFC）或反向溶血空斑试验检测；细胞因子分泌细胞的测定可采用酶联免疫斑点试验（ELISPOT）。

溶血空斑试验是将绵羊红细胞（SRBC）免疫动物后，取免疫动物的淋巴结或脾脏制备淋巴细胞悬液，与高浓度的 SRBC 混合后加入琼脂凝胶中，其中每个释放抗绵羊红细胞抗体的细胞可致敏其周围的 SRBC，在补体的参与下，抗体形成细胞周围的 SRBC 溶解，在其周围形成一个肉眼可见的空斑。一个空斑代表一个抗体形成细胞。反向溶血空斑试验的原理是首先将抗 Ig 的抗体偶联到 SRBC 上，偶联了抗 Ig 抗体的 SRBC 与琼脂混合制备凝胶，再加入抗体形成细胞孵育，其分泌的抗体被 SRBC 上的抗 Ig 抗体捕获，在补体的作用下，抗体形成细胞周围的 SRBC 溶解形成空斑。反向溶血空斑试验也可检测分泌细胞因子的细胞（图 6-3）。

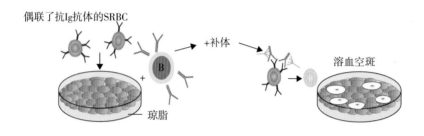

图 6-3　反向溶血空斑试验

三、免疫分子检测

免疫分子检测包括免疫球蛋白、补体系统各成分和细胞因子等的检测。

（一）免疫球蛋白的测定

用已知抗体对各类免疫球蛋白作定性、定量测定。检测血清含量高的 IgG、IgA、IgM 时，可用免疫比浊法；检测 IgD、IgE 选用 ELISA、RIA 等灵敏度高的方法。诊断免疫球蛋白异常性疾病（如骨髓瘤、性联无丙种球蛋白血症等），可用免疫电泳等方法。

（二）补体测定

测定血清补体含量与活性有助于了解体内补体激活状况，辅助有关疾病的诊断。对血清含量高的 C3、C4、B 因子等，可用免疫比浊法；其他含量低的成分则借助 ELISA、RIA 等方法。血清总补体活性测定常采用 50% 补体溶血法（CH_{50}）。

（三）细胞因子检测

1. **免疫学测定法**　以细胞因子作为抗原，用相应抗体进行定量或半定量检测。主要用于分泌性细胞因子和胞内细胞因子的检测。

2. **生物活性测定法**　是根据细胞因子特定的生物学活性，借助相应指示系统，如选用各种依赖性细胞株或靶细胞，同时与标准品对照测定，从而得知样品中细胞因子活性水平，一般以活性单位（U/ml）表示。常用的方法有：促进细胞增殖和增殖抑制法、抗病毒活性测定法、直接杀伤法和趋化活性测定法。

3. 分子生物学测定法　主要有聚合酶链反应（PCR），实时定量 PCR、RNA 印迹法，核酸酶保护分析法和原位杂交法等。

（四）免疫细胞膜分子的检测

检测细胞表面 CD 分子、表面受体和黏附分子可用于鉴别免疫细胞及其亚类，并了解其分化、活化状况。用已知的抗 CD 分子、表面受体或黏附分子抗体可鉴定细胞表面相应膜分子，常用的方法有间接免疫荧光法、流式细胞术等。

思考题

1. 是否所有的细菌和病毒都能制备减毒疫苗用于免疫预防？

2. 肿瘤的免疫治疗是继手术、放疗、化疗之后的第四种治疗手段，试列举几种肿瘤免疫治疗的方法并论述其原理。

3. 当我们从某种病毒中分离出一种蛋白并用其免疫动物，要确定这种蛋白能否形成免疫保护，须采用哪些免疫学检测指标及方法？

下篇　病原生物学

第七章　病原生物学概述

在显微镜下，有着一个另类的生物世界，这个世界于我们似乎十分之陌生，以至许多科学家投入毕生精力，也只能揭示其冰山一角；这个世界于我们，又是关系如此之密切，以至于人类终其一生都离不开病原生物的羁绊。

作为概述，本章将首先定义"病原生物"；其次讨论人类与病原生物间之共生方式，弄清病原生物可能给人类造成哪些后果；然后总结人类迄今与病原生物之斗争经验；最后论述在面对病原生物时应当具有的安全意识与安全常识。

病原生物（pathogen）泛指能引起其他生物感染的生物体，以微生物与寄生虫为主要构成，是生物性病因的重要组成部分。在人类的疾病史中，病原生物所造成的严重后果，曾经给人类留下许多痛苦与沉重的记忆。至今，人类的健康与生命依然受到许多已知与未知病原生物之威胁。

第一节　病原生物学的研究范畴与历程

人类对自身以及其他动植物感染性疾病的探究所积累的认识与结论构成了病原生物学。病原生物学以了解病原生物之生物学特性、致病性，以及建立相应之检测、防治手段为其研究目的。其中以引起人类感染的病原生物（医学病原生物）为主要研究目标的科学称为医学病原生物学。

一、病原生物学的研究范畴

在自然界种类繁多的生物中，引起其他生物感染的生物体主要局限于营寄生生活为主的微生物和部分低等无脊椎动物。对于这一部分生物群体的生物学行为以及致病机制的研究形成了病原生物学的研究范畴。而对人类健康构成威胁的医学病原生物（包括病毒、细菌、真菌、原虫、蠕虫、节肢动物等）则是医学病原生物学的主要研究目标。其研究内容包括医学病原生物的生物学特性、与人类宿主的关系、致病机制及相应之检测、防治方法。

二、病原生物学的研究历程

人类研究病原生物的历程可追溯至公元前。由于病原生物多数体积小，不易观察，因此古代人类未能具体观察记录其形态，但在生产实践中已经对病原生物的传播、预防和治疗做了相关记载。这一阶段由于技术所限，属于病原生物学研究的经验时期，是现代病原生物学研究的萌芽阶段。

真正意义上的近代病原生物学研究是从显微镜的发明开始的。1675 年 Leeuwenhoek 发明了可以观察到细菌的显微镜，并记录下了细菌的形态。由此，显微镜的普及使用使微生物从不为人知的陌生概念逐渐演变为一个为人熟悉的生物种群，这为病原生物学的研究提供了重要的工具和良好的认识基础。

19 世纪中叶，Pasteur 在欧洲有关"自然发生论"的科学大论战中，采用的系列科学实验方法以及所得出的结论使人们对发酵、腐败、疾病等现象成因的认识发生了根本性的改变，并因"细菌致病学说"的兴起，奠定了医学病原生物学诞生的基础。借助显微镜、细菌染色方法、细菌培养方法，大量病原生物及其感染机制被发现（这成为 20 世纪初主要的诺贝尔奖获奖项目）。如 Pasteur 对葡萄球菌的发现，Koch 对炭疽杆菌、结核杆菌、霍乱弧菌的发现，1851 年 Bilharz 对埃及血吸虫的发现，1880 年 Laveran 对疟原虫的发现，1897 年 Ross 对疟疾传播过程的发现等。这些工作不仅发现了各种感染性疾病的病原体和传播过程，更为重要的是，经过这一系列的研究工作，第一代病原生物学家建立起了现代病原生物学研究的基本理论、基本方法与基本范式，从而开创了以病原生物学研究为先导的生命科学研究的新纪元。其中医学病原生物学研究所取得的成就，将人类的平均预期寿命延长了整整 40 年。

值得一提的是，Koch 在完成大量病原生物分离鉴定工作的基础上，提出了确定病原体的著名法则——Koch 公设（Koch's postulates），即：①同一种疾病中应能查见相同的病原菌；②在宿主体内可分离、培养得到纯的病原菌；③以分离、培养所得的病原菌接种易感动物，可引起相同的疾病；④从人工感染动物体内可重新分离、培养获得纯的病原菌。该法则为多种传染病病原生物的发现提供了理论指导。然而，在运用该法则的同时也应注意一些特殊现象，如带菌者并未表现出明显的临床症状；有些病原生物无法用人工方法培养，如麻风杆菌；也有的病原生物尚未发现有易感动物等。因此，传统意义上的 Koch 法则虽依然是人们认识新现病原体的指导，但仍需适当补充完善以适应病原生物学的发展。

有鉴于此，Fredricks 于 1996 年提出了包含核苷酸序列检测的 Koch 公设修正案。其内容为：①病原体的序列应存在于患某种疾病的大多数人群体内；②病原体的序列应存在于患病器官内；③无病者或无病器官应没有或很少有病原体序列的存在；④用原位杂交或电镜可在疾病器官的病变部位中发现病原体的序列；⑤病原体的序列可在首次发现此序列的实验室及其他实验室内被重复检出；⑥病原体引起的疾病被治愈后，患者体内该病原体的序列数量减少或消失；⑦患者发病前应能够检出致病病原体的序列，且该病原体序列的拷贝数与疾病的严重性平行。

进入 20 世纪，生物化学、遗传学、免疫学、分子生物学技术的发展和应用，推动了病原生物学的迅猛发展。新现病原生物（emerging pathogen）不断被发现并得到深入研究。例如：引起获得性免疫缺陷综合征的人类免疫缺陷病毒，引起高致死性出血热的埃博拉病毒，导致输血后肝炎的丙型肝炎病毒，可造成腹泻性疾病的星状病毒，引起严重急性呼吸综合征的 SARS 冠状病毒，导致猫抓热的汉塞巴尔通体，引起军团病的嗜肺军团菌，引起莱姆病的伯氏疏螺旋体，造成腹泻病的小隐孢子虫和引起巴布亚新几内亚新生儿死亡的福勒伯尼类圆线虫等。应用分子生物学技术，对病原生物致病机制的研究已深入到分子水平和基因水平。近 80 种人类病毒和 50 多种人类致病菌的基因组测序完成。基因分型方法被广泛应用于病原生物的分类、新种鉴定、流行病学调查以及待检菌遗传学特征分析等，在临床病原生物学检验中，开发了多种类型的快速病原生物学检验技术，提高了感染性疾病的快速诊断率。采用分子生物学技术分离或制备了多种新型疫苗，并创制了新型疫苗——核酸疫苗用于传染性疾病的预防。新型抗生素和新型抗病毒制剂不断被研发上市。但相对人类面临的感染性疾病的威胁，新现和再现感染性疾病的病原学研究、重要病原生物的致病性研究、新型疫苗的制备研究、临床病原生物学诊断技术开发等依然任重而道远。

第二节 寄生现象与感染

地球是在地球上生活的所有生物的共同家园，而这个家园的共同居住者之间可以发生与形成许多不同类型的相互关系。这些相互关系的总和就是地球的生态系统。处于地球生态系统中的人类，与自然界中的其他生物也构成了多种生存关系，与医学病原生物之间形成的寄生关系即为其中之一。

一、生物间的生存关系

共生、捕食、拮抗是生物与生物之间生存关系的主要表现形式。共生（symbiosis）是指两种生物在一起生活的现象。根据共生生物之间的利害关系，又可进一步分为共栖、互利共生和寄生：①共栖（commensalism）指两种生物在一起生活，其中一方受益，另一方不受影响。②互利共生（mutualism）指两种生物在一起生活，双方均受益，从而互相依赖，长期共存。③寄生（parasitism）指一方从另一方获益，并使对方受损。需要指出的是，在共生过程中三种方式不是永恒的，在一定条件下可以相互转化。捕食（predation）是指一方以另一方为食物的现象，使对方作为一个个体被消灭（寄生通常并不马上造成另一方的生命结束）。拮抗（antagonism）是指双方互相抵制、互相排斥的现象，通常表现为对生存所需资源的争夺。人类与病原生物之间的生存关系主要表现为寄生形式。

二、寄生关系

在寄生关系中，受益的一方称为寄生物（parasite），受损害的一方称为宿主（host）。就医学病原生物与人类的共生关系而言，受损的人类处于宿主地位，而得益的医学病原生物就是寄生物。

（一）寄生物分类

按寄生生物对宿主依赖程度可以将寄生生物分为专性寄生生物、兼性寄生生物和偶然寄生生物。专性寄生生物指必须营寄生生活方能生存的生物，如病毒、某些原核生物、疟原虫、丝虫、绦虫等；兼性寄生生物指既可营寄生生活，又可营自生生活的生物，如粪类圆线虫；偶然寄生生物指因偶然机会进入非正常宿主体内寄生的生物，如某些蝇蛆。

按寄生生物与宿主接触时间关系可以将寄生生物分为长期性寄生生物和暂时性寄生生物。前者指发育某一阶段不能离开寄生宿主的寄生生物，如病毒、绦虫等；后者指一些只需短时接触宿主的寄生生物，如蚊、白蛉、蚤、虱、蜱等。

按寄生生物与宿主接触空间关系可以将寄生生物分为体内寄生生物和体外寄生生物。前者指寄生于肠道、组织内或细胞内的寄生生物，如病毒、细菌、线虫等；后者指寄生于宿主体表的寄生生物，如蚤、虱、某些真菌等。

（二）宿主分类

一种寄生生物可以拥有多种不同的宿主（或在不同的发育阶段拥有不同的宿主），按宿主相对于寄生物的作用地位，宿主也可进行分类。

按宿主在寄生物不同发育阶段的作用，分为终宿主（definitive host）和中间宿主（intermediate host）。前者是寄生物成体（如寄生虫成虫）或有性生殖阶段所寄生的宿主；后者是寄生物幼虫或无性生殖阶段所寄生的宿主。

按宿主在寄生物传播过程中的作用，分为储存宿主（reservoir host）和转续宿主（paratenic host）。前者是指与被致病宿主并存的其他生物宿主，例如日本血吸虫成虫可寄生于人和牛，牛即为血吸虫的储存宿主。后者是指不能完全满足寄生物完整发育过程的非正常宿主，例如卫氏并殖吸虫的童虫进入野猪体内不能发育为成虫，若犬吞噬含有此虫的野猪肉，则其可在犬体内发育为成虫，野猪就是该虫的转续宿主。

三、人体微生态与机会致病

从群体生物学和生态学的角度观察人体，可以将人体视作人的真核细胞群与微生物的原核细胞群、真核细胞群及非细胞型生物组成的生物共同体。据测算，人体表与体内的原核生物数量是人体自身细胞数量的 10 倍。它们参与了人体的代谢过程，参与了人体内环境的稳态调节，参与了人体免疫系统的构建，是正常人体不可或缺的部分，故称之为人体微生态系（microbial ecosystem）。组成微生态系的微生物称为正常微生物群（normal flora）。

（一）正常微生物

人体微生态系中的微生物成员包括原籍微生物（autochthonous microorganism flora）与外籍微生物（allochthonous microorganism flora）。原籍微生物定植在宿主的上皮细胞表面上，从婴儿的初级群落开始，逐步演替到成年后的终极群落，与机体形成协调的统一体，是正常人体生理机制的组成部分。正常微生物群在数量及种类比例上维持稳定状态，与宿主和环境之间相互依赖、相互制约，形成一种微生态平衡状态，对限制病原生物、维持人体健康有重要作用。当此平衡被打破时即表现为疾病状态。

正常微生物的生理作用主要表现于：①生物拮抗，指分布在皮肤黏膜的正常微生物群拮抗外源致病病原生物的生物屏障作用。包括代谢干扰（专性厌氧菌在代谢过程中产生释放有机酸，包括挥发性脂肪酸和乳酸，降低局部环境中的 pH 值与氧化还原电势，使不耐酸和需氧的外源致病菌生长繁殖受到抑制）；占位性保护（正常微生物群与黏膜上皮细胞紧密接触，形成一层膜菌群，干扰致病菌的定植）；营养竞争（处于主导地位的庞大正常微生物群在营养的争夺中占据优势，不利于外源致病菌的生长与繁殖）等。②营养作用，指位于人体消化道的正常微生物有的能合成维生素 B_2、维生素 B_{12}、维生素 K、烟酸及叶酸等供人体利用，有的能帮助食物营养的消化和吸收，或参与某些物质的代谢、转化（如胆汁代谢、胆固醇代谢及激素转化）等过程。③免疫作用，指正常微生物群作为免疫诱导物质，可刺激机体免疫系统产生对病原菌有抑制作用的免疫物质。如某些肠道杆菌与肠道致病菌有共同抗原，能刺激肠黏膜下淋巴细胞增殖，诱导 sIgA 产生，当 sIgA 与肠道致病菌发生反应时，即可阻断其对肠道黏膜上皮细胞的黏附和穿透作用。

（二）机会致病

人体微生态系因某种原因（如菌群更替、菌群易位、宿主免疫力下降等）失衡时，可使人体陷入疾病状态。此时，人体微生态系由生理组合转变为病理组合，其中部分外籍菌因失去制衡而大量繁殖，改变了与人类的共生关系，转变为致病菌。如因抗生素滥用引发的菌群失调症（dysbacteriosis），人体免疫缺陷状态引发的白假丝酵母、弓形虫、隐孢子虫感染等。这类感染称为机会性感染（opportunistic infection），其病原体就叫机会性病原体（opportunistic pathogen）。

四、感染

病原生物与宿主免疫系统间相互作用所呈现的病理生理变化称为感染（infection）。感染的形式、发生、发展及预后受诸多因素的影响，了解与掌握影响感染的因素可以使人类在与病原生物斗争的过程中占据主动地位。

（一）感染的影响因素

影响感染的因素包括病原体、宿主免疫力及环境。

1. 病原体　病原体对感染的影响主要反映在致病性与数量两个方面：①致病性，病原体的致病性通常是指其直接与间接造成宿主病理损害的生物结构与机制。在机制上包括对宿主的侵袭能力、毒性作用；在结构上可以分为结构性致病物质（非分泌性）与分泌性致病物质。病原体的侵袭能力系其对宿主机体入侵过程中所表现的生物学作用，如吸附、定植以及对宿主免疫系统的逃逸等。病原体的毒性作用则是以宿主受到的损害严重性及后果来反映，通常表现为组织细胞的损伤、代谢过程的紊乱以及最终出现的临床特定病型（如天花、麻疹、破伤风、肠热症、疟疾等）。结构性致病物质是由病原体的结构成分充当的致病物质，例如病毒的吸附蛋白（流感病毒的血凝素、人类免疫缺陷病毒的 gp120 等），细菌的脂多糖、分泌系统，蠕虫的吸盘，节肢动物的口器等。分泌性致病物质多为病原体的代谢产物，例如细菌的外毒素、侵袭性酶，原虫溶组织酶，蠕虫的抗凝素等。②数量，在大多数感染过程中，病原体的侵入数量决定感染的状态与形式。少量的病原体入侵，可能迅速为机体免疫系统阻挡，不出现临床疾病表现，形成隐性感染。大量的病原体入侵，则可导致严重的病理损伤，出现明显的临床症状，称为显性感染。引起显性感染的病原体数量即使在同一种病原体亦非定值，因为还将取决于病原体所具有的致病力与机体针对这一病原体所产生的合适免疫力。

综合各种因素，病原体感染能力的强弱一般以毒力（virulence）来衡量，毒力是指病原体进入宿主机体并在体内定植、扩散、繁殖和对宿主细胞形成选择性毒性损害的能力。毒力的量化指标以半数致死量（median lethal dose，LD_{50}）或半数感染量（median infective dose，ID_{50}）表示。

2. 宿主免疫力　是感染发生、发展的重要限制因素。宿主免疫力由固有免疫与适应性免疫两部分组成。前者对病原体构成防御屏障，并在感染早期发挥主要的清除、杀灭病原体作用及限制病原体播散作用。后者可特异性地针对特定病原体形成高效的清除机制，并可形成与维持长期的选择性免疫作用。但宿主免疫力也可能在感染过程中成为致宿主机体组织损伤的重要原因。

3. 环境　环境对于感染的影响主要表现于：①提供病原生物的生存条件。多数病原体的传播具有地域性，这是因为病原体的生存或传播病原体的媒介生物的生存需要一定的地理、气候条件。如华支睾吸虫只限于亚洲东部分布，而日本血吸虫的分布在我国限于长江流域等。②形成病原生物的适宜传播途径。如消化道传播的病原体与环境中生活污水、食品污染密切关联，而日本脑炎病毒、疟原虫的感染则与由温度、湿度形成的媒介蚊子的虫口密度互相平行。③增加人群的易感因素。人口流动、生活条件与习惯的改变以及医源性因素均可增加与病原体的接触机会，使人群易感因素增强。

（二）感染的类型

由于感染过程受许多因素的影响，并导致感染表现的多样化与复杂化，感染可以在不同层面上分成不同的类型。

1. 基于病因的感染分类　根据引起感染的病原体类型可分为细菌性感染、病毒性感染、真菌性感染、寄生虫感染。

2. 基于流行病学意义的感染分类　从流行病学意义上感染分为显性感染（apparent infection）、隐性感染（inapparent infection）、潜伏感染（latent infection）与携带状态（carrier state）。显性感染与隐性感染以出现或不出现临床疾病表现作为区分。而潜伏感染是特指病原体以隐伏状态寄生于宿主细胞内的一种感染，这一感染状态一般发生于显性感染或隐性感染之后，潜伏感染的病原体在一定条件下可被激活，重新引起临床感染。携带状态则是特指临床感染表现消失后，病原体在机体的储留状态。显性感染、隐性感染与携带状态都是流行病学意义上的传染源。尤其是隐性感染与携带状态因其缺乏明显的临床感染表现，常常可因被忽视而成为最主要的病原体传播来源，因此在流行病学上具有十分重要的意义。潜伏感染一般不形成病原体的播散。

3. 基于病原体来源的感染分类　根据引起感染的病原体来源可将感染分为外源性感染（exogenous infection）和内源性感染（endogenous infection）。外源性感染指体外环境入侵的病原生物所造成的感染；内源性感染指体内潜在的病原生物所引起的感染。导致内源性感染的病原体多为机会致病病原体与处于潜伏感染状态的病原体。内源性感染一般具有条件依赖性。

4. 基于临床病程的感染分类　显性感染中临床病程短于 6 个月的感染称为急性感染（acute infection）；临床病程长于 6 个月的感染称为慢性感染（chronic infection）。

5. 基于发生部位的感染分类　感染发生局限于局部组织、器官的称为局部感染（limited infection）；感染因血行播散而弥散于全身的称为全身感染（systemic infection）。

6. 基于特定发生环境的感染分类　易于或集中在某个特定环境发生的感染以该环境定名。如医院内感染（nosocomial infection）与社区感染（community infection）。

（三）感染的意义

就生物进化而言，感染的发生是双向选择压力作用下的共同进化枢机之所在。

感染对病原生物所造成的选择压力，可促使其产生的遗传突变被选择性地保留，从而影响病原生物的致病性、宿主转换等生物学性状，并对人类的疾病及疾病发生过程产生巨大影响。

感染对于人类具有双重意义。一方面，感染使人类的免疫系统经受选择的压力而不断进化，促使免疫系统建立适应性免疫，以至大多数感染都以隐性感染方式发生。另一方面，严重感染（尤其是烈性传染病）在很多方面给人类带来灾难，如历史上瘟疫曾多次造成人口剧减，给社会发展带来极大影响。感染还可导致机体的免疫系统功能异常，引发免疫缺陷性疾病和免疫损伤性疾病。

第三节　病原生物类群

一、现代生物分类学中的生物类群

病原生物是一个与现代生物学所界定的生物类群相重叠的物种概念。了解病原生物在现代生物分类学中的生物类群地位，将有助于我们更深刻、更准确地理解病原生物的生物学特性与致病性。

随着人类认识的物种数量不断增加，现代生物学迫切需要建立一个理想的分类方式，以确定每一种生物在整个地球生物圈内的作用位置、各自的进化地位以及相互间的生存关系。因此一个理想的分类系统应能正确反映生物的自然亲缘关系和进化趋势。

1969 年 Whittaker 根据生物体的主要生物学特征将地球上所有细胞生物分为原核生物界、原生生物界、（真）菌物界、植物界和动物界，提出了"五界系统"。而 1990 年 Woese 则根据分子进化的路线将所有细胞生物分为细菌域（bacteria）、古菌域（archaea）、真核生物域（eukarya）等三个生物域，提出"三域学说"（three domains proposal）。目前被国际生物学界主流所接受的各种生物学分类系统都依据上述"五界系统"与"三域学说"。只有病毒因起源特殊，不具备独立的完整生命特征，被单列一类，称为非细胞型生物。

病原生物跨越细菌域、真核生物域，覆盖原核生物界、原生生物界、（真）菌物界、植物界和动物界，同时吸纳单列一类的非细胞型生物。其分类学地位更具复杂性。

二、病原生物的分类学位置

习惯上根据病原生物的生物学特性及致病性，将其分为非细胞型病原生物（医学病毒）、原核细胞型病原生物（医学细菌）、真核细胞型病原生物（医学真菌、医学原虫、医学蠕虫和医学节肢动物）。

（一）非细胞型病原生物

非细胞型生物目前主要指病毒（virus），在本质上病毒可以视作一段被蛋白质包裹的可复制、转移的遗传信息。其特点为：①无细胞构造，形体微小，主要成分仅为核酸和蛋白质，故有"分子生物"之谓。②单一核酸类型，非 DNA 即 RNA。③无自主代谢，增殖完全依赖宿主细胞。④具有感染性。以其特点而论，几乎所有病毒都属于病原生物，其中致人类疾病病毒称为医学病毒。

目前，病毒分类仍基于病毒的生物学性状。由国际病毒分类委员会（International Committee on Taxonomy of Viruses，ICTV）收集所有已发现和新发现病毒的详尽信息，进行科学的分类，并统一对病毒进行命名。ICTV 不定期发表病毒分类报告，向人们介绍在这个世界上人类能够认识之病毒的面貌。最近的一次是 2005 年 7 月该组织发表的第 8 次报告。在这份报告中共收录了已经发现的 5450 个病毒。这些病毒依照它们的核酸类型与结构以及病毒体的形态与结构划分出了 73 个科、11 个亚科、289 个属、1950 个种。

根据病毒核酸的类型和复制方式划分为三类，即 DNA 病毒、RNA 病毒、逆转录病毒，并进一步分成双链 DNA 病毒（dsDNA）、单链 DNA 病毒（ssDNA）、双链 RNA 病毒（dsRNA）、单正链 RNA 病毒 [（+）ssRNA] 和单负链 RNA 病毒 [（−）ssRNA] 等。

双链 DNA 病毒共有 22 个科，其中与人类疾病关系较密切的有痘病毒科、疱疹病毒科、腺病毒科、乳头瘤病毒科。单链 DNA 病毒共有 6 个科，其中与人类疾病关系较密切的有细小病毒科。双链 RNA 病毒共有 7 个科，其中与人类疾病关系较密切的有呼肠孤病毒科、双 RNA 病毒科。单正链 RNA 病毒共有 24 个科，其中有 6 个科的病毒能够对人致病，分别是小 RNA 病毒科、杯状病毒科、星状病毒科、冠状病毒科、黄病毒科、披膜病毒科。单负链 RNA 病毒共有 7 个科，与人类疾病关系较密切的有正黏病毒科、副黏病毒科、丝状病毒科、沙粒病毒科、布尼亚病毒科、弹状病毒科。逆转录病毒共计 5 个科，其中与人类疾病关系较密切的有嗜肝 DNA 病毒科（双链 DNA）、逆转录病毒科（单正链 RNA）。

除上述非细胞微生物外，ICTV 还列出了胅胅病毒（Mimivirus）、类病毒（viroid）、卫星病毒（satellite virus）、卫星核酸（satellite nucleic acid）、朊粒（prion）。这些均为具有侵染能力，却与通常病毒的典型结构差异较大的感染因子，其中有些也可以引起人类疾病。

（二）原核细胞型病原生物

原核生物界涵盖细菌域与古菌域。其特点为：①均为单细胞生物，形体细小，依靠光学显微镜观察。②细胞结构简单，无核膜，细胞核为裸核；细胞器欠发达，无线粒体、内质网、高尔基体；缺少细胞骨架。③增殖方式单一，绝大多数以二分裂形式无性繁殖。按营养来源，原核生物分自养型与异养型两类，属于古菌域的原核生物基本属自养型，属于细菌域的原核生物有少量属于异养型。从生物体获取营养来源的异养型原核生物是原核细胞型病原生物的主要构成者。其中引起人类致病的原核细胞型病原生物属于医学细菌。

《伯杰氏系统细菌学手册》是国际公认的研究原核细胞生物分类的权威著作，该手册 2004 版对原核细胞微生物的分类汲取了细胞学、遗传学和分子生物学等多学科的最新进展，将原核生物分为古菌域与细菌域。古菌域含泉古菌门（Crenarchaeota）、广古菌门（Euryarchaeota）2 个门 9 个纲 13 个目 22 个科共 79 个属的古细菌。细菌域包括产水菌门（Aquiticae）、热袍菌门（Thermotogae）、热脱硫杆菌门（Thermodesulfobacteria）、异常球菌 – 栖热菌门（Deinococcus–Thermus）、产金菌门（Chrysiogenetes）、绿弯菌门（Chloroflexi）、热微菌门（Thermomicrobia）、硝化螺旋菌门（Nitrospirae）、脱铁杆菌门（Deferribacteres）、蓝细菌门（Cyanobacteria）、绿菌门（Chlorobi）、变形菌门（Proteobacteria）、厚壁菌门（Firmicutes）、放线菌门（Actinobacteria）、浮霉菌门（Planctomycetes）、衣原体门（Chlamydiae）、螺旋体门（Spirochaetes）、纤维杆菌门（Fibrobacteres）、酸杆菌门（Acidobacteria）、拟杆菌门（Bacteroidetes）、梭杆菌门（Fusobacteria）、疣微菌门（Verrucomicrobia）、网团菌门（Dictyoglomi）、芽单胞菌门（Gemmatimonadetes）等 24 个门 33 个纲 80 个目 206 个科共 1142 个属的真细菌。其中与人类疾病相关的原核细胞微生物有：厚壁菌门中的葡萄球菌、链球菌、支原体等，变形菌门中的埃希菌、沙门菌、志贺菌、立克次体等，以及衣原体、螺旋体、放线菌等门中的若干种类。

（三）真核细胞型病原生物

真核生物是结构类型最为繁复的生物类群。由原生生物界、（真）菌物界、植物界和动物界四界构成。其特点包括：①生物体形式多样，从单细胞到多细胞类型应有尽有。②细胞结构复杂，细胞核有核膜，核酸多以染色体形式存在；细胞器发达，出现线粒体、内质网、高尔基体；细胞骨架形成。③增殖方式多样，具有无性繁殖与有性繁殖多种繁殖方式，遗传信息多依赖垂直转移。引起致病的真核生物涉及原生生物界、（真）菌物界和动物界的一些生物门类。

菌物界估计有物种25万种以上，由于许多物种的生物学特性还未被完全揭示，因此尚不能产生一个为全球学者公认的分类系统。现据美国国立生物信息中心（NCBI）公告之真菌（fungus）分类表，一般将真菌分为5个门22个纲，包括子囊菌门（3个亚门，外囊菌亚门、盘菌亚门、酵母菌亚门）、担子菌门、壶菌门、球囊菌门、接合菌门，此外尚有一些真菌未能被归类。与人类疾病关系较密切的真菌包括：子囊菌门的表皮癣菌、毛癣菌、小孢子癣菌、毛结节菌、假丝酵母菌、肺孢子菌、曲霉菌、镰刀菌、青霉菌、组织胞浆菌等；担子菌门的隐球菌、糠秕马拉色癣菌等；接合菌门的毛霉菌等。

原生生物界中的人类致病生物涉及肉足鞭毛门、顶复门、纤毛门等三个门类。如肉足鞭毛门的溶组织内阿米巴、鞭毛虫、杜氏利什曼原虫、阴道毛滴虫等，顶复门的疟原虫、弓形虫等，纤毛门的结肠小袋纤毛虫等。

动物界中的人类致病生物涉及扁形动物门、线形动物门、棘头动物门和节肢动物门。如扁形动物门的血吸虫、华支睾吸虫、猪带绦虫、牛带绦虫等，线形动物门的蛔虫、钩虫等，棘头动物门的猪巨吻棘头虫等，节肢动物门的蚊、螨等。

传统上，人们习惯将原生生物与无脊椎动物中的病原生物称为寄生虫。

三、病原生物的命名

由于病原生物的跨界属性，其命名并不统一。病毒的命名由国际病毒分类委员会制定统一命名，一般根据其引起的疾病或症状、形态特征、核酸复制类型、组织细胞亲嗜性等来给予相应的名称。细菌和真菌沿袭植物双名法则命名，由两个拉丁单词组成，前一单词为属名，用名词，第一个字母大写；后一单词为种名，用形容词，第一个字母小写；中文次序与拉丁文相反，种名在前，属名在后。原生生物与无脊椎动物则采用动物双名法，属名在前，种名在后，如有亚种用三名法，第三个单词为亚种名，命名者与命名年份随其后。

第四节　病原生物控制

目前，人类对病原生物的认识还存在许多空白之处，加上技术手段的限制，尚无法将病原生物彻底消灭。因此，建立在现有知识与技术手段基础上的针对病原生物的防治方法可以称为病原生物控制。

一、病原生物控制的基本概念

病原生物控制是人类对病原生物的分布、数量、增殖状态的一种宏观调控行为。按其设定目标，可分为杀灭病原生物、限制病原生物增殖、控制病原生物传播等不同级别要求。

根据病原生物的寄生特点，杀灭病原生物的策略与措施可分为体内杀灭与体外杀灭两类。体内杀灭目前主要采用化学治疗剂，免疫接种与生物拮抗剂的使用正在成为可供选择的更有效手段。体外杀灭传统上被称为灭菌（sterilization）、消毒（disinfection）。

"Sterile"一词原意为不育，引申义为无生命的。构成名词"sterilization"后转义为消除一切生命的状态。在汉语译为"灭菌"（这一译名不是十分确切，目前约定俗成）。实际是指杀灭一切生物（包括细菌、真菌、病毒、寄生虫等繁殖形态及其休眠形态）的技术措施与方法。"Disinfection"的字义是去除感染，汉语译为"消毒"（这一译名也不十分确切，也为约定俗成）。实际是指杀灭病原生物繁殖体（不包括芽胞等休眠形态和所有微生物）的技术措施与方法。"Asepsis"的原意是抗腐败，引申义为无生物污染状态，汉语译为"无菌"。实际是指在灭菌条件下的操作状态以及灭菌措施所造成的环境状态。

灭菌、消毒和无菌等技术措施通常用于环境中病原生物的处理，控制目标为杀灭病原生物；生物拮抗与防腐同样用于环境中微生物的处理，控制目标为限制有限病原生物的增殖；而粪水管理、媒介生物控制、环境消毒以及临床无菌操作都系以减少病原生物与人类宿主的接触机会为控制目标。这些不同层次控制目标的明确是制定各局部区域（如社区、医院等）病原生物控制策略和具体措施的依据。

此外，根据某些类型（原核细胞型）病原生物以水平转移为遗传信息的主要传递方式之特点，阻断其致病物质编码基因的水平转移将成为病原生物控制中一种潜在的有效手段，并据此可以构建基因水平层面病原生物控制的策略与措施。

二、病原生物控制的主要方法

病原生物控制的方法分为物理方法、化学方法两大类。

（一）物理方法

物理方法主要指以温度、射线、微波、超声波、干燥、过滤或改变渗透压等控制病原生物的生长繁殖或杀灭病原生物的方式。

1. 热力灭菌法 利用高温杀死病原生物的方法。高温可使病原生物细胞蛋白质和DNA被破坏而死亡。热力灭菌方法主要有干热与湿热法。在相同温度下，湿热法效果优于干热法。

（1）干热灭菌法 系于无水状态下利用高温直接杀死病原生物。主要有：①焚烧法，是指直接点燃或者在焚烧炉内进行焚烧，适用于病理性废弃物品或动物尸体等，是一种彻底的灭菌法；②灼烧法，于火焰上直接灼烧杀死病原生物，此法适用于病原生物学实验中所用的接种环、试管口等；③干烤法，用电热烤箱中的热空气进行灭菌，一般采用 160℃～ 170℃作用 2 小时，可杀死包括细菌芽胞在内的所有病原生物。该法适用于耐高温物品，如玻璃、陶瓷和金属器皿等。

（2）湿热灭菌法　利用水分子接触传热以杀死病原生物，是临床上最常用的灭菌法。湿热灭菌法比干热灭菌法效率更高，主要原因在于：湿热条件下蛋白质易于凝固变性；湿热穿透力比干热强；蒸汽有潜热效应存在，水蒸气液化时放出潜热，可迅速提高被灭菌物体的温度。主要有：①煮沸消毒法，将物品置于水中加热至沸点持续 5 ～ 10 分钟，可杀死除细菌芽胞外的多种病原生物；②流通蒸汽灭菌法，利用 100℃左右的水蒸气持续作用 15 ～ 30 分钟，可杀死细菌繁殖体；③间歇灭菌法，将物体于 80℃～ 100℃持续 15 ～ 30 分钟，然后置 37℃培养，24 小时后用同样方法处理，连续 3 次以上，可将复苏的细菌芽胞分批杀灭；④巴氏消毒法，由 Pasteur 发明，将食品加热至 62℃维持 30 分钟，可杀死一些特定病原体，包括布氏杆菌、沙门菌、牛型结核分枝杆菌和溶血性链球菌等，但不能杀灭细菌芽胞；⑤高压蒸汽灭菌法，利用密闭的耐压容器内蒸汽形成超过大气压的压力与高温进行灭菌，通常使用的高压蒸汽灭菌器蒸汽压力可达 103.46kPa，相当于 121.3℃，维持 15 ～ 20 分钟，可杀灭包括细菌芽胞在内的所有病原生物。

2. 辐射灭菌法　利用多种电磁辐射（红外线、紫外线、X 射线、γ 射线等）杀死微生物的方法。主要有利用波长 0.77 ～ 1000μm 的红外线电磁波照射，转换为热能影响微生物的生存；利用波长 200 ～ 300nm 的紫外线，使微生物 DNA 上相邻的两个胸腺嘧啶分子形成三聚体导致细胞死亡；利用高能电磁波、X 射线、γ 射线、α 射线和 β 射线等电离辐射，使受照射分子发生电离杀死细菌。

3. 其他物理除菌、抑菌法　包括：①滤过除菌法，用物理过滤的方法除去气体或液体中的细菌和真菌，但不能除去病毒和支原体。滤菌器的种类较多，常用的有硅藻土滤器、蔡氏滤器、玻璃滤器、薄膜滤器等。目前常用薄膜滤菌器，由硝基纤维素膜制成，滤膜孔径一般在 0.02 ～ 0.22μm。该法主要用于不耐高温的物品如血清、毒素、抗生素的灭菌。②干燥法，利用干燥可使细胞脱水、代谢受阻，进而抑制病原生物的繁殖，防止腐败变质，故该法常用于保存食物。③低温，可使病原生物代谢减慢、抑制病原生物的生长繁殖，但温度升至合适范围时又能恢复生长繁殖，因此低温多用于保存细菌菌种。

（二）化学方法

化学方法是指用化学制剂来杀死病原生物或抑制其生长繁殖的方法。按应用目的不同而分为化学消毒剂和化学治疗剂。

1. 化学消毒剂　常用的种类包括酚类（石碳酸、甲酚等），可破坏细胞膜，使蛋白质凝固；醇类（乙醇、异丙醇等），可以去除细胞膜中的脂类，使蛋白质变性，浓度为 70%～ 75% 乙醇杀菌力最强，更高浓度能使表面蛋白质迅速凝固影响其继续渗入，减弱杀菌效力；重金属盐（升汞、硝酸银、红汞等），可以与带负电荷的菌体蛋白质结合，使之发生变性或沉淀，也可与细菌酶蛋白的巯基结合，使其丧失酶活性；氧化剂（高锰酸钾、过氧乙酸、过氧化氢、臭氧等），可以通过与酶蛋白中的还原状态的化学基团结合，转成氧化状态，导致蛋白质的分子结构破坏，活性丧失；表面活性剂（新洁尔灭、杜灭芬等），能吸附在细胞表面，改变细胞通透性，使内容物逸出；烷化剂（甲醛、环氧乙烷、戊二醛等），对细菌蛋白质和核酸有烷化作用。此外，卤素（碘、氯、漂白粉、次氯酸钙、次氯酸钠等）、染料（甲胆紫等）、强酸强碱（生石灰等）均可用作化学消毒剂。化学消毒剂一般对人体组织有害，只能外用或用于环境消毒。

2. 化学治疗剂 化学治疗剂的种类较多，包括抗生素（antibiotics）和抗代谢药物（antimetabolites）。抗生素是一类在低浓度时能选择性地抑制或杀灭其他微生物的低分子量微生物次生代谢产物。抗代谢药物是指一类化学结构与细胞内重要代谢物的结构相似，可干扰病原生物正常代谢活动的一类化学物质。如磺胺类、乙胺嘧啶、氟尿嘧啶、氨基叶酸、异烟肼等。

三、影响病原生物控制的因素

影响病原生物控制的因素包括：①病原生物的种类、生活状态与数量，不同种类病原生物对各种消毒灭菌方法的敏感性相差甚大，如寄生虫虫卵在70℃ 30分钟可被杀死；细菌繁殖体、真菌在湿热80℃ 5～10分钟可被杀死，但芽胞需在湿热120℃ 10分钟才能被杀灭。②消毒灭菌的方法、强度及作用时间，大多数消毒剂在高浓度时起杀菌作用，低浓度时则只有抑菌作用；同一种消毒灭菌方法在一定条件下，时间越长强度越大，效果也越好；不同的消毒灭菌方法对同一种病原生物的作用也有差异。③被消毒物品的性质、性状可影响灭菌效果，如金属制品煮沸15分钟可达到消毒效果，而衣物则需30分钟，物品的体积、包装也会妨碍其内部的消毒。④消毒环境，有机物如蛋白质可使得混于其中的微生物对理化消毒灭菌方法的抵抗力增强，环境中温度、湿度及pH值可影响消毒灭菌的效果。如温度的升高可提高消毒剂的消毒能力，空气湿度可影响紫外线的消毒效果，醛类、季铵盐类表面活性剂在碱性环境中杀灭微生物效果较好，酚类和次氯酸盐类则在酸性条件下杀灭微生物的作用较强。

第五节 生物安全

生物安全（biosafety）是1975年著名的Asilomar会议召开后提出的一个重要概念。近年来，人们在与病原生物的反复较量中，越来越加大了对这个概念的关注程度。

一、生物安全的基本概念

1975年美国国立卫生研究院（NIH）制定了世界上第一部专门针对生物安全的规范性文件，即《NIH实验室操作规则》。在《NIH实验室操作规则》中，第一次提出生物安全的概念。这个概念的定义是"为了使病原微生物在实验室受到安全控制而采取的一系列措施"。随着生物技术（指发酵工程、酶工程、细胞工程和基因工程技术）在各个生产领域的广泛应用，与生物技术联系在一起的生物安全定义域被不断扩大。今天关于生物安全的概念可以从法律意义上定义为："指生物的正常生存和发展以及人类的生命和健康不受人类的生物技术活动和其他开发利用活动侵害和损害的状态。"这一定义具有四个方面的含义：①生物安全是各种生物不受侵害和损害的状态；②生物安全是各种生物处于正常的生存和发展状态；③生物安全所受的外来影响是指受人类生物技术活动和其他开发活动的影响，自然界对生物造成的危险不应列入生物安全的范围之内；④生物安全包括人类的安全和健康。如此则生物安全已成为国家安全的组成部分，关系着对社会、经济、人民健康及生态环境所产生的危害或潜在风险的防范责任与可操作措施。

生物安全所涉及的对象主要包括天然生物因子的危害性、转基因生物和生物技术所可能带来的潜在威胁。其中由病原生物导致的安全问题，如生物武器、生物恐怖、重大传染病暴发流行等，是人类社会所面临的最重要和最紧迫的生物安全问题。此外转基因生物，主要包括转基因微生物和动植物，这些经过基因改造的生物是否安全正日益受到国际社会的广泛关注。而造福人类的生物技术（如转基因技术、克隆技术等）也可能带来意想不到的安全问题，有可能对人类健康、生态环境以及社会、经济造成严重危害。所有这些问题都将是生物安全概念下需要考虑与探讨，并建立相应对策的实际社会问题。

二、生物安全常识

与病原生物联系密切的生物安全常识主要包括对病原生物危害程度分级概念的建立和相应的防范意识。

（一）病原生物危害程度的分级

继《NIH 实验室操作规则》之后，世界卫生组织（WHO）1983 年出版了《实验室生物安全手册》（Laboratory Biosafety Manual），为世界各国提供了有关生物安全观念的有益参考和指南，并于 1993 年出版第 2 版，2004 年出版第 3 版。该手册将病原微生物依照其危险度等级分为 4 级：危险度 1 级指不太可能引起人或动物致病的微生物，一般不构成个体和群体危险（或只有极低的个体和群体危险）；通常是机会致病微生物。危险度 2 级指能够对人或动物致病，但对实验室工作人员、社区、牲畜或环境不易导致严重危害的微生物；实验室暴露可能引起严重感染，但对感染有有效的预防和治疗措施，并且疾病传播的危险有限，可构成中等程度的个体危险和较低程度的群体危险。危险度 3 级是指能引起人或动物的严重疾病的微生物，但一般不会发生感染个体向其他个体的传播，并且对感染有有效的预防和治疗措施，可构成较高程度的个体危险和较低程度的群体危险。危险度 4 级是指能引起人或动物的严重疾病，并且很容易发生个体之间的直接或间接传播的微生物，对感染一般没有有效的预防和治疗措施，可构成很高程度的个体危险及群体危险。

WHO《实验室生物安全手册》指出："每个国家（地区）应该按照危险度等级，并考虑以下因素来制订各自的微生物分类目录：①微生物的致病性。②微生物的传播方式和宿主范围。它们可能会受到当地人群已有的免疫水平、宿主群体的密度和流动、适宜媒介的存在以及环境卫生水平等因素的影响。③当地所具备的有效预防措施。这些措施包括：通过接种疫苗或给予抗血清的预防（被动免疫）；卫生措施，例如食品和饮水的卫生；动物宿主或节肢动物媒介的控制。④当地所具备的有效治疗措施。这些措施包括：被动免疫、暴露后接种疫苗以及使用抗生素、抗病毒药物和化学治疗药物，还应考虑出现耐药菌株的可能性。"

据此，我国卫生部于 2006 年制定颁布了《人间传染的病原微生物名录》，具体厘定了适合我国国情的一至四类致病微生物类别。列入一类（相当于 WHO 的危险度 4 级）的有 29 种病毒，如类天花病毒、克里米亚－刚果出血热病毒（新疆出血热病毒）、埃博拉病毒等；列入二类（相当于 WHO 的危险度 3 级）的有 51 种病毒，如口蹄疫病毒、汉坦病毒、高致病性禽流感病毒、艾滋病毒、乙型脑炎病毒、SARS 冠状病毒等；10 种细菌，如炭疽芽胞杆菌、结核分枝杆菌、霍乱弧菌等；4 种真菌，如粗球孢子菌、马皮疽组织胞浆菌等；其他病原生物 5 种，如疯牛病致病因子、人克－雅氏病致病因子等。列入三类（相当于 WHO 的危险度 2 级）的有 80 种病毒，包括大家熟悉的肠道病毒、EB病毒、甲型肝炎病毒、乙型肝炎病毒、单纯疱疹病毒、麻疹病毒等；细菌 145 种，如金黄色葡萄球菌、化脓链球菌、致病性大肠埃希菌、伤寒沙门菌等；55 种真菌，如黄曲霉菌、絮状表皮癣菌、白假丝酵母、新生隐球菌等；其他病原生物 1 种，即瘙痒病因子。列入四类（相当于 WHO 的危险度 1 级）的有 6 种病毒，如豚鼠疱疹病毒、金黄地鼠白血病病毒等。其中第一类、第二类病原生物统称为高致病性病原微生物。

（二）病原生物实验室生物安全管理

WHO《实验室生物安全手册》鼓励各国接受和执行生物安全的基本概念，并鼓励针对本国实验室如何安全处理致病微生物制定操作规范，对建立微生物学操作规范，确保微生物资源的安全以及感染性物质的运输、储存等方面提出了详尽的指导意见。《实验室生物安全手册》将涉及病原微生物操作的实验室分为四个等级，并同时规定了在不同等级实验室内可从事研究的病原微生物类别，以及实验室必须具备的防护条件。根据《实验室生物安全手册》的规定，实验室可以分为基础实验室——一级生物安全水平（BSL-1）、基础实验室——二级生物安全水平（BSL-2）、防护实验室——三级生物安全水平（BSL-3）和最高防护实验室——四级生物安全水平（BSL-4）。并根据操作不同危险度等级微生物所需的实验室设计特点、建筑构造、防护设施、仪器、操作以及操作程序来决定实验室的生物安全水平。

我国政府于 2004 年 11 月 12 日相应公布了《病原微生物实验室生物安全管理条例》。该条例规定，造成传染病传播、流行等严重后果的实验室工作人员将受到处罚，构成犯罪的，依法追究刑事责任；实验室发生高致病性病原微生物泄漏时，实验室工作人员应当立即采取控制措施，防止高致病性病原微生物扩散，并同时向负责实验室感染控制工作的机构或者人员报告；有关单位或者个人不得通过公共电（汽）车和城市铁路运输病原微生物菌（毒）种或者样本，还应当由不少于 2 人的专人护送，并采取相应的防护措施；从事高致病性病原微生物相关实验活动应当有 2 名以上的工作人员共同进行。条例对病原微生物的分类做了明确规定。根据病原微生物的传染性、感染后对个体或者群体的危害程度，将其分为四类。条例根据实验室对病原微生物防护的生物安全水平（biology security level，BSL）将实验室分为一级、二级、三级和四级（表 7-1）。其中一级、二级实验室不得从事高致病性病原生物实验活动，三级、四级实验室可从事高致病性病原微生物实验活动。条例还对采集病原微生物样本的条件进行了规定。按照条例，对我国尚未发现或者已经宣布消灭的病原微生物，任何单位和个人未经批准不得从事相关实验活动。

表 7-1　病原生物与生物安全实验室适用级别表

级别	BSL-1	BSL-2	BSL-3	BSL-4
实验室隔离	不需要	不需要	需要	需要
房间密闭消毒	不需要	不需要	需要	需要
送风系统	不需要	不需要	需要	需要
HEPA 排风系统	不需要	不需要	需要	需要
室间互锁门	不需要	不需要	需要	需要
缓冲间	不需要	不需要	需要	需要
污水处理	不需要	不需要	需要	需要
室内高压灭菌器	不需要	不需要	推荐	需要
出实验室高压灭菌器	不需要	推荐	需要	需要
双门高压灭菌器	不需要	不需要	推荐	需要
生物安全柜	不需要	推荐	需要	需要
人员安全监控条件	不需要	不需要	推荐	需要

思考题

1. 人们可以根据哪些原则以确定引起感染的特定病原生物？

2. 在本章的感染概念中，你获得了哪些不同于原有之感染概念的认识？作为一个重要的疾病类型，你觉得感染会在人类的生命进程中扮演什么样的角色？

3. 通过本章的学习，你认为病原生物与人类的关系有何独特之处？请试分析其对人体的有益和有害之处。

4. 人类在与病原生物的斗争中，形成哪些控制病原生物的手段？单纯控制病原生物一定有益于机体吗？请结合所学，思考一下这些控制手段的目的性与有效性。

第八章　医学病毒

本章导学

　　在我们的细胞上进进出出的医学病毒，是目前已发现的个体最小的一类病原生物体，他们具有哪些生物学性状？你对这群严重威胁人类健康的微生物了解多少？要想在与病毒打交道时占得先机，就要做到"知己知彼"。

　　本章首先介绍病毒的生命形式、形态以及结构；其次，阐述这种生命形式得以延续并危害人类的"秘诀"；并说明人与病毒存在着怎样的"不解之缘"；最后，讲解在人类与病毒的较量中可以拥有哪些"武器"去对付病毒。

　　医学病毒是指以人类细胞为主要宿主的非细胞型病原微生物。其基本特性有：①体积微小：必须借助电子显微镜放大几万甚至几十万倍后方可观察。②结构简单：不具有完整的细胞结构，以核酸作为其遗传物质，外周包裹着蛋白或脂蛋白的衣壳，故病毒可被看做是一种核酸蛋白分子。③专性寄生：病毒缺乏自身增殖所需的酶类和能量等物质，必须在活细胞内寄生才能显示其生命活性，是严格的细胞内寄生物。④单一核酸：病毒仅有一种类型核酸作为其遗传物质，即 DNA 或 RNA。

第一节　病毒的形态与结构

一、病毒的形态

　　完整的病毒颗粒称为病毒体（virion），具有典型的形态结构，它是病毒在细胞外的结构形式，且具有感染性。病毒体很小，测量病毒体大小的单位为纳米（nm，1nm = 1/1000μm）。在电子显微镜下，各种病毒体大小差异很大，如近年来发现的咪咪病毒个体最大，直径可达到800nm，而另一些病毒则小至18～22nm，多数病毒为100nm左右。同样在电子显微镜下，可以观察到病毒呈颗粒状，多数病毒呈球形或近似球形，少数为杆状、丝状、子弹状或砖块状，动植物病毒多呈几何形状，但昆虫病毒呈多角形，而细菌病毒则大多呈蝌蚪状（图8-1）。

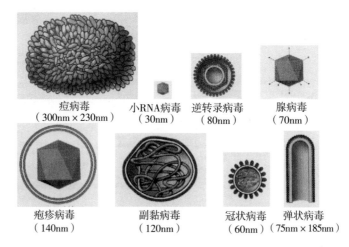

痘病毒　　　　　　小RNA病毒　　逆转录病毒　　　腺病毒
（300nm×230nm）　　（30nm）　　　（80nm）　　　（70nm）

疱疹病毒　　　　　　副黏病毒　　　冠状病毒　　弹状病毒
（140nm）　　　　　（120nm）　　　（60nm）　（75nm×185nm）

图 8-1　各类病毒大小、形态示意图

二、病毒的结构

病毒的基本结构由核心、衣壳和包膜组成。若病毒只具有前两者，则构成核衣壳（nucleocapsid），称裸露病毒。如果病毒在核衣壳的外表面有包膜和刺突，这类病毒又称包膜病毒（图 8-2）。

（一）核心

核心（core）位于病毒体中心，为核酸即 DNA 或 RNA。病毒核酸构成病毒基因组，决定病毒的感染、增殖及遗传变异等多种生物学特性。此外，在病毒核心还有少量病毒基因编码的非结构蛋白，如逆转录酶、蛋白水解酶、DNA 多聚酶、胸腺嘧啶核苷激酶等，这些酶蛋白均为病毒复制增殖时所需的功能蛋白。

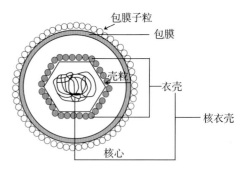

包膜子粒
包膜
壳粒
衣壳
核衣壳
核心

图 8-2　病毒体结构示意图

（二）衣壳

衣壳（capsid）是包绕在病毒核心外的一层蛋白质结构，属于病毒的结构蛋白，可维持病毒的形态结构。衣壳是由一定数量的壳粒（capsomeres）组成，每个壳粒由 1 个或几个多肽分子组成。由于病毒衣壳壳粒的数目和排列方式不同，可作为病毒鉴别和分类的依据之一。病毒根据壳粒排列方式的不同可分为三种类型。①螺旋对称型（helical symmetry），壳粒沿着螺旋形的病毒核酸链对称排列，见于大多数杆状病毒和弹状病毒。② 20 面体立体对称型（icosahedral symmetry），核酸浓集成球形或近似球形，外周的壳粒排列成 20 面体对称型。20 面体由许多壳粒镶嵌组成，由 12 个顶、30 个棱和 20 个等边三角形构成一个正 20 面体，见于大多数球形病毒如腺病毒和脊髓灰质炎病毒等。

③复合对称型（complex symmetry），病毒体结构较复杂，既有螺旋对称又有立体对称，仅见于痘病毒和噬菌体等。

病毒衣壳的主要生物学功能有：①保护病毒核酸，避免病毒核酸受核酸酶和其他理化因素的破坏；②参与感染过程，无包膜病毒的衣壳决定病毒对宿主细胞的嗜性，通过病毒蛋白与易感细胞表面受体结合，介导病毒进入敏感的宿主细胞；③具有抗原性，衣壳蛋白通过其免疫原性，能刺激机体产生特异性体液免疫和细胞免疫。

（三）包膜

包膜（envelope）又称囊膜，它是病毒在成熟过程中穿过宿主细胞以出芽方式向细胞外释放时获得的一层膜样结构。包膜中的蛋白质几乎都是由病毒基因组进行编码，而脂类和多糖成分则源于宿主细胞膜和核膜。包膜表面常有不同形状的呈放射状排列的钉状突起，称为包膜子粒（peplomeres）或刺突（spike），其化学成分为糖蛋白。如流感病毒包膜上有两种刺突：一种呈棒状的称为血凝素，能吸附宿主细胞并凝集某些动物红细胞；另一种呈球柱状的称为神经氨酸酶，与病毒从宿主细胞释放有关。包膜病毒对脂溶剂、胆盐等敏感，据此鉴别病毒有无包膜。

病毒包膜的主要功能有：①保护病毒，对病毒核衣壳有保护作用，维护病毒体结构的完整性；②参与感染，病毒体通过包膜能够吸附或融合易感细胞，有助于病毒的感染；③具有抗原性，病毒包膜上的糖蛋白和脂蛋白具有病毒种和型特异性，可用于病毒鉴定与分型。

第二节　病毒的增殖与培养

由于病毒结构非常简单，缺乏能够独立进行代谢的酶系统，因此只能借助宿主细胞的代谢系统进行增殖。在增殖过程中任何一个环节发生障碍都可能影响病毒的增殖。研究认识病毒的增殖过程，有助于了解病毒的致病机制、掌握病毒的培养方法和开发抗病毒药物。

一、病毒的增殖

病毒的增殖又称为病毒的复制，是病毒在宿主细胞中繁殖的过程。与其他微生物以二分裂方式繁殖不同，病毒缺乏完整的酶系统，只有其核酸进入宿主细胞后生物活性才能启动。病毒是以其基因为模板，借助宿主的细胞器和酶系统，由宿主细胞提供原料、能量、某些酶类和合成场所等，按一定的程序复制病毒的基因组，同时转录、翻译出相应的病毒蛋白，最终装配释放出子代病毒。这一过程可分为吸附、穿入、脱壳、生物合成、装配、成熟和释放七个相互联系的阶段，称为复制周期或增殖周期。

（一）病毒的复制周期

1. 吸附（adsorption）　病毒对易感细胞的吸附是病毒繁殖的第一步。吸附的早期在有 Na$^+$、Mg^{2+}、Ca^{2+} 离子存在的条件下，病毒与细胞之间发生静电结合，这种结合是一种可逆的非特异性过程，称为非特异性吸附。随之发生的吸附是病毒表面结构成分与宿主细胞表面受体的结合，主要由病毒包膜或无包膜病毒衣壳表面的病毒吸附蛋白（viral attachment protein，VAP）与细胞表面的特异性受体相结合，这种结合是不可逆的特异性结合，也是病毒与细胞的真正结合，由此开始病毒的感染。由于病毒与受体的结合具有高度的特异性，这些特性决定病毒的宿主范围和组织嗜性，称为病毒组织亲嗜性。这种特性主要取决于细胞膜上是否存在与病毒选择性结合的受体，如 HIV 表面 gp120 的受体是人类 T 淋巴细胞表面的 CD4 分子。但在体外培养细胞的受体不一定与体内组织或细胞的受体相同，如脊髓灰质炎病毒在体外细胞培养中可感染人或猴肾细胞，但在体内主要侵犯的靶细胞却是神经细胞。病毒吸附宿主细胞能在几分钟到几十分钟内完成。

2. 穿入（penetration） 病毒与细胞表面受体结合吸附于易感细胞后，穿过胞膜进入细胞的方式随病毒种类而异。有包膜的病毒通过包膜与宿主细胞膜融合后进入，然后将核衣壳释放入细胞质内；无包膜病毒则一般通过细胞膜内陷以胞饮方式将核衣壳吞入细胞质内；还有些病毒可直接穿透细胞膜而进入宿主细胞内。

3. 脱壳（uncoating） 病毒穿入细胞后，必须脱去蛋白衣壳，将核酸游离释放才能发挥作用。脱壳包括去除包膜、衣壳蛋白和基质蛋白。多数病毒在穿入时已在细胞溶酶体酶的作用下脱壳并释放出病毒基因组。少数病毒的脱壳过程较复杂，如痘类病毒进入宿主细胞后，先经溶酶体酶的作用脱去外层衣壳，再通过脱壳酶脱去内层衣壳。有些病毒在脱衣壳前，病毒基因组便可开始 mRNA 的转录。

4. 生物合成（biosynthesis） 病毒基因组一旦从衣壳中释放后，就进入病毒复制的生物合成阶段，包括子代病毒核酸的复制与蛋白质的合成。在这个阶段用血清学方法和电镜检查都无法在细胞内找到任何病毒颗粒，称为隐蔽期（eclipse）。隐蔽期在病毒基因控制下，宿主细胞首先合成早期蛋白，然后复制子代病毒核酸和晚期蛋白即结构蛋白。早期蛋白是与病毒复制有关的酶类，通过病毒基因组中的早期基因转录、翻译，产生非结构蛋白，这些蛋白为病毒所需的复制酶和抑制宿主细胞自身核酸与蛋白质合成的酶，如转录酶、聚合酶、内切酶、连接酶等。晚期蛋白又称结构蛋白，主要是形成病毒衣壳和包膜子粒的蛋白质。根据病毒基因组指令，病毒开始核酸的复制，进行病毒基因的转录、翻译以及合成病毒结构蛋白与其他一些非结构蛋白。病毒基因组有不同的类型，在生物合成阶段，主要根据基因组转录 mRNA 及指令合成蛋白质的基本过程不同，分为 7 种类型：①双链 DNA 病毒；②单链 DNA 病毒；③单正链 RNA 病毒；④单负链 RNA 病毒；⑤双链 RNA 病毒；⑥逆转录病毒；⑦嗜肝 DNA 病毒。

（1）双链 DNA 病毒（dsDNA） dsDNA 病毒的生物合成分为早期及晚期两个阶段。①早期转录和翻译：早期阶段病毒利用细胞核内依赖 DNA 的 RNA 多聚酶，转录出早期 mRNA，然后由胞质内核糖体翻译成早期蛋白。早期蛋白为非结构蛋白，主要用于病毒分子的合成，如 DNA 多聚酶、脱氧胸腺嘧啶激酶及多种调控病毒基因组转录和抑制宿主细胞代谢的酶。②晚期转录和翻译：亲代 DNA 在早期蛋白的作用下，dsDNA 病毒的 DNA 按半保留方式复制。即 dsDNA 首先由解链酶解开为（+）DNA 和（-）DNA 两个单股，然后在 DNA 多聚酶作用下分别在被解开的单股上复制出互补的（-）DNA 和（+）DNA，从而形成了两个新的双股 DNA[（±）DNA] 分子即子代 DNA 分子，然后以子代 DNA 为模板，转录晚期 mRNA，继而进入胞质翻译出主要是衣壳蛋白和其他结构蛋白的大量晚期蛋白。

（2）单链 DNA 病毒（ssDNA） ssDNA 病毒的基因组可以是正链或负链。ssDNA 以亲代为模板，合成一条互补链，形成中间体 dsDNA，解链后再由新合成的互补链为模板复制出子代 ssDNA，由另一条链为模板转录 mRNA 后，进一步翻译出病毒蛋白质。

（3）单正链 RNA 病毒 [（+）ssRNA] （+）ssRNA 病毒的 RNA 基因组不但是复制子代病毒的模板，而且本身就具有 mRNA 的功能，可直接附着于胞质的核糖体，翻译出病毒 RNA 多聚酶等早期非结构蛋白。

（4）单负链 RNA 病毒 [（-）ssRNA] （-）ssRNA 病毒的 RNA 不具有 mRNA 功能，不能直接附着胞质内的核糖体翻译病毒所需的蛋白质，但其本身含有依赖 RNA 的 RNA 多聚酶，通过自身先转录出与亲代基因组互补的正链 RNA，形成复制中间体，然后再以正链 RNA 为模板，既合成子代负链 RNA，又翻译出相应的结构和非结构蛋白质。

（5）双链 RNA 病毒（dsRNA） dsRNA 病毒先由其负链 RNA 复制出子代正链 RNA，再由子代正链 RNA 复制出子代负链 RNA。其复制为非对称型，也不遵循 DNA 半保留复制的原则，子代 RNA 全部为新合成的 RNA。其正链 RNA 可作为 mRNA 翻译病毒的结构蛋白和非结构蛋白。

（6）逆转录病毒 [（+）ssRNA] 逆转录病毒以亲代 RNA 为模板，在依赖 RNA 的 DNA 聚合酶（逆转录酶）作用下合成互补的 DNA 链，形成 RNA：DNA 杂交中间体。然后正链 RNA 被 RNA 酶 H 水解去除，由负链 DNA 经 DNA 多聚酶作用，合成互补的另一条正链 DNA。这一双链 DNA 分子整合于宿主细胞的染色体 DNA 上，成为前病毒（provirus），并可随宿主细胞的分裂而存在于子代细胞内。前病毒还可在细胞核内经细胞的依赖 DNA 的 RNA 多聚酶转录出病毒的 mRNA 与子代病毒 RNA，后者可在胞质核糖体上转译出子代病毒蛋白质。

（7）嗜肝 DNA 病毒（dsDNA） 这一类病毒比较特殊，如人类乙型肝炎病毒（HBV）的基因组复制与上述 6 类均不相同，其复制依赖逆转录过程。病毒 DNA 进入宿主细胞核内，在病毒 DNA 多聚酶的作用下，补全 DNA 双链缺口，形成完整的共价闭合环状 DNA（covalently closed circlar DNA，cccDNA）。再以负链 cccDNA 为模板，借助宿主细胞的 RNA 多聚酶 II，转录形成 4 种不同长度的 mRNA。此 4 种 mRNA 可转移至胞质，依扎宿主细胞核糖体，翻译结构和非结构蛋白质。其中 3.5kb mRNA 可作为前病毒基因组参与病毒颗粒的装配。在装配好的病毒衣壳中，以前病毒 DNA 转录的 RNA 为模板进行逆转录，同时形成 RNA：DNA 中间体，然后形成子代双链环状 DNA。

5. 装配（assembly） 病毒将生物合成的蛋白质和核酸，在宿主细胞内组装成子代病毒颗粒。根据病毒的种类不同，可分别在胞核内、胞质内、核膜及胞质膜上等不同部位进行装配。除痘病毒外，DNA病毒的核衣壳都在细胞核内装配，绝大多数RNA病毒在细胞质内装配。

6. 成熟（maturation） 装配完成的病毒并不一定具有感染性，需经进一步发育成为具有感染性的病毒体。无包膜病毒的成熟主要是针对潜在的病毒吸附蛋白进行修饰与改造，如糖基化和蛋白水解等。有包膜病毒的成熟是在释放时获得包膜，并在包膜表面表达刺突。

7. 释放（release） 成熟病毒从宿主细胞释放的方式，依病毒种类不同而异。无包膜病毒装配成的核衣壳即为成熟病毒体，从宿主细胞释放可导致细胞破裂。有包膜的病毒，装配成核衣壳后以出芽方式释放，不引起宿主细胞死亡，释放的同时可包有核膜或胞质膜。包膜上的脂质来自宿主细胞，而包膜的蛋白则由病毒基因编码合成，故具有病毒的抗原性与特异性。此外，有些病毒可通过细胞间桥或细胞融合在细胞间传播，如巨细胞病毒；有些肿瘤病毒的基因组与宿主细胞基因组整合，随宿主细胞分裂而传入子代细胞。

（二）病毒的异常增殖与干扰现象

1. 病毒的异常增殖 病毒在宿主细胞内复制时，并非所有的病毒成分均能组装成完整的子代病毒，由于宿主细胞或病毒自身的原因阻碍了病毒的正常增殖，病毒没有组装出完整的病毒体，称为病毒的异常增殖。

（1）**顿挫感染（abortive infection）** 因宿主细胞条件不合适，缺乏病毒复制所需的酶或能量等必需条件，致使病毒虽可进入细胞但不能复制出完整的病毒体，此种感染过程称为顿挫感染或流产感染。这类不能为病毒复制提供必要条件的细胞称为非容许性细胞（non-permissive cell）；能为病毒提供条件，使病毒正常增殖的细胞称为容许性细胞（permissive cell）。

（2）**缺陷病毒（defective virus）** 是指在宿主细胞内不能完成复制周期或不能形成具有感染性病毒体的病毒，它们单独不能正常复制，需要在另一种病毒的辅助下方可增殖，故后者称为辅助病毒（helper virus）。丁型肝炎病毒是一个缺陷病毒，乙型肝炎病毒是它的辅助病毒。腺病毒伴随病毒需要腺病毒的存在才能正常增殖，常被利用作为向人体细胞导入外源基因的载体。

2. 干扰现象（interference） 当两种病毒感染同一细胞时，常发生一种病毒抑制另一种病毒复制增殖的现象，称为病毒的干扰现象。有时同种病毒的不同型或不同株之间也可发生干扰现象。干扰现象不仅在活病毒间发生，灭活病毒也可干扰活病毒的复制。病毒之间的干扰现象能够阻止、中断发病，也可以使感染终止，导致宿主康复。缺陷病毒虽不能复制，但却具有干扰同种成熟病毒进入细胞的作用，又称为缺陷干扰颗粒（defective interfering particle，DIP）。当DIP和辅助病毒共同感染时，可产生成熟病毒，如腺病毒伴随病毒与腺病毒、丁型肝炎病毒与乙型肝炎病毒等。

二、病毒的人工培养

病毒感染性疾病在临床十分常见，对病原的检查不仅可用于临床诊断，而且可为流行病学调查、病毒性疾病的防治提供科学依据。由于病毒的严格细胞内寄生性，因此病毒必须在敏感的活细胞内生长繁殖，根据病毒种类不同应使用易感的活细胞对病毒进行分离培养和鉴定，病毒分离培养包括动物接种、鸡胚培养和细胞培养三种方法。

（一）病毒的分离培养方法

1. 动物接种 病毒必须在活细胞中方能生存。因此早期对病毒生物学特性的研究主要通过动物接种，如鼠、兔、犬、牛和猴等来培养病毒，接种途径有鼻内、皮内、皮下、脑内、腹腔及静脉等。目前已很少用于临床实验室，仅在研究病毒及其致病性及确定病原或进行疫苗及新药评价时才进行，如对狂犬病进行确诊，可将脑组织接种 3 ~ 4 周龄鼠并在组织内寻找特异的包涵体。

2. 鸡胚培养 有些病毒如流感病毒、痘病毒和腮腺炎病毒等可在鸡胚中进行分离培养，受精鸡胚的羊膜腔和尿囊腔可用于分离病毒。接种后通过观察鸡胚活动与死亡情况，取尿囊液或羊水用血凝或血凝抑制试验测定病毒。随着细胞培养技术的成熟和广泛应用，鸡胚接种已经较少使用，但仍然是检测流感病毒最敏感和特异的方法。

3. 细胞培养 细胞培养是病毒研究、检测以及疫苗制备的一个重要技术，是目前最常用的基本方法。其方法是将离体活组织块或分散的组织细胞放在培养瓶内使其生长，接种病毒后进行分离鉴定，用于培养病毒的细胞有原代细胞、二倍体细胞及传代细胞等三种类型。①原代细胞：是指来自动物或人的组织，直接用蛋白酶消化获得细胞，如人胚肾、猴肾细胞和鸡胚细胞，一般只能传 2 ~ 3 代即退化衰亡。原代细胞对多种病毒的易感性高，主要用作从标本中分离病毒。②二倍体细胞：可用于多种病毒的分离和疫苗的制备等。二倍体细胞在传代过程中保持二倍体性质（46 条染色体），一般能传 40 ~ 50 代，如人胚肺成纤维细胞 WⅠ-26 与 WⅠ-38 株等。③传代细胞：是指能在体外持续传代的单细胞，由突变的二倍体细胞传代或人及动物肿瘤细胞建立的细胞株。常用于分离病毒的传代细胞有：HeLa（人子宫颈癌）细胞、Vero（传代非洲绿猴肾）细胞、KB（人鼻咽上皮癌）细胞、Hep-2（人喉上皮癌）细胞和 CHO（中国地鼠卵巢）细胞等。传代细胞培养使用和保存方便，但不能用于疫苗的生产。

（二）病毒增殖的指标与鉴定

对细胞培养的病毒，可根据不同的病毒特征选择不同的鉴定方法。①细胞病变（cytopathy）：溶细胞型病毒感染细胞后，可出现细胞团缩、裂解和细胞肿大，数个细胞融合成多核巨细胞或细胞聚集成葡萄串状、脱落或死亡等，称为细胞病变效应（cytopathic effect，CPE）。不同病毒引起的细胞病变不尽相同，根据选择的细胞类型、细胞病变的种类可对标本中感染的病毒进行判定。病毒毒力的测定通常将病毒原液作倍比稀释后，计算 50%组织细胞感染量（50% tissue culture infectious dose，$TCID_{50}$），所需病毒量越少，毒力越强。②空斑形成（plaque formation）：可用来测定病毒数量。将病毒经适当稀释后接种于敏感的单层细胞中，由于单个病毒的复制增殖使局部单层细胞脱落，一个空斑是由标本中一个病毒大量复制所致，经染色后空斑可用肉眼观察，计算空斑数即可计算病毒数量。通常以每毫升病毒悬液的空斑形成单位表示（pfu/ml），可用于病毒的精确定量和测定抗病毒药物的作用。③红细胞吸附（hemadsorption）：有些病毒如流感病毒能够编码血凝素，病毒在细胞内增殖的同时，会将血凝素释放在感染细胞膜上，出现红细胞吸附现象，可作为检测正黏病毒和副黏病毒的间接指标。④中和试验（neutralization test）：将已知的抗病毒血清预先与病毒悬液混合，经过一定时间作用后接种于敏感细胞中，观察病毒致细胞病变作用或红细胞吸附现象是否消失。⑤干扰作用：有些病毒感染细胞后不产生明显的 CPE，但可干扰在其后感染的另一种病毒的生长繁殖，从而阻止后者所特有的 CPE。

第三节　病毒的遗传变异

遗传与变异是所有生物的共同生命特征。病毒与原核及真核细胞生物不同，由于受到宿主细胞高度的选择压力，病毒具有高度变异发生率的特点。病毒新变种产生的基础在于高频变异，同时根据病毒变异的特点制备减毒活疫苗，可用于病毒性疾病的预防。

一、病毒的变异现象

病毒突变株（mutant）是指因基因改变而发生某些生物特性改变的毒株，需具有容易检测与识别的生物学特性。当该突变株能较稳定地存在，并可在相应的宿主或细胞中传代与存活时，则称为变异株。病毒的变异包括多方面，如毒力变异、耐药性变异、抗原性变异、温度敏感性变异等，并且彼此往往相互有关联，如毒力不同的病毒株在细胞培养中形成的蚀斑形状常有变化，抗原性也往往有差异。重要的突变株如：温度敏感突变株（temperature sensitive mutant）、宿主范围突变株（host-range mutant）、耐药突变株（drug-resistant mutant）等。

二、病毒的变异机制

1. 基因突变　是指病毒的基因组中碱基序列发生改变。这种改变可以是自然发生，也可以通过人工诱导产生。病毒在增殖过程中，其自发突变率为 $10^{-6} \sim 10^{-8}$，人工诱导可增加病毒的突变率，如温度、紫外线和 5- 氟尿嘧啶等理化因素的影响，可诱导产生突变株。

2. 基因重组与重配　两种不同而有亲缘关系的病毒在感染同一细胞时，病毒之间发生基因的交换称为基因重组。重组病毒体含有来自两个亲代病毒的核苷酸序列，其子代病毒具有两个亲代病毒的特性。基因分节段的 RNA 病毒，通过交换 RNA 节段而进行的重组被称为重配，如流感病毒等。

3. 病毒基因组与宿主细胞基因组的整合 病毒除在病毒间发生基因重组外，某些病毒还能与宿主细胞的基因组之间发生基因重组，许多 DNA 病毒如疱疹病毒、腺病毒和多瘤病毒的 DNA，都能与宿主细胞基因组整合，导致宿主细胞发生恶性转化。

4. 非重组变异 是指病毒基因产物的相互作用，属于病毒的非遗传物质变异。当同一细胞受到两种病毒感染时，除可发生基因重组外，也可发生病毒基因产物的相互作用，包括互补作用、表型混合与核壳转移等，导致子代病毒发生表型变异。

三、病毒变异的医学意义

对病毒遗传变异特性的研究，已被广泛地应用于病毒性疾病的诊断、治疗和预防领域。在艾滋病的发病中，由于编码 HIVgp120 基因突变而逃逸免疫系统的作用，成为无症状 HIV 感染病人出现临床表现的重要原因之一。通过核酸杂交、PCR 等技术检测病毒的核酸，可用于病毒性疾病的诊断。基因治疗、RNA 干扰等方法用于病毒性疾病的治疗。应用人工变异方法获得的减毒活疫苗以及基因工程疫苗、核酸疫苗、多肽疫苗等，可用于病毒性疾病的预防，成为控制病毒性疾病流行的有效手段之一。

第四节 病毒的感染与免疫

病毒感染的本质是病毒与机体、病毒与宿主细胞之间相互作用的过程。病毒感染的结果取决于宿主、病毒和其他影响免疫应答的因素。

一、病毒的致病性

病毒感染机体后，多数病毒首先在易感细胞中增殖，导致宿主细胞结构损害和功能障碍，同时激发机体对病毒的免疫应答造成免疫病理损伤。

（一）病毒对宿主细胞的直接作用

1. 杀细胞效应（cytocidal effect） 病毒在宿主细胞内增殖后，一次大量释放出子代病毒，引起细胞裂解死亡，被称为杀细胞性感染（cytocidal infection），主要见于无包膜、杀伤性强的病毒，如脊髓灰质炎病毒等。其主要机制在于：①病毒在复制过程中，干扰细胞核酸和蛋白质的合成，影响细胞的新陈代谢；②细胞膜或溶酶体膜的通透性增高或被破坏后，其中的水解酶释放引起细胞自溶；③病毒抗原成分表达于细胞膜上，发生自身免疫性细胞损伤；④病毒的毒性蛋白对细胞的毒性作用，如腺病毒的刺突；⑤病毒感染对细胞核、内质网、线粒体等细胞器可造成损伤，常使细胞出现混浊、肿胀、团缩等改变。

2. 稳定状态感染（steady-state infection） 某些有包膜的病毒，在细胞内复制增殖过程中，对细胞的影响不大，细胞病变较轻，在短时间内不溶解死亡，这种感染称为稳定状态感染。这些病毒在成熟后常以出芽的方式从细胞内释放并感染其他细胞。这些病毒使细胞膜成分变化，造成邻近细胞融合，形成多核巨细胞。如麻疹病毒引起的肺炎，在肺部可出现融合的多核巨细胞，这些病理学特征具有诊断价值。病毒抗原出现在细胞膜上，可被机体的特异性抗体或杀伤性 T 细胞（Tc）所识别。

3. 包涵体的形成　有些病毒感染细胞后，在普通显微镜下可见胞浆或胞核内出现嗜酸或嗜碱性，大小和数量不等的，圆形、椭圆形或不规则的斑块结构，称为包涵体（inclusion body）。病毒包涵体由病毒颗粒或未装配的病毒成分组成，也可能是病毒增殖的场所或细胞对病毒作用的反应物。如狂犬病病毒感染后在脑细胞的胞浆内出现嗜酸性包涵体，称内基小体（Negri body），可作为病毒感染的辅助诊断。包涵体破坏细胞的正常结构和功能，有时引起宿主细胞死亡。

4. 细胞凋亡　细胞凋亡是由细胞基因控制的程序性细胞死亡。病毒感染与细胞凋亡的过程是病毒与细胞相互作用的过程。有些病毒感染细胞后，激活宿主细胞凋亡基因，致使细胞核浓缩、染色体 DNA 被降解等变化，如人类免疫缺陷病毒和腺病毒等。有效的细胞凋亡对控制病毒在细胞内增殖、防止病毒在体内扩散具有积极意义。了解引起细胞凋亡的机制，对研究如何阻断或减少病毒致细胞损伤有重要价值。

5. 基因整合与细胞转化　DNA 病毒或逆转录病毒的核酸与细胞染色质基因组结合在一起，称为整合（integration）。整合后的病毒核酸称为前病毒。病毒基因整合有两种方式：①全基因组整合：逆转录病毒复制过程中以 RNA 为模板，在逆转录酶作用下逆转录合成 cDNA，再以 cDNA 为模板合成双链 DNA，此双链 DNA 前病毒整合入细胞染色体 DNA 中；②失常式整合：DNA 病毒复制时，病毒基因组中的部分基因或 DNA 片段随机整合入细胞的染色体 DNA 中，整合的病毒 DNA 随细胞分裂而传入子代细胞。两种整合方式的病毒 DNA 可随细胞分裂而分裂到子代细胞中。病毒整合可使细胞增殖加速，失去细胞间接触抑制，导致细胞转化。已知与人类肿瘤密切相关的病毒有：人乳头瘤病毒（宫颈癌）、乙型肝炎病毒（肝细胞癌）、EB 病毒（鼻咽癌）、人类 T 细胞白血病病毒（白血病）、人类免疫缺陷病毒（Kaposi 肉瘤）等。

（二）病毒感染的免疫病理作用

病毒侵入机体后，病毒感染细胞表面除表达病毒本身的抗原外，还会出现自身抗原，从而诱导机体的免疫应答，造成宿主的免疫病理损伤。通过免疫机制损伤机体是病毒致病的重要机制之一。

1. 抗体介导的免疫病理作用　病毒的自身结构成分如包膜蛋白、衣壳蛋白均为良好的抗原，可刺激机体产生相应抗体，抗体与抗原结合可阻止病毒扩散，促进病毒被清除。然而，感染后许多病毒抗原可出现于宿主细胞表面，与抗体结合后，激活补体，导致宿主细胞破坏，属 II 型超敏反应。抗原与抗体形成的免疫复合物沉积于血管壁，可引起 III 型超敏反应。

2. 细胞介导的免疫病理作用　特异性细胞免疫是宿主清除胞内病毒的重要机制，Tc 对靶细胞膜病毒抗原识别后引起的杀伤，能终止细胞内病毒复制，对感染的恢复起关键作用。但同时细胞免疫也可损伤宿主细胞，引起 IV 型超敏反应。

3. **致炎性细胞因子的病理作用** 病毒攻击宿主细胞后，机体可分泌产生大量的细胞因子如 INF-γ、TNF-α、IL-1 等，这些致炎性细胞因子将导致代谢紊乱，并活化血管活化因子，引起休克、DIC、恶病质等严重病理过程，甚至危及生命。

4. **免疫抑制作用** 某些病毒感染可抑制免疫功能，如艾滋病病毒、麻疹病毒、风疹病毒、巨细胞病毒、EB 病毒等。这些病毒导致体内潜伏病毒激活或促进某些肿瘤的生长，使疾病复杂化，亦可能成为病毒持续性感染的原因之一。

二、抗病毒免疫

病毒具有较强的免疫原性，能诱导机体产生抗病毒免疫应答，同时病毒又具有专性细胞内寄生性，与宿主细胞的关系极为密切，因此，抗病毒免疫机制具有其独特性。机体抗病毒免疫包括固有免疫和适应性免疫。固有免疫在病毒感染早期能够限制病毒的增殖与扩散，但将病毒从体内彻底清除则主要依赖于适应性免疫的作用。

（一）固有免疫

机体的固有免疫构成了抗病毒感染的第一道防线。固有免疫的屏障结构、吞噬细胞和补体等非特异性免疫机制在抗病毒感染中均起作用，但以干扰素和自然杀伤细胞最为重要。

1. **干扰素（IFN）** IFN 是最早发现的细胞因子，1957 年 Isaacs 在研究灭活病毒对活病毒的干扰现象时，发现病毒感染细胞可产生一种具有干扰活病毒增殖的可溶性物质，故称干扰素。病毒及其他细胞内寄生物、细菌内毒素、原虫、一些中草药和人工合成的双链 RNA 是 IFN 的诱生剂，其中病毒和双链 RNA 的诱生作用更强。IFN 除有抗病毒增殖活性外，还具有抗肿瘤和免疫调节等一系列其他生物学活性。

（1）种类与性质 由人类细胞诱生的 IFN 根据其抗原性不同分为 IFN-α、IFN-β、IFN-γ 三种，每种又可分不同的亚型。IFN-α 和 IFN-β 由多种细胞产生，二者统称为 I 型 IFN。IFN-γ 主要由淋巴细胞产生，又称为 II 型 IFN。前两者的抗病毒作用强于免疫调节作用，后者的免疫调节作用强于抗病毒作用。

IFN 是小分子量的糖蛋白，对蛋白酶敏感，56℃被灭活，但在 4℃下活性可保存较长时间，-20℃可长期保存活性。IFN 抗病毒活性的特点有：①广谱性：IFN 几乎可以使所有病毒的繁殖受到抑制，但病毒种类不同对其敏感性也不尽相同；②间接性：IFN 不能直接使病毒灭活，其抗病毒作用是通过诱导产生酶类等效应蛋白而发挥作用；③高活性：大约 1mg 纯化的 IFN 就有 2 亿个左右的活性单位，50 个左右 IFN 分子即可诱导一个细胞产生抗病毒状态；④种属特异性：IFN 的种属特异性是相对而言，一般在同种细胞中活性最高。

（2）抗病毒作用机制 IFN 不能直接灭活病毒，但能诱导细胞合成抗病毒蛋白（antiviral protein，AVP），从而达到抗病毒作用。IFN 通过与受染靶细胞上的相应受体结合，经信号转导机制等一系列生化反应，通过调控宿主细胞的基因，使之合成抗病毒蛋白，从而实现对病毒的抑制作用。抗病毒蛋白只作用于病毒，对宿主细胞的蛋白质合成没有影响。主要的抗病毒蛋白包括 2′-5′ 腺嘌呤核苷合成酶（2′-5′A 合成酶）、蛋白激酶、核糖核酸酶和磷酸二酯酶等，它们可使病毒 mRNA 降解或抑制病毒蛋白的合成，从而达到抗病毒作用。其作用机制主要有：① 2′-5′A 合成酶途径：此酶是一种依赖双链 RNA（dsRNA）的酶，被激活后使 ATP 多聚化，形成 2′-5′A 进一步降解病毒 mRNA；②蛋白激酶 PRK 途径：同样也是依赖 dsRNA 的酶，可使蛋白合成起始因子的 α 亚基（eIF-2α）磷酸化，从而抑制病毒蛋白质的合成。机体受到病毒感染后，IFN 在几小时以内即可迅速产生，早于特异性抗体的出现，因此 IFN 在机体抗病毒感染的早期发挥重要的作用。

（3）免疫调节和抗肿瘤活性　IFN 还具有免疫调节作用和抗肿瘤作用，其中 IFN-γ 最为重要，包括激活巨噬细胞、增强淋巴细胞对靶细胞的杀伤、活化 NK 细胞、促进细胞 MHC 抗原的表达等。此外，IFN 还能直接抑制肿瘤细胞的生长，用基因工程手段生产的 IFN 制剂和 IFN 诱生剂已广泛用于治疗一些病毒感染性疾病，如慢性乙型肝炎、单纯疱疹病毒性角膜炎、带状疱疹和水痘等已取得一定的疗效，对某些肿瘤（如 Kaposi 肉瘤等）有辅助治疗作用。

2. 自然杀伤细胞（NK）　NK 细胞来源于骨髓，是存在于人外周血及淋巴组织中的一类淋巴细胞亚群。NK 细胞是固有免疫系统中的一个重要效应细胞，具有非特异杀伤受病毒感染靶细胞的作用。在多种细胞因子的作用下，NK 细胞被活化发挥杀伤效应。一般机体被病毒感染 4 小时后即可出现杀伤效应，3 天时达高峰。NK 细胞发挥作用在机体适应性免疫应答之前，其杀伤过程不受 MHC 限制，不依赖抗体，对靶细胞的杀伤也无特异性，且多种分子均可激活 NK 细胞。NK 细胞的作用迅速，但其作用强度不及 Tc，因此在机体抗病毒感染早期发挥重要作用。在病毒特异性抗体出现后，NK 细胞可通过 IgG Fc 受体介导 ADCC 作用。

（二）适应性免疫

病毒抗原一般具有较强的免疫原性，能刺激机体产生特异性细胞免疫和体液免疫。由于病毒是一类严格寄生于宿主细胞内的非细胞型微生物，因此机体细胞免疫中的细胞毒性 T 细胞（Tc），通过杀伤病毒感染的靶细胞来清除病毒，是终止病毒感染使机体康复的主要机制。

1. 细胞免疫　机体对细胞内病毒的清除，主要依靠细胞毒性 T 细胞（Tc）和辅助性 T 细胞（Th）释放的细胞因子，在病毒感染的局部发挥作用，通过免疫细胞和靶细胞的接触或在局部释放细胞因子清除病毒。

（1）CD8+ Tc 细胞的作用　杀伤病毒感染细胞的机制在于：①释放穿孔素，在病毒感染细胞表面打孔导致细胞溶解死亡；②释放颗粒酶，使病毒感染细胞内一些酶类被激活，引起细胞凋亡；③激活 Fas，引发病毒感染细胞的细胞凋亡。

（2）CD4+ Th 细胞的作用　在抗病毒免疫中，活化的 Th1 细胞释放多种细胞因子，刺激 B 细胞增殖分化，活化 Tc 和巨噬细胞。Th1 细胞可分泌 IL-2 和 IFN-γ，激发细胞免疫应答；Th2 细胞可产生 IL-4 和 IL-5，诱导体液免疫应答。

2. 体液免疫 机体受病毒感染或接种疫苗后，体内出现针对病毒某些表面抗原的特异性抗体，包括中和抗体和非中和抗体。中和抗体对机体具有保护作用；非中和抗体无抗病毒作用，但可用于诊断某些病毒感染。体液免疫难以达到彻底清除病毒的目的，但可以保护宿主抵抗同种病毒的二次感染。

（1）抗体对游离病毒的作用 中和抗体是针对病毒表面且与病毒入侵有关的抗原产生的抗体，具有保护作用。中和抗体与病毒表面蛋白质抗原结合可以导致：①阻止病毒与宿主细胞受体结合；②稳定病毒使其不能正常脱壳，终止病毒的复制过程；③抗体与病毒结合后虽然不能降解病毒颗粒，但易于被巨噬细胞吞噬和清除；④抗体与有包膜病毒结合，通过激活补体使病毒裂解。

（2）抗体对病毒感染细胞的作用 病毒在细胞内增殖，使细胞膜表面表达病毒基因编码的抗原。抗体与其结合后，通过免疫调理作用，促进巨噬细胞吞噬病毒感染细胞。抗体与病毒感染细胞表面抗原的结合可以引发 NK 细胞、巨噬细胞及中性粒细胞的 ADCC 作用。

三、病毒感染的类型与传播方式

（一）病毒感染的类型

病毒侵入机体后，有些病毒只在入侵部位感染细胞，称为局部感染或表面感染，如鼻病毒仅在上呼吸道黏膜内增殖，引起普通感冒。有些病毒则从入侵部位通过血流或神经系统向全身或远处播散，造成全身感染或播散性感染。病毒进入血流称为病毒血症（viremia）。如麻疹病毒经呼吸道感染后，首先在黏膜上皮细胞中增殖，之后进入血流，随之进入淋巴组织等细胞内，大量增殖后再次入血并播散至全身的皮肤、口腔、呼吸道及淋巴组织等靶细胞，导致全身感染。根据病毒的种类、毒力以及机体免疫力等不同，机体感染病毒后可表现出不同的临床类型。

1. 隐性感染 病毒在宿主细胞内增殖但不出现临床症状者称为隐性感染或亚临床感染（subclinical infection）。隐性感染者虽无临床症状，但仍可获得对该病毒的特异性免疫而终止感染。如脊髓灰质炎病毒和流行性乙型脑炎病毒的感染者大多数为隐性感染，发病率仅占感染者的 0.1%。但有些隐性病毒感染者，不引起机体的特异性免疫，病毒不能被清除，成为病毒携带者。有些病毒感染（如脊髓灰质炎病毒、流行性乙型脑炎病毒等）时，大多数感染者为隐性感染。在隐性感染时，由于临床症状不明显，容易误诊或漏诊。此时病毒在体内增殖并可向外界播散，是重要的传染源，在流行病学上具有重要意义。

2. 显性感染 病毒在宿主细胞内大量增殖，导致机体出现症状者称为显性感染。根据临床症状出现早晚和持续时间长短又分为急性感染和持续性感染。

（1）急性病毒感染（acute viral infection） 又称为病原消灭型感染。当机体感染病毒后，潜伏期短，发病急，数日或数周即恢复，机体内往往不再有病毒，如普通感冒、流行性感冒和甲型肝炎等。

（2）持续性病毒感染（persistent viral infection） 在这类感染中，病毒可在机体内持续较长时间，达数月至数年，甚至终身携带病毒，并可成为重要的传染源，也是病毒感染中的一种重要类型。形成持续性病毒感染的原因有：①机体免疫功能低下，不能有效清除病毒；②病毒的抗原性变异或无免疫原性，不能有效刺激感染机体的免疫应答；③一些病毒在复制过程中产生缺损干扰颗粒（DIP），使病毒不能正常增殖，改变感染过程；④有些病毒的基因组与宿主细胞的基因组整合，与宿主细胞长期共存。持续性病毒感染又可因临床症状或发病机制的不同作如下分类。

慢性病毒感染（chronic viral infection）：显性或隐性感染后，病毒未能完全清除，临床症状轻微或无症状，迁延不愈而长期带毒，如乙型肝炎病毒、丙型肝炎病毒、巨细胞病毒和 EB 病毒等常形成慢性感染。

潜伏性病毒感染（latent viral infection）：在原发感染后，病毒基因存在于一定的宿主组织或细胞中，但病毒不复制，也不出现临床症状。在某些条件下病毒被激活增殖，导致疾病复发出现症状。急性发作期可以检测出病毒。如儿童初次感染水痘 - 带状疱疹病毒时引起水痘，但临床症状消失后，病毒仍然可以长期潜伏在脊髓后根神经节或颅神经的感觉神经节，当各种诱因导致局部或全身的免疫力降低时，潜伏的病毒被激活，经神经扩散至皮肤，增殖后引起带状疱疹，以躯干和面额部多见。

慢发病毒感染（slow virus infection or delay infection）：又称慢病毒感染。病毒感染后有很长的潜伏期，多不能分离出病毒，也无症状，如 HIV 感染。一些病因尚不清楚的疾病（因发现病变组织中存在某些病毒基因片段）被认为与慢病毒感染有关，如多发性硬化症（multiple sclerosis）、动脉硬化症等。还有一些非寻常病毒或待定生物因子（如朊粒）也引起慢发感染。

急性病毒感染的迟发并发症（delayed complication after acute viral infection）：如儿童感染麻疹病毒后，经过十几年的潜伏期，个别儿童在青春期会发生亚急性硬化性全脑炎（subacute sclerosing panencephalitis，SSPE）。

（二）病毒的传播方式

病毒侵入机体的途径和方式直接影响病毒感染的发生和发展。病毒感染的传播途径同细菌感染类似，有呼吸道、消化道、泌尿生殖道、创伤感染、接触感染、血液传播、性传播和节肢动物媒介等多种传播途径。病毒感染的传播方式包括垂直传播和水平传播。

1.**垂直传播** 是指病毒由亲代传播给子代的方式，也称围产期传播，主要见于发生病毒血症或病毒与血细胞紧密结合的感染。垂直传播是病毒感染的特点之一，这种传播方式在其他微生物极少见。已知有十余种病毒可致垂直感染，其中以乙型肝炎病毒、巨细胞病毒、人类免疫缺陷病毒和麻疹病毒为多见，可引起死胎、流产、早产或先天畸形等；被感染的子代也可以没有任何症状而成为病毒携带者，如乙型肝炎病毒。

2. 水平传播 是指病毒在人群中不同个体之间的传播，也包括从动物到动物再到人的传播。病毒主要通过皮肤和黏膜如呼吸道、消化道或泌尿生殖道等途径传播，但在特定条件下可直接进入血循环，如输血、注射、机械损伤和媒介叮咬等。

表 8-1 常见病毒感染的主要传播途径及方式

传播途径	传播方式	病毒种类
呼吸道	空气、飞沫或气溶胶、痰、唾液	流感病毒、鼻病毒、腺病毒、麻疹病毒、风疹病毒、水痘病毒、冠状病毒等
消化道	污染水或食物	脊髓灰质炎病毒、其他肠道病毒、轮状病毒、甲型肝炎病毒、戊型肝炎病毒、部分腺病毒等
眼及泌尿生殖道	直接或间接接触、性交	腺病毒、肠道病毒 70 型、单纯疱疹病毒、巨细胞病毒、人乳头瘤病毒、人类免疫缺陷病毒等
血液	注射、输血或血液制品、器官移植等	乙型肝炎病毒、丙型肝炎病毒、人类免疫缺陷病毒等
媒介	昆虫叮咬、狂犬和鼠类咬伤	脑炎病毒、狂犬病病毒、出血热病毒等
胎盘、产道及乳汁	孕期、分娩、哺乳	巨细胞病毒、风疹病毒、乙型肝炎病毒、人类免疫缺陷病毒等

思考题

1. 病毒是什么？在完成本章内容学习后，请试着回答这个问题。

2. 病毒的复制过程是病毒与宿主共同进化的结果，你同意这个观点吗？能否举例证实或否定这一观点？

3. 从病毒的致病机制中，体会人类免疫系统作出的反应可能产生什么后果，并作出你的评价。

第九章　常见致病病毒

本章导学

在感染性疾病中，由病毒引起的约占75%，无论在发病率、致死率以及对社会造成的经济损失上都首屈一指。

本章中，我们将从形形色色的医学病毒中了解它们被发现的经过；认识它们各有特点的基因组成与结构；熟悉它们的复制过程；更要紧的是体会它们对人类造成的危害以及我们将如何应对它们。

引起人类致病的病毒于宿主选择而言，存在两种情况：一是只在人际传播（如天花病毒、脊髓灰质炎病毒、麻疹病毒等）；二是可以人兽共患（如流感病毒、狂犬病毒、日本脑炎病毒等）。人类常见的致病病毒除可按感染途径与部位分为呼吸道病毒、肠道病毒、肝炎病毒、性传播病毒、虫媒病毒等之外，更能从本质上进行比较的是根据病毒核酸的类型，将其划分为RNA病毒、DNA病毒和逆转录病毒。

第一节　RNA病毒

RNA病毒是最常见的人类致病病毒，按其核酸结构，分为双链RNA病毒、单正链RNA病毒和单负链RNA病毒三类。

一、流行性感冒病毒

流行性感冒病毒（influenza virus）简称流感病毒，是正黏病毒科（Orthomyxoviridae）的代表种，为单负链RNA病毒，包括人流感病毒和动物流感病毒。人流感病毒分为A型（甲型）流感病毒属（Influenzavirus A）、B型（乙型）流感病毒属（Influenzavirus B）、C型（丙型）流感病毒属（Influenzavirus C），均为常见的人类病毒属。其中甲型流感病毒抗原性易发生变异，曾多次引起世界性大流行；乙型流感病毒对人类致病性较低；丙型流感病毒只引起人类不明显的或轻微的上呼吸道感染，很少造成流行。

（一）发现与描述

"流行性感冒"在英语中为"influenza"，后者据查源于意大利语的"魔鬼"一词。1658年，在意大利威尼斯发生的一场疫病，夺去了6万人的生命，在这里最先见到用"魔鬼"一词来描述这场灾难，后人推测这就是一次"流感"的爆发流行。据分析，最早关于"流感"症状的记载见于公元前 412 年 Hippocrates 的描述。此后欧洲历史上屡有关于"流感"大流行的记载，其中以 1580 年最为详尽。进入 20 世纪后，根据世界卫生组织流感监测网统计，共发生过 6 次世界大流行，分别在 1900 年、1918 年、1957 年、1968 年、1977 年、2000 年。其中以 1918 年的流行最为严重，死亡人数超过 2000 万，比第一次世界大战的死亡人数还要多。1918 年的流感大流行，促使科学家竭尽全力来研究其病因。1931 年 Richard E. Shope 发表了关于猪流感的研究报告，指出当时在美国流行的猪流感与 1918 年流行的人流感系同源病毒；1933 年 Alphonse Raymond Dochez 及其同事通过鸡胚连续培养采自患者咽喉部的病毒获得成功；紧接着，Sir Christopher Howard Andrewes 等人从雪貂中成功分离出事先接种的流感病毒，这为流感病毒研究成功建立了动物模型。甲、乙、丙型流感病毒分别于 1933 年、1940 年、1949 年分离成功。流感病毒可用鸡胚羊膜腔或尿囊腔分离培养，一般初次培养采用鸡胚羊膜腔接种，传代培养采用鸡胚尿囊腔接种；也可接种人胚肾或猴肾细胞培养增殖，但病毒增殖不引起细胞的明显病变。

　　流感病毒由核衣壳和包膜构成，多呈球形，直径 80 ～ 120nm，从病人体内初次分离时病毒可呈长短不一的丝状或杆状。流感病毒的 A 型（甲型）、B 型（乙型）、C 型（丙型）三属，是依据其内膜（M）蛋白、核蛋白（NP）的抗原性差异以及生物学特性的不同而区分的。其中 A 型（甲型）流感病毒有着极广的宿主范围，包括从鲸鱼、海豹直到猪、马的各哺乳动物和火鸡、家鸡、野鸡等禽类。根据病毒表面血凝素（hemagglutinin，HA）和神经氨酸酶（neuraminidase，NA）的不同，各种组合的不同亚型 A 型（甲型）流感病毒有着相对固定的宿主。已知的血凝素（HA）亚型有 15 个（H1 ～ H15），神经氨酸酶（NA）亚型有 9 个（N1 ～ N9），但目前发现的人 A 型（甲型）流感病毒始终为 H1 型、H2 型、H3 型和 N1 型、N2 型的组合。B 型（乙型）流感病毒宿主范围较窄，除感染人类外，尚感染海豹、雪貂等哺乳动物；C 型（丙型）流感病毒类似 B 型（乙型）流感病毒，宿主范围限于人类、猪与狗。

　　A 型（甲型）流感病毒的刺突蛋白（血凝素与神经氨酸酶）很容易发生变异，这往往是人群免疫保护水平缺失而导致疾病流行的原因。刺突蛋白变异幅度的大小可影响流感流行之规模。习惯上将一个地区流感发病率达到 1% 时，称为小流行；发病率接近10% 时，称为中等度流行；发病率在 10% ～ 15% 时，称为大流行，可跨越国界与洲界。若因基因组自发点突变，造成的小幅度变异称为抗原漂移（antigen drift），可形成新毒株，引起小规模流行。因基因组重排造成大幅变异，称为抗原转换（antigen shift），可形成新亚型，往往造成大规模爆发流行。B 型（乙型）流感病毒仅出现小范围流行。C 型（丙型）流行病毒则极少引起流行。迄今在世界上发现的 A 型（甲型）流感病毒亚型有：H1N1（人流感、猪流感）、H1N2（猪流感）、H2N2（人流感、禽流感）、H3N1（猪流感）、H3N2（人流感、猪流感）、H3N8（马流感、狗流感）、H4N8（禽流感）、H5N1（禽流感、猫流感）、H5N2（禽流感）、H5N9（禽流感）、H6N5（禽流感）、H7N1（禽流感）、H7N2（禽流感）、H7N3（禽流感）、H7N4（禽流感）、H7N7（禽流感）、H8N4（禽流感）、H9N2（禽流感）、H10N7（禽流感）、H11N6（禽流感）、H12N5（禽流感）、H13N6（禽流感）、H14N5（禽流感）。

（二）基因与结构

1.病毒基因　A 型（甲型）、B 型（乙型）流感病毒的基因组总长度为 13.6kb，均由 8 个独立(物理上非连续)的片段构成，原则上每个片段编码一种蛋白质(表 9-1，图 9-1)。C 型（丙型）流感病毒基因组仅含 7 个独立片段，缺乏神经氨酸酶（NA）编码基因。

表 9-1　A、B 型流感病毒的基因组构成及编码蛋白

基因（节段）	核苷酸长度（bp）	编码蛋白	功能
1	2341	PB2	RNA 多聚酶成分（非结构蛋白）
2	2341	PB1	RNA 多聚酶成分（非结构蛋白）
3	2233	PA	RNA 多聚酶成分（非结构蛋白）
4	1778	HA	包膜刺突血凝素（结构蛋白）
5	1565	NP	衣壳蛋白（结构蛋白）
6	1413	NA	包膜刺突神经氨酸酶（结构蛋白）
7	1027	M1	基质蛋白（结构蛋白）
		M2	包膜蛋白（结构蛋白）
8	890	NS1	调节蛋白（非结构蛋白）
		NS2	功能不明（非结构蛋白）

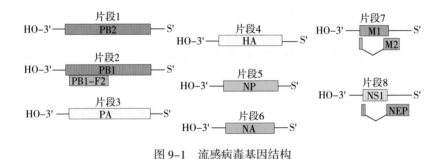

图 9-1　流感病毒基因结构

2.病毒的结构　电镜下流感病毒多呈球形，直径 80 ～ 120nm，从病人体内初次分离时病毒可呈长短不一的丝状或杆状。病毒体由核衣壳和包膜构成（图 9-2）。

（1）核衣壳　呈螺旋对称性，由核心和衣壳构成。其中核心为病毒的核酸及 RNA 多聚酶 PB2、PB1、PA。病毒的核酸为单负链、分节段的 RNA。核酸分节段性使病毒在复制中易出现基因重组，引起新毒株出现。病毒衣壳蛋白又称为核蛋白（nucleoprotein，NP），抗原性稳定，为型特异性抗原。病毒的 RNA 与核蛋白结合后合称为核糖核蛋白（ribonucleoprotein，RNP），即核衣壳。

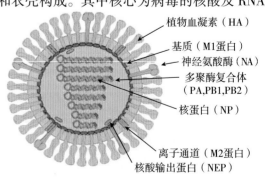

植物血凝素（HA）
基质（M1蛋白）
神经氨酸酶（NA）
多聚酶复合体（PA,PB1,PB2）
核蛋白（NP）
离子通道（M2蛋白）
核酸输出蛋白（NEP）

图 9-2　流感病毒结构模式图

（2）包膜 流感病毒的包膜为两层结构。其内层为基质蛋白（matrix protein，M1），具有保护核心维持病毒外形的作用，同时具有型特异性。外层为来自宿主细胞膜的脂质双层结构。甲乙两型流感病毒包膜上镶嵌有3种膜蛋白：血凝素、神经氨酸酶及膜蛋白M2。HA和NA组成了流感病毒表面的刺突；M2则镶嵌于包膜中，为一种跨膜蛋白，与病毒复制关系密切。

1）血凝素（HA） 为糖蛋白，构成三棱柱形的三聚体，其中每一单体均由HA1和HA2两个亚单位组成。HA1为与宿主细胞病毒受体（唾液酸）的结合部位，其结构序列的改变，可导致病毒发生宿主转换。HA2具有膜融合活性，可促使病毒包膜与宿主细胞膜的融合并释放核衣壳。HA主要作用：①介导病毒吸附和穿入宿主细胞，可与宿主细胞表面寡聚糖末端的N-乙酰神经氨酸（唾液酸）结合。并促使病毒包膜与宿主包膜融合，使病毒核衣壳释放入胞浆。因此HA也决定了流感病毒的不同宿主嗜性。例如，马流感、禽流感病毒结合的寡糖为唾液酸 α-2,3-半乳糖-β1,4-葡萄糖（SA-α-2,3-Gal-β1,4-Glu）；而人流感病毒结合的寡糖为唾液酸 α-2,6-半乳糖-β1,4-葡萄糖（SA-α-2,6-Gal-β1,4-Glu）。②红细胞凝集作用，可与多种动物的红细胞表面受体结合，引起红细胞凝集。③刺激机体产生抗体，该抗体具有中和作用，可抑制HA引起的红细胞凝集现象，称为血凝抑制抗体。④具有亚型和株的特异性，是甲型流感病毒亚型划分的主要依据之一。根据HA抗原性的不同，甲型流感病毒已发现有15个HA亚型（H1～H15）。

2）神经氨酸酶（NA） 为糖蛋白，是由4个同源亚单位组成的四聚体。主要作用：①参与病毒的释放与扩散，NA可水解宿主细胞膜表面糖蛋白末端的N-乙酰神经氨酸，有利于病毒的释放，并可液化细胞表面的黏液，有利于病毒的扩散。②刺激机体产生抗体，该抗体虽不是中和抗体，但有助抑制病毒的释放和扩散。③具有亚型和株的特异性，根据NA抗原性的不同，甲型流感病毒已发现9个NA亚型（N1～N9）。

（三）病毒复制

流感病毒的复制是在宿主细胞核内完成，这一点与大多数RNA病毒不同。病毒由血凝素介导吸附敏感细胞表面，经胞饮作用进入宿主细胞，经M2活化HA2促使膜融合而完成穿入过程，并释放出核衣壳——核糖核蛋白（RNP）。RNP移入核内，借助病毒RNA多聚酶与宿主mRNA 5′端甲基化引物，启动病毒的mRNA的转录。病毒RNA合成后，一方面开始翻译合成病毒早期蛋白，主要为NP与NSI。另一方面，以正链RNA为模板复制子代病毒RNA。随后利用宿主细胞的转录、翻译机制，形成病毒结构蛋白（晚期蛋白）。子代病毒RNA与RNA多聚酶及核蛋白在核内装配形成RNP。HA与NA则在宿主细胞内质网与高尔基体上糖基化，组合成多聚体，转运至细胞膜等待装配。核内RNA移入细胞质后，经M1介导在宿主细胞膜上完成最后装配而以出芽方式释放。由于复制过程缺乏RNA校对酶，流感病毒复制过程存在极高的差错率（大约万分之一），这是流感病毒极易出现抗原变异的原因。

（四）致病性与临床表现

流感病毒感染一般只在局部黏膜细胞内增殖，不产生病毒血症。病毒感染部位可出现细胞变性、坏死、脱落等病理改变，但这一改变是病毒的直接损伤所致，还是免疫应答的后果，目前尚难定论。目前对流感病毒致病性的认识主要有两点：一是流感病毒的血凝素是最主要的致病因子，其决定宿主类型和感染部位，甚至决定感染的严重程度。不同的血凝素对不同类型唾液酸寡糖的选择性结合决定流感病毒的宿主；不同部位的精氨酸蛋白酶的类型可选择激活不同结构的血凝素，这就决定了流感病毒在哪些器官、哪些部位的黏膜细胞内定居、增殖。鼻腔、咽喉部位含有大量精氨酸蛋白酶，这就是大多数流感病毒成为呼吸道感染病毒的原因。二是宿主的免疫反应状态决定了感染的严重程度。研究表明，流感病毒可以诱导宿主细胞释放大量的前炎症因子，被称为"细胞因子风暴"（cytokine storm）现象，而同样引起普通感冒的鼻病毒感染时就不发生这一现象。这种"细胞因子风暴"现象是临床发热、头痛、肌肉酸痛等"中毒样症状"的病理基础。有学者认为"细胞因子风暴"现象的出现与病毒数量有关。

流感病毒感染，起病急，一般有 1 ~ 4 天的潜伏期，以畏寒、头痛、发热、乏力等中毒症状和鼻塞、流涕、咳嗽、咽痛等上呼吸道症状为主要表现。发热可达 38℃ ~ 40℃，持续 1 ~ 3 天，病程一般约 1 周。婴幼儿、年老体弱者易发生并发症，以细菌性肺炎、Reye 综合征等多见，严重者可导致死亡。

（五）检测与防治

1. 微生物学检测 微生物学检测多用于流感病毒的流行病学调查，很少用于临床诊断，而流感的临床诊断仍主要根据临床表现与病史调查。一般取疑似患者鼻咽分泌物经抗生素处理，接种鸡胚或细胞行病毒分离，并通过血凝试验以确定病毒是否存在。若血凝试验阳性，则再以各型已知免疫血清进行血凝抑制试验以确定型别。疑似患者确诊一般采用双份血清抗体测定，以患者急性期及恢复期血清同时进行血凝抑制试验，如恢复期血清效价增长 4 倍以上，有诊断价值。近年来，作为快速病毒核酸诊断方法的病毒核酸序列分析与多聚酶链式反应（PCR）已在临床推广应用。

2. 防治 流行性感冒是最常见的人类感染性疾病，每年发病人数超过 1000 万。感染后可获得对同型病毒的免疫力，一般维持 1 ~ 2 年；对季节性流行的未变异病毒株，人群可维持一定的免疫水平；对于引起大规模流行的变异菌株，人群普遍易感。

季节性流感的免疫预防，主要应用 WHO 推荐的灭活多价流感疫苗。对于全球性流行性流感，目前尚无可以控制的有效方法。个人预防措施主要是加强锻炼增强体质、养成良好的卫生习惯（如勤洗手、不随地吐痰等）、流行季节减少公众接触等。

流行性感冒的临床治疗，以充分休息和对症处理（如退热）为主，可适当选用抗病毒药物。目前开发的抗流感病毒药物主要分为两类：一是神经氨酸酶抑制剂，如达菲等；二是 M2 蛋白抑制剂，如金刚烷胺类药物。中医药治疗流感有一定经验积累，如桑菊饮、银翘散、玉屏风散等方剂对消除、缓解流感症状均有较好效果。

二、冠状病毒

冠状病毒（Coronavirus）是冠状病毒科的一个属，为单正链 RNA 病毒。目前所知，冠状病毒科病毒只感染脊椎动物。冠状病毒科原先只包含 1 个属，即冠状病毒属。1991年，在国际病毒分类委员会（ICTV）第五次报告中，又增加了 1 个新属——隆病毒属。在 2002 年冬到 2003 年春肆虐全球的严重急性呼吸综合征（Severe Acute Respiratory Syndrome，SARS）就是冠状病毒科冠状病毒属中的一种。

（一）发现与描述

冠状病毒早在 1937 年就在鸡身上被发现。1965 年，Tyrrell 等用人胚气管培养方法，从普通感冒病人鼻洗液中分离出第一株人冠状病毒，并命名为 B814 病毒。随后，Hamre 等用人胚肾细胞分离得到类似病毒，代表株命名为 229E 病毒。1967 年，Mclntosh 等用人胚气管培养从感冒病人中分离到一批病毒，其代表株是 OC43 株。1968 年，Almeida 等对这些病毒进行了形态学研究，电子显微镜观察发现这些病毒表面有明显的棒状粒子突起，使其形态看上去形似花冠或日冕，故命名为"冠状病毒"。

冠状病毒为多形态，病毒直径为 80 ~ 160nm，有包膜；包膜表面的棒状粒子突起（即刺突）长 12 ~ 24nm，突起末端呈球状，故整个突起呈花瓣状或梨状，突起之间有较宽的间隙。

人类目前对冠状病毒的认识相当有限。这类病毒具有呼吸道、胃肠道和神经系统嗜性。儿童冠状病毒感染并不常见，但 5 ~ 9 岁儿童有 50% 可检出中和抗体，成人中70% 中和抗体阳性。在美国密执安州的一次家庭检查中，发现冠状病毒可以感染各个年龄组，0 ~ 4 岁占 29.2%，40 岁以上占 22%，在 15 ~ 19 岁年龄组发病率最高。这与其他上呼吸道病毒的流行情况不尽相同。冠状病毒感染呈全世界范围分布，中国、印度、俄罗斯、英国、美国、德国、日本、芬兰等国均已发现本病原的存在。

（二）基因与结构

1. 病毒基因　冠状病毒的基因组为不分段的正股单链 RNA，分子量为 6×10^6 ~ 8×10^6 Da，基因组大小为 27 ~ 30kb，是所有 RNA 病毒中最大的。该 RNA 具有感染性，在其 5′ 末端有帽结构，3′ 末端含有共价结合的 poly（A）尾，这是正链 RNA 特有的重要结构特征。在正股 5′ 末端的非编码区和负股 5′ 末端（即正股 3′ 末端的反向互补序列）之间有明显的同源序列。比较不同 mRNA 基因之间的同源性发现，基因组 RNA 5′ 末端序列与不同 mRNA 基因之间的序列有高度的同源性，都有 UAAAC 序列，在先导 RNA 序列与基因内部起始位点之间有 7 ~ 18 个核苷酸是相同的。这些序列的特点与冠状病毒的先导引物转录有关。目前已经证实，冠状病毒基因组 RNA 具有很高的重组率，会导致其抗原性发生变化。

2. 病毒结构　成熟冠状病毒颗粒有核衣壳与包膜结构（图 9-3）。病毒颗粒内部为

RNA 和蛋白质组成的核衣壳，呈螺旋式结构，直径 9 ~ 16nm。病毒颗粒包膜由双层脂质组成，在脂质双层中主要穿插有两种糖蛋白：膜糖蛋白（Membrane Protein，M，又称 E1）和刺突糖蛋白（Spike Protein，S，又称 E2）。在某些冠状病毒的包膜上还含有血凝素糖蛋白（Hemagglutinin-esterase，HE，又称 E3），这些冠状病毒主要包括牛冠状病毒、猪血凝性脑脊髓炎病毒、人类冠状病毒 OC43 和火鸡蓝冠病病毒。另外，小鼠肝炎病毒的部分毒株如 DVIM 株包膜

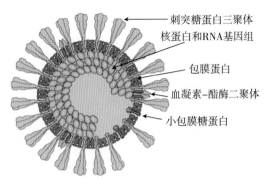

图 9-3　冠状病毒结构模式图

中亦含有 HE。存在于病毒包膜上的糖蛋白具有不同的功能：E1 是一种跨膜糖蛋白，它通过 3 个疏水 α-螺旋区 3 次插入脂质双层，故其大部分（85%）位于脂蛋白内，仅有 N 端糖基化的小部分暴露在双层脂质外面。E1 的功能类似正黏病毒、副黏病毒以及弹状病毒的非糖基化膜蛋白，在病毒装配期间将核衣壳连接到包膜上。另外，抗 M 抗体在补体存在时可中和病毒感染性。E2 大部分暴露在脂质层外面，是构成包膜突起的主要成分，它由 2 个同样大小的多肽组成。E2 直接与宿主细胞受体结合，引起细胞融合，并具有诱导产生中和抗体和细胞介导免疫等功能。E3 是具有血凝特性的冠状病毒所特有的一种糖蛋白，它能引起红细胞凝集，并具有乙酰酯酶活性。

（三）病毒复制

　　冠状病毒通过两种方式侵入细胞：一为细胞对病毒的吞饮，一为病毒包膜与细胞膜融合。冠状病毒成熟颗粒中，并不存在 RNA 病毒复制所需的 RNA 聚合酶，它进入宿主细胞后，经脱壳，RNA 基因组进入细胞质中。冠状病毒基因组中具有一个 5′ 甲基化帽子结构和 3′ poly（A）尾巴，结构与宿主 RNA 相似，所以病毒 RNA 可在核糖体上进行翻译，直接以病毒基因组 RNA 为翻译模板，表达出病毒 RNA 聚合酶，再利用这个酶完成负链亚基因组 RNA（sub-genomic RNA）的转录合成、各种结构蛋白 mRNA 的合成，以及病毒基因组 RNA 的复制。冠状病毒各个结构蛋白成熟的 mRNA 合成，不存在转录后的修饰剪切过程，而是直接通过 RNA 聚合酶和一些转录因子，以一种"不连续转录"的机制，通过识别特定的转录调控序列（transcription regulating sequences，TSR），有选择性地从负链 RNA 上，一次性转录得到构成一个成熟 mRNA 的全部组成部分。结构蛋白和基因组 RNA 复制完成后，在胞浆内进行核衣壳的装配，并在内质网和高尔基体的质膜上出芽成熟。某些病毒就在此时附加包膜突起——刺突，但并非所有的出芽成熟病毒都有刺突。虽然有时可在胞膜内发现病毒特异性抗原，冠状病毒看来并不在细胞膜上出芽。聚集在感染细胞胞浆空泡内的病毒颗粒，可借助空泡与细胞膜的融合或在细胞崩解时释放到细胞外。

（四）致病性与临床表现

冠状病毒的自然宿主范围很广，可引起禽和人感染。冠状病毒的发病机理尚不清楚，可能与动物年龄、遗传、感染途径和病毒株等因素有关。病毒经口、鼻感染后，对淋巴细胞、单核/巨噬细胞、上皮细胞和实质细胞等均具有杀细胞作用，从而损害多种器官。慢性感染时可引起Ⅲ型超敏反应性疾病。冠状病毒急性感染之后，还可能发生持续性感染，病毒在细胞与细胞之间慢性传播，引起细胞死亡和器官病理变化。这种现象已在小鼠肝炎病毒等得到证实。其他冠状病毒，如鸡传染性支气管炎病毒、人冠状病毒也可能发生持续性感染。

病毒一般在上皮细胞内生长，也可引起肝脏、肾脏、心脏和眼睛等感染。目前研究人类冠状病毒尚无合适的动物模型，常用组织器官材料进行病毒分离和增殖。

冠状病毒的血清型和抗原变异性还不明确。冠状病毒可以发生重复感染，表明其存在有多种血清型，并有抗原的变异，其免疫较困难，目前尚无特异的预防和治疗药物。病毒对热敏感，紫外线、石碳酸、0.1%过氧乙酸等都可在短时间内将病毒杀死。

冠状病毒引起的人类疾病主要是呼吸系统感染（包括SARS）。该病毒对温度很敏感，在33℃时生长良好，但35℃就使之受到抑制。由于这个特性，冬季和早春是该病毒疾病的流行季节。呼吸系统感染的冠状病毒通过呼吸道分泌物排出体外（如SARS），经唾液、喷嚏、接触传染，并通过空气飞沫传播。冠状病毒是成人普通感冒的主要病原之一，儿童感染率较高，主要是上呼吸道感染，一般很少波及下呼吸道。其潜伏期一般为2～5天，平均为3天。典型的冠状病毒感染常见流涕、全身不适等感冒症状。不同型别病毒的致病力不同，引起的临床表现也不尽相同，OC43株引起的症状一般比229E病毒严重。冠状病毒感染也可出现发热、寒战、呕吐等症状，病程一般在1周左右，临床过程轻微，很少有后遗症。另外，还可引起婴儿和新生儿急性肠胃炎，主要症状是水样大便、发热、呕吐，每天可拉十余次，严重者甚至出现血水样便。冠状病毒感染极少数情况下也引起神经系统综合征。

（五）检测与防治

1.**微生物学检测**　常作为该病原确诊的依据。采集鼻、咽洗液加抗生素后接种人胚气管培养和细胞培养1～2周，逐日检查纤毛运动及细胞病变，并用补体结合及中和抗体试验鉴定病毒，或用双份血清做补体结合试验及中和抗体测定，若有4倍以上升高者可确诊。间接血凝试验快速、灵敏、特异性强。核酸检测有助于快速诊断。

一般说来，冠状病毒的分离培养比较困难，特别是初代分离培养。但必须指出，已经适应了在体外培养细胞上生长的病毒，可在传代细胞上良好增殖。大多数冠状病毒感染具有2～4小时的隐蔽期，于感染后12～16小时产生大量的子代病毒。病毒吸附过程与细胞表面的特异性受体和病毒的刺突有关。人冠状病毒适合使用人胚肾细胞、HeLa细胞、人胚气管环器官培养、人胚肺细胞等培养。

2.**防治**　对其预防有特异性预防和普通预防。特异性预防主要是疫苗针对性预防措施。疫苗的研制是有可能的，但需要时间较长，病毒繁殖问题是目前的主要难题；普通预防措施主要是指预防春季呼吸道传染疾病的一些措施，如保暖、洗手、通风，勿过度疲劳及勿接触病人，少去人多的公共场所等。

目前尚无有效的抗病毒药物。现有的抗病毒药物除效果不理想外，还有较大的副作用，且多数呼吸道病毒感染均为自限性，使用现有抗病毒药物的意义不大。中医药辨证治疗病毒感染具有一定疗效。在 2003 年 SARS 病毒风靡全球的时候，国内医学界使用中药复方辅助防治 SARS 感染，起到了相当重要的作用。

第二节　DNA 病毒

在人类致病病毒中 DNA 病毒数量远少于 RNA 病毒，根据其核酸结构，DNA 病毒分为双链 DNA 病毒（22 个科）与单链 DNA 病毒（6 个科）。其中 5 个科、十余种病毒为人类致病病毒。

疱疹病毒

疱疹病毒（Herpesvirus）是一群中等大小的双股 DNA 病毒（图 9-4），有 100 个以上成员，根据其理化性质分为 α、β、γ 3 个亚科。α 疱疹病毒亚科（Alphaherpesvirinae）含单纯疱疹病毒属（Simplexvirus）、水痘病毒属（Varicellovirus）、马立克病病毒属（Mardivirus）、传染性喉支气管炎病毒属（Iltovirus）4 个属，病毒增殖速度快，引起细胞病变。β 疱疹病毒亚科（Betaherpesvirinae）含巨细胞病毒属（Cytomegalovirus）、鼠巨细胞病毒属（Muromegalovirus）、玫瑰疱疹病毒属（Roseolovirus）3 个属，生长周期长，感染细胞形成巨细胞。γ 疱疹病毒亚科（Gammaherpesvirinae）含淋巴隐潜病毒属（Lymphocryptovirus）、弱病毒属（Rhadinovirus）2 个属，感染的靶细胞是淋巴样细胞，可引起淋巴增生。另有不能归属 3 个亚科的洄鱼疱疹病毒属（Ictalurivirus）1 个属。疱疹病毒感染的宿主范围广泛，可感染人类和其他脊椎动物。引起人类感染的有 8 种疱疹病毒（表 9-2）。疱疹病毒主要侵犯外胚层来源的组织，包括皮肤、黏膜和神经组织。感染部位和引起的疾病多种多样，并有潜伏感染的趋向，严重威胁人类健康。

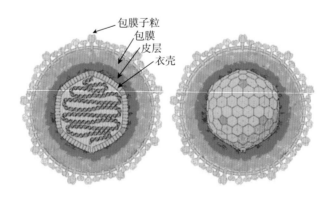

图 9-4　疱疹病毒结构模式图

表 9-2　引起人类感染的疱疹病毒

病 毒 类 型	所 致 疾 病
单纯疱疹病毒 1 型（人类疱疹病毒 1 型，HHV-1）	龈口炎、唇疱疹、角膜炎、结膜炎、脑炎、甲沟炎
单纯疱疹病毒 2 型（人类疱疹病毒 2 型，HHV-2）	生殖器疱疹、新生儿疱疹、宫颈癌
水痘 - 带状疱疹病毒（人类疱疹病毒 3 型，HHV-3）	水痘、带状疱疹、肺炎、脑炎
EB 病毒（人类疱疹病毒 4 型，HHV-4）	传染性单核细胞增多症、Burkitt 淋巴瘤、鼻咽癌（相关）
巨细胞病毒（人类疱疹病毒 5 型，HHV-5）	传染性单核细胞增多症、巨细胞包涵体病、肝炎、间质性肺炎、视网膜炎、婴儿畸形
人类疱疹病毒 6 型（HHV-6）	幼儿急疹（玫瑰疹）、间质性肺炎、骨髓抑制
人类疱疹病毒 7 型（HHV-7）	不明确
人类疱疹病毒 8 型（HHV-8）	参与某些肿瘤及增生性疾患的致病过程，如 Kaposi 肉瘤

（一）发现与描述

"Herpes" 一词是由 Hippocrates 首先提出的，"Herpes" 一词源于希腊语 "herpein"，意为匍匐爬行，是对疱疹病毒引起皮肤损害的描述。1913 年，德国眼科医生 Wilhelm Grater 将疱疹患者眼分泌物接种至兔的角膜，证实了疱疹的传染性，这个实验被称为 Grater 实验，以后成为临床重要的疱疹感染的检测方法。1925 年，美国病毒学家 Ernest Goodpasture 论证了疱疹病原体由神经传播，而非血行传播。在此基础上，1939 年，澳大利亚病毒学家、诺贝尔奖获得者 Frank Lac Farlane burnet 提出疱疹病原体的潜伏感染学说。1954 年，诺贝尔获得者 Thomas weller 成功分离了水痘 - 带状疱疹病毒。1964 年，Epstein 及其同事成功分离了 EB 病毒。1968 年，Gertrude 和 Werner henle 最终由单核细胞增多症患者身上成功分离了单纯疱疹病毒。

疱疹病毒科病毒虽然生物学特性差异很大，但它们在形态学上具有较高的相似性。电镜下，疱疹病毒呈中等大小球形，有包膜，直径 120 ~ 200nm。大多数疱疹病毒都能够在二倍体细胞内培养、增殖，但在不同亚科，病毒具有不同的宿主细胞范围。其中 α 疱疹病毒亚科的宿主范围较宽，在细胞培养中繁殖传播快，可产生明显的细胞病变效应，病毒在神经节细胞中建立潜伏感染。β 疱疹病毒亚科的宿主范围相对狭窄，在细胞培养中繁殖较慢，经常形成巨细胞，易建立携带状态培养，病毒在分泌腺、淋巴组织、肾组织内建立潜伏感染。γ 疱疹病毒亚科的宿主范围最窄，仅限于自然宿主细胞，在细胞培养中可产生溶细胞现象，病毒一般在淋巴细胞中建立潜伏感染。

人类致病疱疹病毒存在不同的感染形式，这些感染形式可分为下列几种类型：①增殖性感染，指疱疹病毒的原发感染，病毒进入宿主细胞后，大量增殖导致宿主细胞破坏的感染状态。②潜伏性感染，指原发感染后，未清除的病毒在特定的细胞内，以非活化状态存留，不增殖不引起细胞破坏的感染状态。③整合感染，指细胞受感染之后，病毒基因整合于宿主细胞 DNA 中的感染状态，常可促使细胞转化。疱疹病毒的增殖性感染是病毒致病性的临床表现形式；疱疹病毒的潜伏性感染是病毒再发感染的发病基础；而疱疹病毒的整合感染是病毒致瘤的主要机制。

（二）基因与结构

1. 病毒基因 疱疹病毒的基因组均为线性双链 DNA，其大小在 120 ～ 230kb 之间，含基因 60 ～ 120 个。多数疱疹病毒的 DNA 分子由长独特片段和短独特片段共价连接而成，并含内部重复系列与末端重复系列（不同疱疹病毒含有不同数量、长度不等的重复系列）。长独特片段和短独特片段的末端重复系列可以是正向或反向排列，且两片段的末端重复系列在连接时可呈现多种不同的连接方式，故部分疱疹病毒的 DNA 分子可形成同分异构体。疱疹病毒具有的大量编码基因总体上可分为必须（病毒合成必不可少）与非必须（与病毒传播及免疫逃逸相关）基因两部分。

2. 病毒结构 所有的疱疹病毒在结构上都由 4 部分组成，即核心、衣壳、皮层（tegument）和包膜。核心由曲线型的 DNA 分子缠绕组成。衣壳系 162 个直径 100 ～ 110nm 的壳粒堆砌形成的正 20 面体。皮层为由细胞骨架蛋白组成（少数病毒没有细胞骨架蛋白）的衣壳外无定型蛋白质层，皮层内含有 DNA 病毒复制所需的数十种酶类与调节蛋白，具有控制蛋白翻译、保证病毒 DNA 复制、抑制宿主蛋白翻译的多重生物学作用。疱疹病毒的包膜由宿主细胞质膜构成，但在其包膜表面有刺突蛋白多达数十种，这些蛋白除少数为病毒吸附蛋白外，大多数都参与病毒的免疫逃逸。

（三）病毒复制

作为 DNA 病毒，疱疹病毒的复制远较流感病毒复杂。疱疹病毒一般以细胞表面或细胞间质内的蛋白多糖为受体（如单纯疱疹病毒以硫酸乙酰肝素为受体），故对宿主细胞的选择性较宽泛。但通过共受体的作用，病毒通常会进入有丝分裂后的细胞，而这些细胞往往正处于 DNA 的合成前期，具备了 DNA 复制所需的各种条件。病毒脱壳后释出的皮层内各种酶类与调节蛋白可协助病毒 DNA 进入宿主细胞核，这对于启动病毒 DNA 复制和提供 DNA 复制所必需的酶类都极为重要。入核后的病毒 DNA 可启动即刻早期蛋白编码基因，这些即刻早期蛋白可阻断蛋白质合成，并启动早期蛋白编码基因。随后，随基因转换，早期蛋白编码基因启动，编码 DNA 复制所需的酶类，然后开始 DNA 复制。当 DNA 复制后，晚期蛋白编码基因才会启动转录并翻译各种病毒结构蛋白与组成皮层的各种蛋白成分。在核内的子代病毒 DNA 依赖核膜装配成原始的病毒颗粒，转移至细胞质，再在细胞质内与内质网及高尔基体上的各种病毒结构蛋白汇合重新装配成成熟的病毒颗粒，并通过细胞裂解方式释放子代病毒。原始病毒颗粒转移至细胞质的过程，可以导致宿主细胞不可逆的病理损伤。

除了上述复制形式外，疱疹病毒还存在某些与潜伏状态相关的独特形式，如单纯疱疹病毒具有与 α 基因互补的潜伏感染相关的多形性 mRNA，即潜伏相关性转录体（latency associated transcript，LAT）。EB 病毒在细胞内潜伏时，其基因组由线性变为环形，并能以环状附加体（episome）方式游离存在，当出现再发感染的条件时，环状病毒 DNA 可重新线形化，并可进入到以上病毒复制周期中。

（四）致病性与临床表现

1. 单纯疱疹病毒（Herpes simplex virus，HSV）致病 病人和健康病毒携带者是其传染源，病毒主要通过直接密切接触和性接触传播。HSV 经口腔、呼吸道、生殖道黏膜和破损皮肤等多种途径侵入机体。人感染率达 80% ～ 90%，常见的临床表现是黏膜或皮肤局部集聚的疱疹，偶尔也可发生严重的全身性疾病，累及内脏。

（1）原发感染 6 个月以内婴儿多从母体通过胎盘获得抗体，初次感染约 90% 无临床症状，多为隐性感染。HSV-1 原发感染常发生于 1 ～ 15 岁，常见的有龈口炎，系在口颊黏膜和齿龈处发生成群疱疹，破裂后多盖一层坏死组织。此外，尚可引起唇疱疹、湿疹样疱疹、疱疹性角膜炎、疱疹性脑炎等。生殖器疱疹多见于 14 岁以后，由 HSV-2 引起，比较严重，局部剧痛，伴有发热、全身不适及淋巴结炎。

（2）潜伏感染和复发 HSV 原发感染产生免疫力后，将大部分病毒清除，部分病毒可沿神经髓鞘到达三叉神经节（HSV-1）和脊神经节（HSV-2）细胞中或周围星形神经胶质细胞内，以潜伏状态持续存在，与机体处于相对平衡，不引起临床症状。当机体发热、受寒、日晒、情绪紧张，或处月经期，或使用垂体或肾上腺皮质激素，或机体遭受某些细菌、病毒等感染时，潜伏的病毒激活增殖，沿神经纤维索下行至感觉神经末梢，至附近表皮细胞内继续增殖，引起复发性局部疱疹。其特点是每次复发病变往往发生于同一部位。最常见的是在唇鼻间皮肤与黏膜交界处出现成群的小疱疹。疱疹性角膜炎、疱疹性宫颈炎等亦可反复发作。

（3）先天性感染 HSV 通过胎盘感染，影响胚胎细胞有丝分裂，易发生流产，造成胎儿畸形、智力低下等先天性疾病。40% ～ 60% 的新生儿在通过 HSV-2 感染的产道时可被感染，出现高热、呼吸困难和中枢神经系统病变，其中 60% ～ 70% 受染新生儿可因此而死亡，幸存者中遗留后遗症者可达 95%。

（4）致癌关系 一些调查研究表明，HSV-1 和 HSV-2 可能分别与唇癌、外阴癌及子宫颈癌有关，特别是 HSV-2 作为宫颈癌的病因曾受到人们重视，但近年研究表明人乳头瘤病毒与该癌有直接关系，因此宫颈癌成因比较复杂。

2. 水痘 – 带状疱疹病毒（Varicella –Zoster virus，VZV）致病 水痘患者是其主要传染源，病毒经呼吸道、口、咽、结膜、皮肤等处侵入人体。病毒先在局部淋巴结增殖，然后进入血液散布到各个内脏继续大量增殖。经 2 ～ 3 周潜伏期后，全身皮肤广泛发生丘疹、水疱疹和脓疱疹，皮疹分布主要是向心性，以躯干较多。皮疹内含大量病毒，感染的棘细胞（pickle cell）内生成嗜酸性核内包涵体和多核巨细胞。水痘消失后不遗留疤痕，病情一般较轻，但偶有并发间质性肺炎和感染后脑炎（0.1%）。细胞免疫缺陷、白血病、肾病或使用皮质激素、抗代谢药物的儿童病情较严重。

带状疱疹是潜伏在体内的 VZV 复发感染。由于儿童时期患过水痘，病毒潜伏在脊髓后根神经节或脑神经的感觉神经节中，当机体受到某些刺激，如发热、受冷、机械压迫、使用免疫抑制剂、X 光照射、白血病及肿瘤等引起细胞免疫功能损害或低下时，导致潜伏病毒被激活，病毒沿感觉神经轴索下行到达该神经所支配的皮肤细胞内增殖，在皮肤上沿着感觉神经的通路发生串联的水疱疹，形似带状，故名带状疱疹，多发生于腰腹和面部。1～4周内局部痛觉非常敏感，有剧痛。

3. 巨细胞病毒（Cytomegalovirus，CMV）致病　CMV在人群中感染非常广泛，我国成人感染率达95%以上，通常呈隐性感染，多数感染者无临床症状，但在一定条件下侵袭多个器官和系统可产生严重疾病。病毒可侵入肺、肝、肾、唾液腺、乳腺、其他腺体以及多核白细胞和淋巴细胞，可长期或间歇地自唾液、乳汁、血液、尿液、精液、子宫分泌物多处排出病毒。通过口腔、生殖道、胎盘、输血或器官移植等多途径传播。

（1）先天性感染　妊娠母体CMV感染可通过胎盘侵袭胎儿引起先天性感染，少数造成早产、流产、死胎或生后死亡。患儿可发生黄疸、肝脾肿大、血小板减少性紫癜及溶血性贫血。存活儿童常遗留永久性智力低下、神经肌肉运动障碍、耳聋和脉络视网膜炎等。

（2）围产期感染　产妇泌尿道和宫颈排出CMV，则分娩时婴儿经产道可被感染。多数为症状轻微或无临床症状的亚临床感染，少数有轻微呼吸障碍或肝功能损伤。

（3）儿童及成人感染　通过吸乳、接吻、性接触、输血等感染，通常为亚临床型，有的也能导致嗜异性抗体阴性的单核细胞增多症。由于妊娠、接受免疫抑制治疗、器官移植、肿瘤等因素激活潜伏在单核细胞、淋巴细胞中的病毒，引起单核细胞增多症、肝炎、间质性肺炎、视网膜炎、脑炎等。

（4）细胞转化和可能致癌作用　经紫外线灭活的CMV可转化啮齿类动物胚胎纤维母细胞。在某些肿瘤（如宫颈癌、结肠癌、前列腺癌、Kaposi肉瘤）中CMV的DNA检出率高，CMV抗体滴度亦高于正常人。在上述肿瘤建立的细胞株中还发现病毒颗粒，提示CMV与其他疱疹病毒一样，具有潜在致癌的可能性。

（五）检测与防治

1. 微生物学检测　疱疹病毒感染检测多采取病人感染部位的组织标本或唾液、脊髓液及口腔、宫颈、阴道分泌液等染色镜检，可作初步诊断。对潜伏感染者多采用血清学检测，如免疫荧光法（IFA）、酶联免疫吸附试验（ELISA）、补体结合试验等进行检测。也可采用病毒核酸检测，用DNA分子杂交法和PCR法检测。

2. 防治　水痘–带状疱疹病毒减毒活疫苗预防水痘感染和传播有良好效果，经免疫的幼儿产生体液免疫和细胞免疫可维持几年。应用含特异性抗体的人免疫球蛋白，也有预防效果。单纯疱疹病毒、人巨细胞病毒等疫苗正在研发中。

疱疹病毒是最早发现对DNA多聚酶抑制剂敏感的病毒，临床多采用无环鸟苷（阿昔洛韦，ACV）、丙氧鸟苷（更昔洛韦，ganciclovir，DHPG）等药，这些药有抑制病毒复制、防止扩散等作用，可治疗各类疱疹病毒感染。

第三节 逆转录病毒

逆转录病毒（retroviridae）是一类含有逆转录酶（reverse transcriptase）的 DNA 或 RNA 病毒。在 2005 年 7 月国际病毒分类委员会公布的病毒分类命名第八次报告中，逆转录病毒共有 5 个科，其中与人类疾病关系较密切的有嗜肝 DNA 病毒科（双链 DNA）、逆转录病毒科（单正链 RNA）。

一、乙型肝炎病毒

乙型肝炎病毒（hepatitis B virus，HBV）属嗜肝 DNA 病毒科（Hepadnaviridae），目前该科病毒分为两个属：正嗜肝 DNA 病毒属（Orthohepadnavirus），包括乙型肝炎病毒、土拨鼠肝炎病毒（Woodchuck hepatitis virus，WHV）、毛猴乙型肝炎病毒（Woolly monkey hepatitis B virus，WMHBV）及地松鼠肝炎病毒（Ground squirrel hepatitis virus，GSHV）等；禽嗜肝 DNA 病毒属（Auihepadnavirus），包括鸭乙型肝炎病毒（Duck Hepatitis B virus，DHBV）等。其中主要人类致病病毒为乙型肝炎病毒。

（一）发现与描述

乙型肝炎病毒是乙型肝炎的病原体。1965 年 Blumberg 等研究人类血清蛋白的多态性时，发现澳大利亚土著人血清中存在一种异常的抗原，称为澳大利亚抗原，1967 年 Krugman 等发现该抗原与肝炎有关，故称其为肝炎相关抗原（hepatitis associated antigen，HAA），后明确 HAA 为乙型肝炎病毒的表面抗原。1970 年 Dane 在电子显微镜下看到了乙型肝炎病毒完整颗粒。20 世纪 80 年代初，完成了乙型肝炎病毒全基因组测序。HBV 在世界范围内传播，全世界 HBsAg（乙型肝炎表面抗原）携带者约 3.5 亿人。我国是 HBV 感染的高流行区，人群 HBV 携带率约为 10 %。HBV 感染后除可引起急性肝炎外，还可致慢性肝炎，并与肝硬化及肝癌的发生密切相关。

电镜下感染者血清中可观察到 3 种不同形态的 HBV 颗粒，即大球形颗粒、小球形颗粒和管形颗粒。大球形颗粒是具有感染性的完整成熟的 HBV 颗粒，是 1970 年 Dane 首先在乙型肝炎患者血清中发现的，故又称为 Dane 颗粒。Dane 颗粒呈球形，直径约 42nm，有双层衣壳。小球形颗粒为直径约 22nm 的中空颗粒，主要成分为 HBsAg，是 HBV 在肝细胞内复制时产生过剩的 HBsAg 游离于血液中形成的，不含病毒 DNA 及 DNA 多聚酶，无感染性。管形颗粒直径约 22nm，长度为 50～500nm，由小球形颗粒"串联"而成，成分与小球形颗粒相同，亦存在于血液中，无感染性。

HBV 最敏感的动物是黑猩猩，常用于 HBV 致病机制的研究和疫苗效果及安全性检测。1980 年以来，在鸭、土拨鼠及地松鼠等中发现类似人类 HBV 基因结构的肝炎病毒，因此这些动物亦可作为实验动物模型，其中鸭乙型肝炎病毒感染的动物模型在国内外已被用于抗病毒药物的筛选及免疫耐受机制的研究。HBV 尚不能直接进行组织细胞培养，目前采用的是病毒 DNA 转染的细胞培养系统，即将 HBV DNA 转染肝癌细胞株后，病毒可整合并复制，在细胞中表达 HBsAg、HBcAg（乙型肝炎核心抗原）、HBeAg（乙型肝炎 e 抗原）和 Dane 颗粒等。这些细胞培养系统可用于 HBV 致病机制的研究和抗 HBV 药物的筛选。

根据 HBV 包膜蛋白上抗原表位的差异，HBV 分为若干血清型及亚型，如 adw（adw2、adw4、adw4q-），ayw（ayw1、ayw2、ayw3、ayw4），adr（adrq 、adrq-）和 ayr。其中抗原表位 a 为各血清型共有，而 d、y 与 w、r 为两组相互排斥的抗原表位。HBV 血清型呈明显的地域与人群分布差异，我国大部分地区主要以 adrq 和 adw2 型为主，新疆、西藏、内蒙古等少数民族地区则以 ayw3 型为主。

还可根据病毒基因的差异来分型，目前暂分为 A ~ H 8 型。病毒不同的基因型别可显示出对治疗方法的不同反应性。与血清型类似，基因型也显示有地域差异性，如 A 基因型多见于欧洲、非洲与东南亚（如菲律宾）；B、C 两基因型多见于亚洲（如中国）；D 基因型则以地中海地区、中东、印度多见。每种基因型，依据 4% ~ 8% 的核苷酸序列差异，又可分为若干亚型，目前 A 基因型划分 2 个亚型，B 基因型划分 5 个亚型，C 基因型划分 5 个亚型，D 基因型划分 7 个亚型，F 基因型划分 4 个亚型（F1 亚型再划为 F1a 与 F1b），共计 24 个亚型。各亚型也分别显示其地理种特征，代表中国的 HBV 地理种特征的是 C4 亚型。

HBV 的抵抗力很强，可耐受低温（在 -20℃可保存 15 年）、干燥、紫外线和一般化学消毒剂。100℃ 10 分钟、高压蒸汽灭菌法（121.3℃ 20 分钟）等可灭活 HBV。HBV 对 0.5% 过氧乙酸、3% 漂白粉液、5% 次氯酸钠和环氧乙烷等敏感，常用于 HBV 的消毒。70% 乙醇不能灭活 HBV，故这一常用的消毒方法并不能用于 HBV 的消毒。

（二）基因与结构

1. 病毒基因（图 9-5） HBV 的基因组为不完全闭合的环状双链 DNA，两条链的长度不一致，长链(负链)有固定的长度，约 3.2kb；短链(正链)长度约为负链的 50%~ 100%。长链和短链 DNA 的 5' 端位置是恒定的，而短链的 3' 端则可长可短。两链各自 5' 端开始的

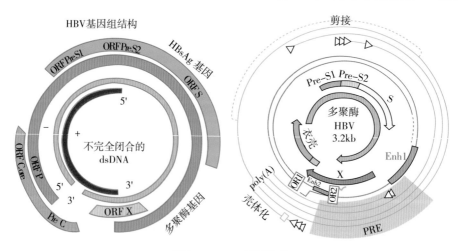

图 9-5　HBV 基因结构

250～300 个核苷酸可互相配对，构成黏性末端，以维持 DNA 的环状结构。

全长 3.2kb 的模板链含 4 个相互重叠的开放阅读框（ORF），分别为：① S 区，具有 3 个启动子。按理论推断，由 5′ 端第 1 个启动子转录的 mRNA，编码一个 400 个氨基酸组成的大分子包膜蛋白（由 HBsAg、PreS2Ag、PreS1Ag 组成）；由 5′ 端第 2 个启动子转录的 mRNA，编码一个 281 个氨基酸组成的中分子包膜蛋白（由 HBsAg、PreS2Ag 组成）；由 5′ 端第 3 个启动子转录的 mRNA，编码一个 226 个氨基酸组成的主蛋白——HBsAg。② C 区，含有 2 个启动子。按理论推断，由 5′ 端第 1 个启动子转录的 mRNA，编码一个较大的 PreC 蛋白，此蛋白经加工后形成 HBeAg，可分泌入血；由 5′ 端第 2 个启动子转录的 mRNA，编码一个 183 个氨基酸组成的 HBcAg，即 HBV 的壳粒。③ P 区，可转录形成一段 3.5 kb 的 mRNA，为病毒逆转录的模板，也称为前病毒基因组，作为 mRNA 可编码病毒 DNA 多聚酶（逆转录酶）、RNA 酶 H 以及 PreC 蛋白、HBcAg 等。④ X 区，可转录形成一段 0.8kb 的 mRNA，编码一个 154 个氨基酸组成的小分子蛋白 HBxAg。

2. 病毒结构（图 9-6）　HBV 核心由不完全闭合的环状双链 DNA 和 DNA 多聚酶组成，核心外包裹的 20 面体立体对称内衣壳由 HBcAg 组成。外衣壳相当于包膜，由脂质双层和蛋白质组成，HBV 包膜蛋白有 3 种组分，即主要蛋白、中蛋白和大蛋白，此 3 种蛋白在病毒包膜上所占比例远大于脂质成分，故将 HBV 包膜称为外衣壳。

习惯上，将 HBV 基因编码蛋白以抗原相称，分别为：① HBsAg，由开放阅读框 S 编码，其化学成分是糖蛋白。在血清中 HBsAg 存在于小球形颗粒、管形颗粒及 Dane 颗粒的包膜上，是 HBV 感染的主要标志。HBsAg 可刺激机体产生抗 HBs，是具有保护作用的中和抗体。因此，HBsAg 通常作为乙型肝炎疫苗的主要成分。② HBcAg 与 HBeAg，HBcAg 由开放阅读框 C 的第 2 个启动子后基因区编码，为 HBV 衣壳成分。由于 HBV 衣壳外被包膜，故在外周血中很难检测出 HBcAg。HBcAg 也可在受感染的肝细胞表面表达，是杀伤性 T 细胞识别和清除病毒感染肝细胞的靶抗原之一。HBcAg 抗原性很强，可刺激机体产生抗 HBc，但此抗体为非中和抗体。HBeAg 由开放阅读框 C 的第 1 个启动子后基因区，整体转录、翻译成可溶性蛋白，游离存在于血清中，其在血液中的消长与 Dane 颗粒及 DNA 多聚酶一致。HBeAg 也可刺激机体产生抗 HBe，此抗体常在 HBsAg 滴度降低、HBeAg 消失时出现。③ HBxAg，由 X 基因编码，为非结构蛋白，可反式激活一些细胞的癌基因，可能与肝癌的发生发展有关。④ DNA 多聚酶（逆转录酶），

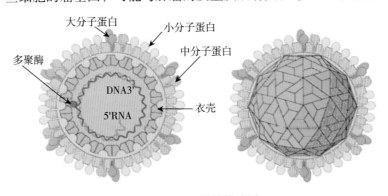

图 9-6　HBV 结构模式图

由开放阅读框 P 编码，系非结构蛋白，主要作用为使前病毒逆转录成病毒。

（三）病毒复制

HBV 通过 PreS1 和 PreS2 与肝细胞表面特异性受体（可能是属于丝氨酸蛋白酶抑制剂 / 白蛋白家族的成员）结合，吸附并穿入肝细胞内，在细胞质中脱壳后，核酸 DNA 进入宿主细胞核。

在病毒 DNA 多聚酶的催化下，补全 DNA 双链缺口，转为完整的开环双链 DNA 以后形成超螺旋闭环双链 DNA（cccDNA），并以此形式形成病毒库。在胞核中宿主细胞 RNA 多聚酶 II 的作用下，以 cccDNA 负链为模板，转录形成 0.8kb、2.1kb、2.4kb 和 3.5kb 4 种不同长度的 mRNA，随后此 4 种 mRNA 转移至胞质，依托宿主细胞核糖体，翻译成 HBxAg（0.8kb mRNA）、中蛋白（2.1kb mRNA）、大蛋白（2.4kb mRNA），以及 DNA 多聚酶、PreC 蛋白和 HBcAg（3.5kb mRNA），其中 3.5kb mRNA 可作为前基因组 RNA（Pregenomic RNA，PgRNA）参与病毒颗粒的装配。

在宿主细胞质内 PgRNA、蛋白引物及 DNA 多聚酶被包装入组装好的病毒内衣壳中，在病毒 DNA 多聚酶的逆转录酶活性作用下，将 PgRNA 逆转录为 HBV 负链 DNA，再以负链 DNA 为模板合成互补的正链 DNA。复制中的正链 DNA（长短不等）与完整的负链 DNA 结合形成新的子代病毒双链 DNA。当病毒 DNA 链合成时，核衣壳进入内质网或高尔基体，在获得糖蛋白包膜后形成完整的病毒颗粒，以出芽方式释放到细胞外，重新感染其他肝细胞。

HBV DNA 多聚酶缺乏自我校正功能，对复制与转录中出现的突变不能予以纠正，故病毒具有很高的变异率。HBV DNA 的 4 个 ORF 区均可发生变异，其中 S 区和 C 区的变异较为重要。S 基因编码的 "a" 抗原表位基因发生突变，可导致 HBsAg 抗原性改变或抗原位点丢失；PreC 基因的变异可导致蛋白表达终止，不能产生 HBeAg；C 基因的突变导致 HBcAg 抗原位点的改变。HBV 基因组变异可能与疫苗接种失败、肝炎慢性化和肝细胞癌的发生等有关，也会给临床病毒检测带来很大影响。

（四）致病性与临床表现

1. 传播途径　乙型肝炎患者或无症状 HBsAg 携带者是主要传染源。乙型肝炎的潜伏期较长（30～160 天），在潜伏期、急性期及慢性活动初期，病人血清都有传染性。乙肝潜伏期和 HBsAg 携带者无任何临床症状，作为传染源有隐蔽性。

（1）血液、血制品传播　血液中 HBV 含量很高，人对其极易感，微量带病毒的血液通过破损皮肤和黏膜进入机体即可导致感染。因此，输入带病毒血液、注射带病毒血制品，针灸针、采血针、外科或牙科手术器械、内窥镜等消毒不严可引起医源性传播；共用注射器、牙刷或剃须刀，针刺（文身），皮肤黏膜的微小损伤等亦可造成传播。

（2）垂直传播　主要是胎儿期和围产期感染，胎儿期感染即胎儿经胎盘感染，出生时已呈 HBsAg 阳性；围产期感染即分娩经产道时，新生儿因破损的皮肤或黏膜接触母血或阴道分泌物而感染；哺乳也是 HBV 传播的途径。

（3）接触传播 HBV 可存在于感染者的精液、阴道分泌物、唾液和汗液等体液中，家庭成员通过性接触或密切接触而感染，常造成 HBV 感染在家庭中的聚集现象。

2. 致病性 乙型肝炎的临床表现呈多样性，可表现为无症状 HBV 携带者、急性肝炎、慢性肝炎及重症肝炎等。HBV 的致病机制非常复杂，目前尚未完全明了。HBV 侵入机体后，病毒不仅存在于肝细胞内，也存在于脾脏和血细胞中。病毒在体内增殖，主要引起机体产生免疫病理损伤。

（1）病毒致机体免疫应答低下 HBV 感染后，机体特异性细胞免疫和体液免疫处于较低水平时，不能有效地清除病毒，病毒在体内持续存在而形成慢性持续性肝炎。如机体对病毒完全缺乏细胞免疫和体液免疫反应，形成免疫耐受，既不能有效地清除病毒，亦不导致免疫病理反应，多成为无症状携带者。

（2）细胞介导的免疫病理损伤 HBV 是非溶细胞性的，机体清除它主要依赖特异性免疫中 T 细胞的作用。尤以病毒抗原致敏的 $CD8^+$ 杀伤性 T 细胞（CTL）的细胞毒作用为主，活化的 CTL 可通过释放穿孔素和颗粒酶破坏肝细胞，也可经 Fas/FasL 途径诱导肝细胞凋亡。CTL 在清除病毒时，也造成了肝细胞的损伤，从而影响了正常的肝脏功能。此外 $CD4^+T$ 细胞可通过产生的多种炎性细胞因子，如 IL-2、IFN-γ、TNF-α 等，导致肝细胞炎症和变性坏死，加重肝细胞的损伤。细胞免疫应答的强弱与临床过程的轻重和转归有关，当细胞免疫功能正常时，乙肝病毒很快被细胞免疫配合体液免疫予以清除，临床表现为急性肝炎，并可较快恢复而痊愈。如果病毒感染的细胞过多、细胞免疫反应过强，可迅速引起大量肝细胞破坏，临床上表现为重症肝炎。

（3）免疫复合物引起的病理损伤 部分乙型肝炎患者血循环中，常可检出 HBsAg 及抗 HBs 的免疫复合物。免疫复合物可沉积于肝内小血管引起Ⅲ型超敏反应，致使毛细血管栓塞，并可诱导产生 TNF，造成急性肝坏死，临床上表现为重症肝炎。免疫复合物也可沉积于肾小球基底膜、关节滑液囊、皮肤血管等处，激活补体，引起肾小球肾炎、关节炎、皮疹等肝外损害。

（4）自身免疫反应引起的病理损伤 持续的 HBV 感染，可引起肝细胞表面自身抗原的改变，暴露出隐蔽的肝特异性脂蛋白抗原（liver specific protein，LSP），LSP 可作为自身抗原诱导机体产生自身抗体，通过 CTL 的杀伤作用或释放淋巴因子的直接或间接作用，或通过 K 细胞介导的 ADCC 效应损伤肝细胞。慢性乙肝患者血清中常可检测到自身抗体，如 LSP 抗体、抗核抗体等。

3. HBV 与原发性肝细胞癌 血清流行病学调查已明确，HBV 感染与原发性肝细胞癌之间有密切关系，我国的原发性肝细胞癌患者中 90% 以上感染过 HBV，HBsAg 阳性人群原发性肝癌的发生概率为阴性人群的 217 倍，绝大部分原发性肝癌患者的肝细胞内整合有乙型肝炎病毒 DNA。整合可导致乙型肝炎病毒 DNA 序列的重排，其 X 蛋白（HBxAg）可反式激活肝细胞内原癌基因，促进细胞转化，导致原发性肝细胞癌的发生。

（五）检测与防治

1. 微生物学检测 HBV 感染的实验室诊断主要是检测 HBV 的抗原抗体系统和病毒

核酸等血清标志物。

（1）HBV 系列的检测　常用 ELISA 法或放射免疫法。主要通过定量检测 HBsAg、抗 HBs、HBeAg、抗 HBe 及抗 HBc 等指标，了解患者体内 HBV 抗原抗体的变化情况。

HBsAg 是 HBV 感染的主要标志，HBsAg 升高可见于急性乙型肝炎的潜伏期或急性期、慢性乙型肝炎或无症状携带者。抗 HBs 升高为 HBV 感染恢复的标志，表示机体对 HBV 免疫力的形成；抗 HBs 升高也见于疫苗接种者。

HBeAg 是 HBV 在体内复制及血液有传染性的标志，若持续升高常提示病人肝脏可能有慢性损害，如恢复则提示病毒停止复制。抗 HBe 升高提示机体对 HBV 已获得一定的免疫力，传染性降低。

HBcAg 主要存在于肝细胞核内，在病人血清中检测不到。抗 HBc IgM 升高提示 HBV 新近感染、体内有 HBV 复制，患者血液有很强传染性。抗 HBc IgG 在血中持续时间长，是感染过 HBV 的标志。

（2）血清 HBV DNA 检测　常用核酸杂交、PCR 法，这些方法特异性强、敏感性高，可检测出极微量的病毒，因此可作为疾病诊断和药物疗效的考核指标。

2. **防治**　HBV 感染的预防措施主要是控制传染源、切断传播途径及人工免疫。这包括：①严格筛选献血员，加强对血液和血制品的管理，手术器械、针灸针、采血针、内窥镜、注射器和针头等均须严格消毒灭菌，患者及病毒携带者的血液、分泌物、排泄物、用具及食具等应彻底消毒，提倡使用一次性注射器具，强化吸毒人群控制及作好围产期宣传教育及孕前、产前检查也是重要的预防环节。②人工主动免疫，接种乙肝疫苗是我国预防和控制乙型肝炎流行最有效的方法。第一代疫苗是从血液中提纯 HBsAg 经甲醛灭活而成的血源疫苗，新生儿应用这种疫苗免疫 3 次（出生后第 0、1、6 个月），具有良好的免疫保护效果，抗 HBs 阳性率可达 90% 以上，但由于来源及安全性问题，现已停止生产和使用。第二代为基因工程疫苗，目前应用的主要为酵母重组 HBsAg，是将编码 HBsAg 的基因克隆到酵母菌中高效表达并经纯化制成的疫苗。基因工程疫苗可以大量制备且排除了血源疫苗来源困难以及可能存在的未知病毒引起的感染。另有 HBsAg 多肽疫苗及 HBV DNA 核酸疫苗等，目前尚在研究中，免疫原性还需改进。③人工被动免疫，乙肝免疫球蛋白（HBIg）可用于紧急预防。接触 HBV 后立刻注射 HBIg（0.08mg/kg），在 8 天之内均有预防效果，保护期约 3 个月。

迄今治疗乙型肝炎仍无特效药物，可采用抗病毒药和免疫调节剂同时应用，比较肯定的药物有拉米夫定、恩替卡韦、泛昔洛韦及 α－干扰素等，清热解毒、活血化瘀的中草药对部分病例有一定疗效。

二、人类免疫缺陷病毒

人类免疫缺陷病毒（human immunodeficiency virus，HIV）属逆转录病毒科（Retroviridae）。逆转录病毒科是一大组含逆转录酶的 RNA 病毒，按其致病作用可分为 2 个亚科，正逆转录病毒亚科和泡沫逆转录病毒亚科。正逆转录病毒亚科包括 5 个（α、β、γ、δ、ε）逆转录病毒属和慢病毒属，泡沫逆转录病毒亚科只有 1 个泡沫病毒属。其中对人致病的病毒主要有：慢病毒属（Lentivirus）中 HIV 是人类获得性免疫缺陷综合征（acquired immunodeficiency syndrome，AIDS）的病原体；δ 逆转录病毒属（Deltarertovirus）中的人类嗜 T 细胞病毒（human T lymphotropic viruses，HTLV），HTLV-1 型可能是成人 T 细胞白血病（adult T cell leukemia，ATL）的病原体。

（一）发现与描述

1981 年美国发现首例艾滋病患者，1983 年法国巴斯德研究所 Luc Montagnier 等从 1 例淋巴腺病综合征的同性恋患者淋巴结中分离到一株新逆转录病毒，它在感染人体较长时间后，引起以机会性感染和肿瘤为特征的艾滋病，1986 年国际病毒分类委员会将它命名为 HIV。自 1981 年以来艾滋病已迅速蔓延全世界，截至 2010 年底，估计全世界共有 3400 万艾滋病感染者。我国 1985 年发现第 1 例艾滋病患者，根据卫生部的统计，截至 2011 年 9 月底，中国累计报告艾滋病病毒感染者和病人 42.9 万例，其中病人 16.4 万例，死亡 8.6 万例。加上未发现、未报告的病例，估计全国现存艾滋病病毒感染者和病人接近 80 万例。目前，艾滋病已成为全球最重要的公共卫生问题之一。

电镜下 HIV 病毒体呈球形，有包膜，表面有糖蛋白刺突，大小为 100 ~ 120nm。HIV 感染的宿主范围和细胞范围比较狭窄，仅感染表面有 CD4 分子的细胞。实验室中常用新鲜分离的正常人 T 细胞或用患者自身分离的 T 细胞培养。恒河猴及黑猩猩可作为 HIV 感染的动物模型，但其感染过程与产生的症状与人类不同。

HIV 对理化因素的抵抗力较弱。含病毒的液体或血清，经 56℃加热 10 分钟即可被灭活。50% 乙醚、70% 乙醇、0.1% 漂白粉、0.2% 次氯酸钠、0.3%H_2O_2 和 0.5% 煤酚皂溶液等消毒剂室温消毒 10 分钟可完全灭活病毒。HIV 在 20℃ ~ 22℃环境下可存活 7 天，冻干血制品须 68℃加热 72 小时才能彻底灭活病毒。

HIV 依据基因组成、进化来源和流行区域划分为 HIV-1 与 HIV-2 两型，两型病毒的基因组核苷酸序列差异大于 40%。其中 HIV-1 具有 vpu 基因，呈世界性流行。HIV-2 具有 vpx 基因，只在西部非洲呈地域性流行。HIV-1 具有很高的变异率，是逆转录酶在转录时高度错配的结果。env 变异最频繁，每个位点核苷酸的突变率约为 1‰（与流感病毒变异率相似），可导致其编码的包膜糖蛋白 gp120 抗原变异。在慢性感染中，gp120 的变异，有利于病毒逃避免疫清除，也给 HIV 疫苗研制带来困难。根据 env 基因序列的同源性将 HIV-1 分为 M（main）、O（outlier）、N（new）3 个组。M 组含 9 个亚型（A ~ D、F ~ H、J、K），O 和 N 组各 1 个亚型。不同地区流行的亚型不同，美国、欧洲、澳大利亚为 B 亚型，亚洲（包括中国）为 C、E、B 亚型。HIV-1 O 组、N 组和 HIV-2 主要局限于西非等地区。

（二）基因与结构

1. 病毒基因（图 9-7）　HIV 基因组为两条相同的单正链 RNA，在 5′ 末端通过氢键互相连接形成二聚体。基因全长约 9.2kb，两端是长末端重复序列（long terminal repeat，LTR），从 5′ 末端的 LTR 后，依次是 3 个结构基因 gag、pol、env 及 2 个调节基因 tat、

rev 和 4 个附属基因 vif、nef、vpr、vpu。LTR 内含有启动子、增强子（表 9-5）。

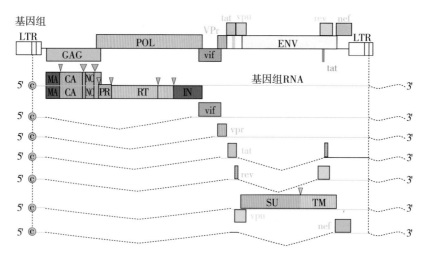

图 9-7　HIV 基因结构

表 9-5　HIV 基因及其编码蛋白

基因	编码蛋白	蛋白质主要功能
gag	p24	衣壳蛋白
	p7	核衣壳蛋白
	p17	内膜蛋白
pol	逆转录酶	能转录和复制病毒基因组
	整合酶	使病毒 DNA 与细胞 DNA 整合
	蛋白酶	切割聚合蛋白
	RNA 酶 H	水解 RNA:DNA 中间体中的 RNA 链
env	gp120	使病毒吸附于宿主细胞表面（CD4 受体）
	gp41	促进病毒包膜与宿主细胞膜的融合
tat	Tat	反式激活转录因子，促进 HIV 基因转录，增强病毒 mRNA 翻译
rev	Rev	病毒蛋白表达的调节因子，调节 mRNA 的剪接和促进 mRNA 从胞核转运至胞质
vif	Vif	病毒感染性因子，促进病毒装配和成熟
nef	Nef	负调因子，下调 CD4 和 MHC Ⅰ类分子的表达，提高 HIV 的复制能力和感染性
vpr	Vpr	病毒蛋白 r，转运病毒 DNA 至细胞核，抑制细胞生长
vpu	Vpu	病毒蛋白 u，下调 CD4 的表达，促进病毒释放

2. 病毒结构　HIV 核心由两条同源的正链 RNA 基因组和包裹其外的核衣壳蛋白（p7）组成，并携带有逆转录酶、整合酶、蛋白酶和 RNA 酶 H。核心外包裹的衣壳呈圆柱形，由衣壳蛋白 p24 构成。病毒体外层为双层脂蛋白包膜，其中镶嵌有 gp120 和 gp41 两种病毒特异的糖蛋白，gp120、gp41 聚合为三聚体，以非共价键相连，前者构成包膜表面的刺突，后者为跨膜蛋白。gp120 是 HIV 的病毒吸附蛋白，可与宿主细胞的 CD4 分子形成选择性结合。gp41 可促进病毒包膜与宿主细胞膜的融合。包膜与圆柱形衣壳之间有一层内膜蛋白（p17）（图 9-8）。

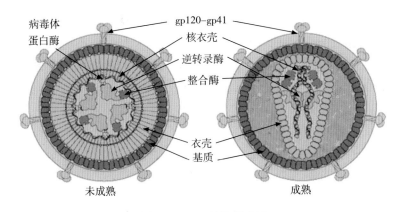

图 9-8　HIV 结构模式图

（三）病毒复制

首先 HIV 的包膜刺突糖蛋白 gp120 与易感细胞表面的特异受体 CD4 分子结合，然后再与辅助受体（CCR5 或 CXCR4）结合，引起刺突糖蛋白的构象改变，暴露 gp41 融合肽，介导病毒包膜与宿主细胞膜的融合。核衣壳进入细胞质内脱壳，释放出基因组 RNA 与逆转录酶。

在病毒自身逆转录酶的催化下，以病毒 RNA 为模板合成互补的负链 DNA 后，形成 RNA:DNA 中间体。中间体中的 RNA 被 RNA 酶 H 水解，在宿主细胞 DNA 聚合酶作用下，由负链 DNA 复制成双链 DNA。该双链 DNA 整合至宿主细胞的 DNA 上成为前病毒。当细胞活化时，前病毒在宿主细胞 RNA 聚合酶的催化下，病毒 DNA 转录形成子代 RNA 和 mRNA。mRNA 在胞质核糖体上翻译出子代病毒的结构蛋白和非结构蛋白。

病毒结构蛋白和完整的病毒核酸在宿主细胞膜上装配成核衣壳，以出芽方式释放时获得包膜，组成完整的子代病毒体。

（四）致病性与临床表现

1.传播途径　HIV 携带者和 AIDS 患者。HIV 主要存在于血液、精液、阴道分泌物、乳汁、唾液、脑脊髓等中，传播途径主要有：

（1）**性传播**　是 HIV 的主要传播方式，包括同性恋、双性恋或异性恋间的性行为，直肠和肛门皮肤黏膜的破损更易感染，因此 AIDS 是重要的性传播疾病之一。

（2）**血液传播**　输入带有 HIV 的血液、血制品，接受器官、骨髓移植或人工授精，使用被 HIV 污染的注射器和针头等，均会发生 HIV 感染。

（3）**垂直传播**　通过胎盘、产道或经哺乳等方式传播，其中胎儿经胎盘感染最多见。

2.致病性　HIV 主要感染 CD4$^+$T 淋巴细胞以及表达 CD4 分子的单核 / 巨噬细胞、树突状细胞和神经胶质细胞等靶细胞，引起机体免疫系统的进行性损伤。当 HIV 与靶细胞接触时，HIV 的刺突 gp120 与上述细胞膜表面相应受体 CD4 分子结合，导致 gp120

构象改变，暴露出被其掩盖的 gp41，gp120–CD4 与靶细胞膜表面的辅助受体 CCR5 或 CXCR4 结合后，gp41 的 N 末端嵌入细胞膜，介导病毒包膜与细胞膜融合，使病毒侵入细胞。研究发现，CCR5 基因突变的个体可以避免 HIV–1 的感染或延缓疾病的进展。

HIV 在靶细胞内复制，可通过直接或间接途径损伤多种免疫细胞，如 CD4$^+$T 细胞、单核 / 巨噬细胞、树突状细胞、NK 细胞和 B 细胞等。主要表现是以 CD4$^+$T 细胞减少所致的免疫功能低下，由于 CD4$^+$T 细胞数量减少而 CD8$^+$T 细胞相对增多导致 CD4/CD8 比例倒置，免疫调节功能紊乱。HIV 损伤免疫细胞的机制如下：

（1）CD4$^+$T 细胞 CD4$^+$T 细胞是 HIV 感染的主要靶细胞，HIV 损伤 CD4$^+$T 细胞的机制主要有：①病毒的包膜糖蛋白插入细胞膜或病毒颗粒以出芽方式释放，引起细胞膜损伤；②通过感染 HIV 的 CD4$^+$T 表面表达的 gp120 与周围未感染细胞的相应受体 CD4 分子结合，导致细胞融合，形成多核巨细胞，多核巨细胞丧失正常分裂能力，最后导致细胞的溶解；③HIV 可诱生特异性 CTL 或抗体，通过 CTL 的直接杀伤作用、抗体介导的 ADCC 作用，破坏 CD4$^+$T 细胞；④病毒直接诱导 CD4$^+$T 细胞凋亡，细胞凋亡的出现主要与病毒蛋白的直接诱导凋亡有关；⑤HIV 编码产物有超抗原样作用，可引起 CD4$^+$T 细胞死亡。

（2）单核 / 巨噬细胞 单核细胞和巨噬细胞亦能表达 CD4 分子，其辅助受体是 CCR5。HIV 感染单核 / 巨噬细胞，可损伤其趋化、黏附和杀菌能力。由于单核 / 巨噬细胞可以抵抗 HIV 的溶细胞作用，使其成为 HIV 的庇护所，一旦感染后可长期携带 HIV，并随细胞游走使病毒向肺和脑等组织播散，造成多脏器损伤。

（3）HIV 对其他细胞的损伤 HIV 亦可感染树突状细胞、脑组织中的神经胶质细胞（主要为小胶质细胞）、皮肤的朗格汉斯细胞等表面表达少量 CD4 分子的细胞，引起细胞的损伤。脑组织损伤常造成患者出现中枢神经系统疾患，如 HIV 脑病、脊髓病变和 AIDS 痴呆综合征。

3. 临床表现 临床上 HIV 的感染过程可分为 4 个时期，即原发感染急性期、无症状潜伏期、AIDS 相关综合征期、典型 AIDS 期。HIV 感染的不同时期具有不同的临床特点及免疫学特征。

（1）原发感染急性期 通常发生在初次感染 HIV 的 2 ~ 4 周，多数患者无明显症状或可出现类似流感的非特异性症状，如发热、全身不适、头痛、咽痛、关节痛、肌痛、皮肤斑丘疹、淋巴结肿大等；部分感染者出现病毒血症。由于此时 HIV 已在体内大量复制并释放至体液中，故有传染性。此期血清可检出 HIV RNA 及 p24 抗原。

（2）无症状潜伏期 即急性期恢复后无任何临床表现的阶段，一般持续 5 ~ 15 年（平均 10 年）。潜伏期时间长短与感染病毒的数量、病毒型别、感染途径、机体免疫状况的个体差异等因素有关。患者一般无临床症状，或症状轻微，也有些患者出现无痛性淋巴结肿大。此期患者血中的 HIV 数量降至较低水平，外周血中很难检测到 HIV。但 HIV 在感染者体内持续复制，CD4$^+$T 细胞数量进行性减少，感染者血中 HIV 抗体检测显示阳性，此期具有传染性。

（3）AIDS 相关综合征（AIDS–related complex，ARC）期 随着感染时间的延长，

当 HIV 在体内大量复制并造成机体免疫系统进行性损伤时，则出现临床症状，即 AIDS 相关综合征，感染者表现为发热、盗汗、全身倦怠、消瘦、慢性腹泻和全身淋巴结肿大等。此期 CD4$^+$T 细胞数量持续下降，免疫功能极度降低。

（4）AIDS 期　此期从病人血中能稳定检出高水平的 HIV，一般以患者血中 CD4$^+$T 细胞计数 <200 个 /μl 作为 AIDS 的临床诊断标准。进入 AIDS 期的患者以出现大量机会性感染及罕见肿瘤为主要表现。常见的机会性感染包括：①真菌：如念珠菌及隐球菌等引起肺部感染、真菌性皮炎和甲癣等；②细菌：如鸟型结核分枝杆菌、李斯特菌、痢疾杆菌和某些沙门菌等引起的疾病；③病毒：如单纯疱疹病毒、水痘 – 带状疱疹病毒和巨细胞病毒等引起的疾病；④原虫：隐孢子虫腹泻、弓形虫病等。部分患者还可并发疱疹病毒 8 型（HHV-8）引起的 Kaposi 肉瘤和多克隆 B 细胞恶变产生的恶性淋巴瘤等罕见恶性肿瘤。神经系统疾病包括隐球菌脑膜炎、结核性脑膜炎、各种病毒性脑膜脑炎、肌肉萎缩、运动失调以及艾滋病痴呆综合征（AIDS dementia complex）等。若无抗病毒治疗，患者通常在临床症状出现后 2 年内死亡。

（五）检测与防治

1. 微生物学检测　HIV 感染的检测方法有两大类：一类是检测抗体，是目前常用的方法；另一类是检测病毒及其组分。HIV 感染的检测主要用于检出 HIV 感染者、AIDS 的诊断和指导抗病毒药物的治疗。

（1）检测抗体　常用方法有 ELISA、蛋白质印迹试验（western blot，WB）、RIA。一般 HIV 感染 6 ~ 12 周之内可检出抗体，6 个月后所有感染者血清抗体均为阳性，因此检测抗体对供血者筛查和确认感染非常重要。ELISA 法常用于 HIV 感染的常规初筛检测及献血员筛选，但由于 HIV 易变异，HIV 和其他逆转录病毒有交叉抗原等原因，可出现假阳性反应，因此，该法阳性者必须进行确证试验。确证试验常采用特异性高的 WB 法检测 p24 抗体、糖蛋白（gp120、gp41）抗体等多种抗体，以免误诊。

（2）检测病毒及其组分　①检测病毒抗原，常用 ELISA 夹心法检测 HIV 的衣壳蛋白 p24，这种抗原通常出现于病毒的急性感染期，潜伏期常为阴性，典型 AIDS 期可重新被检出，因此，p24 阳性可用于 HIV 早期感染或 AIDS 期的辅助诊断。②检测病毒核酸，常采用核酸杂交法、定量 PT-PCR 法等检测血浆中的 HIV RNA，用于疾病的诊断、HIV 感染者病情进程分析和抗 HIV 药物治疗效果的评价。

2. 防治　健康教育及必要的控制措施是预防艾滋病的关键。首先是宣传提倡健康的性生活方式，取缔娼妓，严厉打击贩毒、吸毒，控制吸毒人群共用注射器等行为；其次是加强血源管理，对献血、献器官、献精液者必须作 HIV 抗体检测，避免医源性传播。HIV 抗体阳性妇女，应避免怀孕或避免用母乳喂养婴儿等。

（1）HIV 疫苗　研制安全、有效的 HIV 疫苗是控制 AIDS 全球流行的重要途径。但目前尚未研制出有效的 HIV 疫苗，主要原因是 HIV 突变频繁，且以前病毒形式潜伏在体内，使特定疫苗的效果难以持久。

（2）药物治疗　目前治疗 HIV 感染的药物主要有三类：①核苷类和非核苷类逆转

录酶抑制剂，如叠氮胸苷、拉米夫定、双脱氧胞苷、双脱氧肌苷等，可干扰前病毒的合成，抑制病毒复制。②蛋白酶抑制剂，如塞科纳瓦、瑞托纳瓦、英迪纳瓦等，可抑制 HIV 蛋白水解酶，阻断 HIV 复制和成熟过程中必需的蛋白质合成。③膜融合抑制剂，如恩夫韦地，可抑制病毒包膜和细胞膜的融合，阻止 HIV 侵入细胞。使用单一抗 HIV 的药物往往不能取得较好的治疗效果，并容易诱发 HIV 变异，产生耐药性，因而目前主张联合用药，称为高效抗逆转录病毒治疗（high active anti-retroviral therapy，HAART），俗称"鸡尾酒"疗法。该疗法一般联合使用两种逆转录酶抑制剂和一种蛋白酶抑制剂，能有效地抑制病毒的复制，使血中病毒颗粒浓度明显下降，改善机体的免疫状况，而且能大大延长病毒产生耐药性的时间。

思考题

1. 病毒性疾病所出现的临床表现是否一致？为什么？试从已学习到的病毒种类或通过自学的病毒种类引起的临床症状中，归纳临床表现与病毒生物学特点间的联系。

2. 比较本章讨论的各种病毒之复制过程与前一章所介绍的病毒复制过程有何不同？为什么？

3. 试考虑可以从哪些方面比较 RNA 病毒、DNA 病毒与逆转录病毒的差异？为什么？

附：其他常见致病病毒

一、RNA病毒

（一）脊髓灰质炎病毒（Poliovirus）

所致疾病　脊髓灰质炎、无菌性脑膜炎。

特性　单正链无包膜的 RNA 病毒。病毒体中不含聚合酶。有 3 个血清型。

传播途径与致病性　经粪－口途径传播。病毒在咽扁桃体等淋巴组织和肠道集合淋巴结中增殖，随血流进入中枢神经系统。多数患者为隐性感染或顿挫感染，仅有少数患者发生中枢神经系统和脑膜感染，出现暂时性或永久性迟缓性肢体麻痹，严重时可导致呼吸、心脏衰竭而死亡。

防治　无有效抗病毒药物。本病以预防为主，可选用灭活疫苗和口服减毒活疫苗预防。

（二）柯萨奇病毒（Coxsachievirus）

所致疾病　无菌性脑膜炎、病毒性心肌炎、疱疹性咽峡炎、手足口病等。

特性　单正链无包膜的 RNA 病毒。病毒体中不含聚合酶。可分 A 和 B 两组，A 组有 23 个血清型，B 组有 6 个血清型。

传播途径与致病性　经粪－口途径传播，也可经呼吸道或眼部黏膜传播。病毒主要在肠道中增殖，随血流到达靶组织。由于病毒受体分布广泛，因此该病毒所致疾病谱极其复杂。

防治 目前缺乏预防疫苗；药物治疗主要针对临床表现进行对症处理。

（三）甲型肝炎病毒（Hapatitis A virus）

所致疾病 甲型肝炎。

特性 单正链无包膜的 RNA 病毒。病毒体中不含聚合酶。仅有 1 个血清型。

传播途径与致病性 经粪－口途径传播。病毒在肠道中增殖，经短暂的病毒血症入肝，在肝细胞中增殖不直接造成肝细胞损伤，免疫损伤为其主要致病机制。

防治 甲型肝炎灭活疫苗可用于预防。

（四）流行性乙型脑炎病毒/日本脑炎病毒（Japanese encephalitis virus）

所致疾病 流行性乙型脑炎。

特性 单正链无包膜的 RNA 病毒，仅有 1 个血清型。

传播途径与致病性 虫媒传播，蚊子为主要的媒介昆虫。病毒随蚊虫唾液进入人体皮下。先在皮肤毛细血管内皮细胞及局部淋巴结等处增殖，而后病毒经血循环播散到肝、脾等处的细胞中继续增殖，少数患者（0.1%）体内的病毒可突破血脑屏障进入脑内增殖，引起脑膜及脑组织炎症，造成神经元细胞变性坏死、毛细血管栓塞、淋巴细胞浸润，甚至出现局灶性坏死和脑组织软化。

防治 可应用减毒活疫苗和灭活疫苗预防。

（五）风疹病毒（Rubella virus）

所致疾病 风疹，先天性风疹综合征。

特性 单正链有包膜的 RNA 病毒。病毒体中不含聚合酶。仅有 1 个血清型。

传播途径与致病性 可经呼吸道飞沫、胎盘垂直传播。上呼吸道为最初的感染部位，随后播散到局部淋巴结，再经血流至皮肤。皮疹的出现是由病毒增殖和免疫损伤两方面原因造成。如孕妇妊娠早期感染风疹病毒，可经胎盘感染胎儿，引起流产或死胎，还可导致先天性风疹综合征的发生。

防治 风疹减毒活疫苗可用于预防。

（六）腮腺炎病毒（Mumps virus）

所致疾病 腮腺炎，由睾丸炎而引发的不育症为罕见疾病。

特性 有包膜的单负链 RNA 病毒。病毒体中含有 RNA 聚合酶。只有 1 个血清型。

传播途径与致病性 主要经呼吸道飞沫传播。上呼吸道为最初的感染部位，随后播散到局部淋巴结，再经血流至病毒的靶组织和器官，主要有唾液腺、胰腺、睾丸、卵巢，也可累及神经系统并发脑炎。

防治 减毒活疫苗可用于预防。通常与风疹、麻疹疫苗合用。

（七）麻疹病毒（Measles virus）

所致疾病　麻疹，亚急性硬化性全脑炎。

特性　有包膜的单负链 RNA 病毒。病毒体中含有 RNA 聚合酶。只有 1 个血清型。

传播途径与致病性　主要经呼吸道飞沫传播。上呼吸道为最初的感染部位，随后播散到局部淋巴结，再经血流至病毒的靶组织和器官。皮肤的斑丘疹主要是由细胞毒 T 细胞介导的免疫应答所致。该病毒还可引起进行性麻疹性脑炎和巨细胞肺炎。另外，约百万分之一的患者在病愈后数年内发生亚急性硬化性全脑炎。

防治　减毒活疫苗可用于预防。通常与风疹、腮腺炎疫苗合用。

（八）汉坦病毒（Hantaan virus）

所致疾病　汉坦病毒肺综合征，汉坦病毒肾综合征出血热。

特性　基因组分 3 个节段，单负链有包膜的 RNA 病毒。

传播途径与致病性　啮齿类动物如鼠是主要的传染源及储存宿主。可经呼吸道、消化道、接触、虫媒及垂直方式传播。该病毒具有泛嗜性，可感染多种组织和细胞，主要靶细胞为血管内皮细胞，可致细胞损伤、血管通透性增加。另外超敏反应及 $CD8^+T$ 细胞介导的细胞免疫也是造成机体损伤的原因。

防治　灭活疫苗可用于预防。

（九）狂犬病病毒（Rabies virus）

所致疾病　狂犬病。

特性　呈子弹状，单负链有包膜的 RNA 病毒。病毒体中含有 RNA 聚合酶。仅有 1 个血清型。

传播途径与致病性　野生动物为重要的传染源，其中病犬为最主要的传染源。病毒的受体是神经元上的乙酰胆碱受体。病毒在咬伤部位周围的横纹肌细胞中缓慢增殖后进入周围神经，再上行至背根神经节后大量增殖，侵入脊髓和中枢神经系统、脑干及小脑等处的神经元，病毒又可沿传出神经进入唾液腺等外周组织和器官。

防治　灭活疫苗可用于预防。

（十）轮状病毒（Rotavirus）

所致疾病　婴幼儿腹泻。

特性　病毒基因组由 11 个节段的双链 RNA 组成，无包膜，具有双层衣壳结构。至少有 6 个血清型。

传播途径与致病性　经粪 - 口途径传播。病毒感染局限于肠道内，尤其是小肠。腹泻发生机制为病毒增殖破坏了小肠绒毛细胞的转运机制及结构，从而造成吸收障碍；另外病毒的非结构蛋白发挥类似肠毒素作用，使细胞分泌过度也是腹泻发生的重要因素。

防治 减毒活疫苗可用于预防。治疗主要补充水、电解质。

二、DNA病毒

（一）人乳头瘤病毒（Human papilloma virus）

所致疾病 人类上皮的良性和恶性肿瘤，如人类寻常疣、尖锐湿疣、乳头状瘤、宫颈癌等。

特性 双链闭环无包膜 DNA 病毒。型别有 80 余种，依其感染的上皮所在部位分为皮肤型和生殖道上皮型。

传播途径与致病性 人是唯一自然宿主。可经密切接触、性接触而传播。该病毒具有严格的组织特异性，感染后主要表现为上皮增生性病变，特征性病理表现之一为凹空细胞。

防治 无疫苗可预防。治疗以局部治疗为主。

（二）EB 病毒（Epstein-Barr virus）

所致疾病 传染性单核细胞增多症，与 Burkitt 淋巴瘤、鼻咽癌等恶性肿瘤的发生关系密切。

特性 线性双链有包膜的 DNA 病毒。病毒体不含聚合酶。仅有 1 个血清型。

传播途径与致病性 可经唾液感染及性接触传播。主要感染人及灵长类动物的 B 淋巴细胞和口咽上皮细胞，随血液播散至肝脏和脾脏。

防治 测定该病毒 IgA 抗体有利于鼻咽癌的早期诊断。

第十章　医学细菌

本章导学

　　医学细菌是指与人类形成共生关系的原核生物。关于这些与我们的机体朝夕相伴且时时刻刻对我们的生命状态起着至关重要的影响作用的生物体，我们究竟了解了多少，是一个值得讨论的问题。

　　本章中，首先需要知道在我们的肌肤与体腔内十倍于人体细胞数量的细菌都长成什么模样，可以通过什么方式认识其面目；其次应该知道这些简单的单细胞生物具有什么样的结构组成；第三还须关心细菌生长需要什么，如何生长，细菌的代谢过程能够向我们提供哪些信息；第四尚应了解细菌在增殖过程中出现的遗传变异基于哪些原因，将对人类产生哪些影响；最后也是最重要的，是必须懂得细菌究竟对人类形成哪些伤害，其进化过程又如何使人类能够承受并抵御这样的伤害。

　　与人类和谐共处的伴生菌称为正常菌群，引起人类疾病的细菌称为病原菌，两者都是医学细菌，并在适当的条件下可以相互转化。这样的转化恰恰决定着细菌与人类之间的相互关系，以及人类生命状态是否异常，而这又都与细菌的形态、结构、代谢、增殖以及遗传变异息息相关。

第一节　细菌的形态与结构

　　人类借助光学显微镜才发现了细菌，细菌以微米（μm）作为测量单位。在光学显微镜下，单细胞原核生物仅在适合的生长条件下，才表现其特定的外观形态。当生长环境改变时，细菌可以休眠体、生物膜、L型等形态呈现。有别于真核生物，细菌有着特殊的细胞结构，这种结构既是细菌存在的前提，也是与宿主发生相互作用的基础。

一、细菌的形态

　　生长条件良好的细菌主要呈现为球形（球菌）、杆形（杆菌）以及某些特殊形态（放线菌、螺旋体）。这种形态往往为某一种属的细菌所特有，可以作为该种属细菌的形态特征，称为细菌典型形态。生长条件不利情况下，由于某些结构的缺损与缺陷，细菌呈现无规则的L型（梨形、气球形、丝形），或生物膜、芽胞等形式。

（一）细菌典型形态

具有特征性形态的细菌多呈球形、杆形、螺形与其他固定形状（图10-1）。

1. **球菌** 以球形或近似球形出现的细菌称为球菌（coccus），多数球菌直径在 0.8～1.2μm。按照球菌繁殖时分裂平面不同和分裂后菌体间粘连程度、排列方式的不同，可分为：①双球菌（diplococcus）：在一个平面上分裂后两个菌体成双排列，如肺炎链球菌和淋病奈瑟菌。②链球菌（streptococcus）：在一个平面上分裂后多个菌体粘连排列成链状，如乙型溶血性链球菌。③四联球菌（tetrad）：在两个互相垂直的平面上分裂后四个菌体粘连在一起呈正方形，如四联微球菌。④八叠球菌（sarcina）：在三个互相垂直的平面上分裂后八个菌体黏附成包裹状立方体，如甲烷八叠球菌。⑤葡萄球菌（staphylococcus）：在多个不规则的平面上分裂后菌体无规则地粘连呈葡萄串状，如金黄色葡萄球菌。

2. **杆菌** 以大小、长短、粗细不一的杆形出现的细菌称为杆菌（bacillus），大多数杆菌长2～5μm、宽0.3～1μm，大杆菌（炭疽杆菌）长3～10μm、宽1.0～1.5μm；小杆菌（布鲁斯菌）长仅0.6～1.5μm、宽0.5～0.7μm。杆菌的形态一般呈直杆状，也有的菌体微弯。菌体两端多呈钝圆形，少数两端齐平（如炭疽杆菌），也有两端尖细（如梭杆菌）或末端膨大呈棒状称为棒状杆菌（如白喉杆菌）。杆菌大多分散存在，无一定排列方式，少数排列呈链状（如链杆菌）、分枝状（如分枝杆菌）或特殊的栅栏状，鉴定时有参考意义。

3. **螺形菌** 以少量弧形出现的细菌称为螺形菌（spiral bacterium），螺形菌分两类：①弧菌（vibrio）：菌体只有一个弧，呈弧形或逗点状，如霍乱弧菌。②螺菌（spirillum）：菌体较长，有几个弧，如鼠咬热螺菌。

4. **其他形状菌** 有些细菌的形态较为复杂，且不固定，或可称作非规则菌。这些细菌包括：①支原体（mycoplasma）：没有细胞壁，故形态呈多样性，有球状、分枝状、

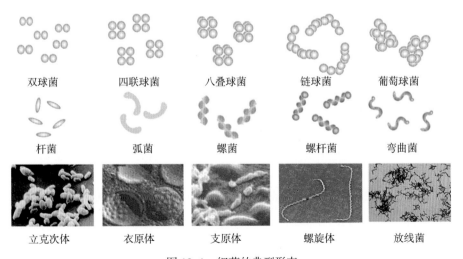

双球菌	四联球菌	八叠球菌	链球菌	葡萄球菌
杆菌	弧菌	螺菌	螺杆菌	弯曲菌
立克次体	衣原体	支原体	螺旋体	放线菌

图10-1 细菌的典型形态

杆状和丝状等；②衣原体（chlamydia）：多呈圆形或椭圆形，可随生活周期的不同呈现不同的形态；③螺旋体（spirochaeta）：菌体细长、柔软、弯曲呈螺旋状；④立克次体（rickettsia）：形态具有多形性，有球状、杆状和丝状等；⑤放线菌（actinomycetes）：呈菌丝状生长，可以产生形态多样的孢子丝，呈放射状或不规则排列。

（二）细菌非典型形态

在进化过程中，不利生长环境可促使细菌发生变异，某些结构变异导致了细菌非典型形态的出现，这包括 L 型细菌（L formed bacteria）、细菌生物膜（bacterial biofilm，BBF）和芽胞（endospore）。

1. L 型细菌　即细胞壁缺陷型细菌，于 1935 年由英国的 Lister 研究所发现，故取其第一个字母 L 来命名。因细胞壁的肽聚糖结构合成障碍，细胞壁不完整，故 L 型细菌无固定形态，呈多形性。通常 L 型细菌在低渗环境中不能生存，可在高渗、低琼脂、含血清的培养基中缓慢生长，一般培养 2 ～ 7 天后可见荷包蛋样菌落。L 型细菌在体内或体外、人工诱导或自然情况下均可形成，诱发因素很多，如溶菌酶、溶葡萄球菌素、青霉素、胆汁、抗体、补体等。已发现 L 型细菌的形成与某些基因的表达相联系。多数 L 型细菌仍具有致病性，可引起尿路感染、骨髓炎和心内膜炎等。某些 L 型细菌因其结构改变而使耐药性大幅提高，可能是临床持续感染的重要原因，这一部分的 L 型细菌也可称作持留菌（persister bacteria）。

2. 生物膜细菌　以群居（并非以单个细胞的浮游）方式生存的细菌，因其在细菌集团中所处位置的不同，也可以形成多种非固定形态。处于同一细菌集团（可以是单一菌种，也可以由多菌种组成）中的不同形态细菌的集合称为生物膜细菌。具有如下特点：①非均质性，生物膜细菌因处于生物膜的不同空间位置，其基因表达和生理活性也具有不均质性，位于表面的生物膜细菌由于容易获得营养和氧气，同时代谢产物也容易排出，故比较活跃，分裂较快，体积较大；而底层的生物膜细菌处于静止状态，分裂较慢，往往体积较小。②毒力下降，由于生物膜细菌的代谢相对缓慢，且各种毒素被包在被膜中，故对机体及组织的侵袭力降低；但当菌膜脱落，裸菌逸出后仍可造成菌血症，甚至败血症。③对抗生素敏感性下降，环境变化对生物膜细菌的影响大大降低，尤其是生物膜细菌对抗生素的敏感性大大下降。具有成熟生物膜的绿脓杆菌可以耐受 1000 ～ 2000 倍于裸菌的药物浓度。

据估计，细菌生物膜形式感染占细菌性感染的 60% 以上，其中医源性细菌占有很大比例。细菌生物膜相关感染较多见于临床由生物医学材料引发的感染，如人工植入物（人工瓣膜、人工关节、中耳换气管、血管植片等）引发的感染；医疗器材（子宫内避孕器、气管内插管、中心静脉导管、隐形眼镜等）引发的感染；手术材料（手术缝线、引流管等）引发的感染。与细菌生物膜形式感染关系密切的临床疾病还有肾结石、慢性中耳炎、尿道感染、牙病、胆道感染、骨髓炎、细菌性前列腺炎、心瓣膜性心内膜炎、囊性纤维变性肺炎、类鼻疽等。

3. 芽胞　细菌的休眠体是又一种非典型形态，通常称其为芽胞。芽胞产生的原因是细菌染色体上控制芽胞形成基因的存在。细菌在有利生长环境中，这些基因通常不表达，它们可能被一个阻遏体系所控制。一旦这一阻遏消除（如营养缺乏时），就可导致芽胞形成。芽胞含有细菌 DNA、少量的细胞质、细胞膜、肽聚糖和少量的水分，最重要的是芽胞表面含有一层较厚的对热、脱水、紫外线和化学剂具有高度抵抗的角蛋白样外壳。这种抵抗作用可能由 2,6-吡啶二羧酸（dipicolinic acid, DPA）介导的。DPA 以钙盐形式存在，是芽胞的特有成分。

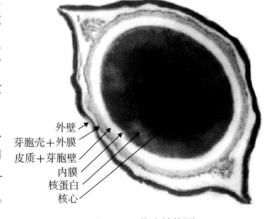

外壁
芽胞壳＋外膜
皮质＋芽胞壁
内膜
核蛋白
核心

图 10-2　芽胞结构图

成熟的芽胞具有多层膜结构（图 10-2）。核心是芽胞的原生质体，含有细菌原有的核质和核糖体、酶类等主要生命基质。核心的外层依次为内膜、芽胞壁、皮质、外膜、芽胞壳和芽胞外壁，将其层层包裹，成为坚实的球体。芽胞壁较厚，通透性低，普通染色不易着色，经特殊染色后才能在光学显微镜下被观察到。芽胞的大小、形状、位置等随菌种不同而异，可作为细菌鉴别的参考。芽胞在医学上的重要意义在于它对热和化学消毒剂具有极强抵抗力。由于芽胞对热的抵抗力强，普通煮沸的方法不能将其杀死，因此医学上常用高压蒸汽灭菌法（121℃，30 分钟）进行灭菌。

（三）细菌的形态检测

形态学检测是细菌检测的基本手段之一，检测方法可分为无染色标本检测法和染色标本检测法。由于细菌体积小，无色透明，因此利用光学显微镜直接检查只能观察到细菌的动力，对形态、大小、排列方式、染色特性及特殊结构的判定，还须借助于染色标本的观察。要研究细菌的超微结构，则需借助电子显微镜。

1. **无染色标本检测法**　无染色细菌标本的直接镜检一般用于活菌的直接观察，可观察细菌的动力或运动状态。常用悬滴法或压滴法，在普通显微镜或暗视野显微镜下观察。而相差显微镜的效果更好，可相对清晰地看到细菌的运功。

2. **染色标本检测法**　细菌经染色后，不仅可以清楚观察其形态特征，而且可以根据细菌染色特性的不同，对细菌进行鉴别和分类。根据所用染料的多少可分为单染色法和复染色法。单染色法仅用一种染料染色，可以观察细菌的形态、大小和排列方式，但不能用来鉴别细菌。复染色法

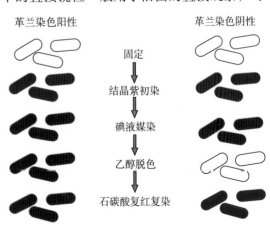

革兰染色阳性　　　　革兰染色阴性

固定
结晶紫初染
碘液媒染
乙醇脱色
石碳酸复红复染

图 10-3　革兰染色法示意图

用两种或两种以上的染料染色，可根据细菌的结构将细菌染成不同的颜色，不仅可以观察细菌的形态，还可对细菌进行鉴别，故又称鉴别染色法。较为重要的细菌染色方法有：①革兰染色法（Gram stain），1884 年由丹麦细菌学家 Christian Gram 发明，是鉴定细菌最基本的染色法（图 10-3），可按细胞壁对染料的吸附特性将细菌分成革兰阳性（G⁺）菌和革兰阴性（G⁻）菌。②抗酸染色法（acid-fast stain），主要用于鉴别结核分枝杆菌、麻风分枝杆菌等抗酸菌。③特殊染色法，包括针对芽胞的孔雀绿 - 番红花红染色法、针对鞭毛的镀银染色法，以及针对异染颗粒的奈瑟染色法等。

二、细菌的结构

细菌的结构是细菌得以生存之基础，包括细胞壁（cell wall）、细胞膜（cell membrane）、细胞质（cytoplasm）和核质（nuclear material）（图 10-4）。

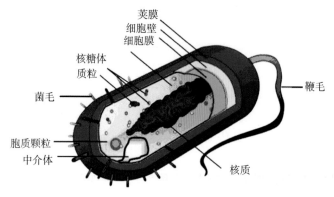

图 10-4 细菌的结构

（一）细胞壁

细胞壁位于细菌的最外层，坚韧而有弹性，具有维持细菌外形、抵抗外界低渗环境的作用。细胞壁上遍布微孔，可以允许水和小分子营养物质自由通过，与细胞膜一起参与细胞内外的物质交换。细胞壁上镶嵌的多糖、蛋白质成分可作为结构性致病物质参与致病过程，并作为抗原被机体免疫系统特异识别。

通过革兰染色法被划分为两大群的细菌，其细胞壁组成也呈现明显差异。故由革兰染色所形成的区别，不仅仅是染色性状的区别，更主要地反映了这两类细菌在基因构成、细胞结构以及相应的抗原性、致病性和对药物的敏感性等方面的重要区别。据此，医学细菌主要被划分为革兰阳性菌与革兰阴性菌两大群。

1. G⁺ 菌细胞壁　G⁺ 菌的细胞壁位于细胞膜外，由肽聚糖（peptidoglycan）层及周浆间隙（periplasmic space）共同组成（图 10-5）。

G⁺ 菌的肽聚糖层较厚，有数十层。由聚糖骨架、四肽侧链和五肽交联桥交织而成。聚糖骨架是由 β-1,4 糖苷键相连的 N- 乙酰葡糖胺（G）和 N- 乙酰胞壁酸（M）交替排列组成的多糖链。四肽侧链的氨基酸组成依次是 L- 丙氨酸、D- 谷氨酸、L- 赖氨酸和 D- 丙氨酸。甘氨酸五肽从横向上将相邻四肽中第 3 位的 L- 赖氨酸和第 4 位的 D- 丙氨酸相连，形成三维网络结构，使得肽聚糖具有很强的韧性和强度。

在肽聚糖层穿插有长链状的磷壁酸，它是 G⁺ 菌特有的成分，是由磷酸二酯键连接核糖醇或甘油残基而成的多聚物。按照其结合部位不同可分壁磷壁酸和膜磷壁酸两种，壁磷壁酸和细胞壁中肽聚糖的 N- 乙酰胞壁酸连接，膜磷壁酸和细胞膜上的脂质连接，又称脂磷壁酸，另一端均游离于细胞壁外。磷壁酸是 G⁺ 菌重要的表面抗原；某些细菌（如金黄色葡萄球菌）的磷壁酸，能黏附在黏膜细胞表面，其作用类似菌毛，可能与致病性有关。

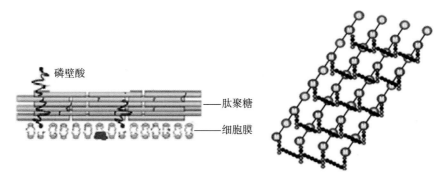

图 10-5　G⁺ 菌细胞壁结构模式图

2. G⁻ 菌细胞壁　G⁻ 菌细胞壁由外膜、周浆间隙以及悬浮与周浆间隙中的肽聚糖组成（图 10-6）。

G⁻ 菌的肽聚糖层较薄，仅 1～3 层。由聚糖骨架和四肽侧链组成。聚糖骨架的组成与 G⁺ 菌相同，但是四肽侧链第 3 位的氨基酸不是 L- 赖氨酸，而是被二氨基庚二酸取代。DAP 与相邻四肽侧链上第 4 位的 D- 丙氨酸相连，形成松散的二维平面结构，使得肽聚糖层韧性和强度较弱。

G⁻ 菌的外膜由脂质双层及脂蛋白、脂多糖（lipopolysaccharide，LPS）组成。脂质双层与细胞膜相似，主要起支架作用，脂蛋白与肽聚糖和脂质双层相连，使外膜与肽聚糖层成为一个整体。在脂质双层中镶嵌有通道蛋白，是亲水性小分子物质进出细胞的孔道。最外层是脂多糖，由脂质 A、核心多糖和特异多糖组成。脂质 A 是与宿主细胞脂多糖结合蛋白及脂多糖受体结合的主要结构，无种属特异性；核心多糖由较少种类的单糖组成，具有抗原性，可反映属特异性；特异多糖由若干个寡糖重复单位组成，每个重复单位由 3～5 个单糖组成，构成细菌菌体抗原（O 抗原），是细菌血清型的主要构成基础。

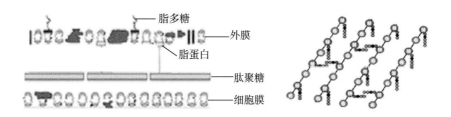

图 10-6　G⁻ 菌细胞壁结构模式图

G⁻ 菌的周浆间隙含有多种酶类（如蛋白酶、核酸酶、解毒酶等）和特殊结合蛋白，在细菌获取营养、解除有害物质的毒性等方面有重要作用。周浆间隙中存在着多种联通细胞膜与外膜的通道，以构成细菌的各型分泌系统。

G⁺ 菌和 G⁻ 菌细胞壁组成的比较见表 10-1。

表 10-1　G⁺ 菌和 G⁻ 菌细胞壁组成的比较

结构与成分	G+ 菌	G- 菌
强度	较坚韧	较疏松
厚度（nm）	厚（20 ~ 80）	薄（10 ~ 15）
肽聚糖层数	多，15 ~ 50 层	少，1 ~ 2 层
肽聚糖（细胞干重 %）	主要成分（50 ~ 90）	次要成分（0 ~ 10）
类脂质（细胞干重 %）	一般无（<2）	含量较高（0 ~ 20）
磷壁酸	+	−
外膜	−	+
周浆间隙	+	+

某些细菌能够在细胞壁外形成一层黏液状分泌物。黏液层紧密附着于细胞壁，边界明显者称为荚膜（capsule）；黏液层疏松附着在菌体表面，边界不明显者称为黏液层（slime layer）。荚膜厚度不同，大于 0.2μm 的称为荚膜或大荚膜；小于 0.2μm 的称为微荚膜（microcapsule），在光学显微镜下不易看到，只能用免疫学的方法证明其存在。荚膜的主要化学成分是多糖或多肽类物质，荚膜具有抗原性，根据多糖组成的不同，可对细菌进行分型、鉴定。荚膜的形成受遗传的控制和环境条件的影响，一般在动物体内或含有血清、糖的培养基中容易形成。荚膜本身不易着色，但采用荚膜染色或墨汁负染法，可较清晰地观察到。有荚膜的细菌在固体培养基上形成光滑型（smooth，S）菌落，失去荚膜后变为粗糙型（rough，R）菌落。

荚膜不是细菌的必需结构，但其存在仍有重要的生理意义：①贮存水分：提高细菌对干燥的抵抗力；②黏附作用：荚膜多糖可使细菌彼此粘连，也可黏附于组织细胞表面形成生物膜，是引起感染的重要因素；③保护作用：荚膜能保护细菌抵抗宿主吞噬细胞的吞噬与消化作用，也能保护细菌免受溶菌酶、补体、抗体、抗菌药物等有害物质的损伤，从而增强细菌的侵袭力。

（二）细胞膜

细胞膜又称质膜，紧贴细胞壁肽聚糖的内侧，由脂质双层组成。原核细胞膜的主要化学成分与真核细胞膜基本相似，为磷脂和蛋白质，但不含胆固醇（支原体除外）。细胞膜的主要功能有：①选择性渗透和转运作用：细胞膜是一种具有选择性渗透作用的生物膜，细胞膜上存在的多种转运系统可以帮助细胞完成内外物质的交换。②细胞呼吸作用：需氧菌的细胞膜上含有细胞色素和细胞呼吸作用的酶类，能进行电子传递和氧化磷酸化作用，参与细胞呼吸，与能量的产生、传递和储存有关。③生物合成作用：细胞膜上含有合成多种物质的酶类，许多菌体成分，如肽聚糖、脂多糖、磷脂等都在细胞膜上合成。④分泌水解酶和致病性蛋白：细菌能分泌水解酶到细胞外或周浆间隙中，将高分子有机化合物分解成能透过细胞膜的小分子物质。此外，G^-菌的致病性物质也是通过细胞膜分泌的。⑤形成中介体（mesosome）：中介体是细胞膜内陷形成的袋状或颗粒状结构，常见于G^+菌细胞中部。细胞分裂时作为 DNA 的结合位点，参与 DNA 的复制和细胞分裂；亦可发挥类似线粒体的作用，参与细菌的能量供给。

细菌细胞膜蛋白是细胞膜的重要组成成分，与细菌的合成代谢、致病物质形成与分泌以及胞内外信号转导密切相关。

1. 青霉素结合蛋白　青霉素结合蛋白（penicillin-binding protein，PBP）是G^+菌的重要膜蛋白，具有转肽酶活性，是合成G^+菌肽聚糖中五肽交联桥的关键酶。因可结合青霉素，故又称为青霉素结合蛋白。青霉素与转肽酶结合后抑制肽聚糖四肽侧链与五肽交联桥或 DAP 之间的连接，从而破坏细菌细胞壁的完整性，是其主要的杀菌机制。

2. 蛋白分泌系统　G^-菌的多种膜蛋白与外膜蛋白、辅助蛋白（信号肽酶或伴侣蛋白等）等一起可形成多种（Ⅰ～Ⅵ型）分泌系统以完成分泌性致病物质的输出。Ⅰ型分泌系统装置相对简单，主要涉及分泌毒素类物质，在已报道的所有细菌中均存在Ⅰ型分泌系统；Ⅱ型分泌系统是G^-菌中的常规代谢途径，向细胞外分泌各种蛋白，包括胞外酶、蛋白酶、毒素和毒性因子，这些胞外蛋白毒性因子通常破坏寄主细胞，引起组织坏死和病害；Ⅲ型分泌系统是许多G^-致病菌最重要的分泌系统，编码Ⅲ型分泌系统的基因位于毒力质粒或染色体致病岛区域内，是细菌分泌致病蛋白质的主要途径；Ⅳ型分泌系统介导某些质粒 DNA 在细菌间的相互传递（如大肠杆菌 F 质粒的接合转移），或毒力因子从细菌向宿主细胞内的转移。

3. 双组分信号转导系统　细菌具有感应外界环境信号的能力，感应后对环境信号作出反应的调控系统称为双组分信号转导系统。该系统由感受器激酶（即组氨酸蛋白激酶，为跨膜蛋白）和效应调控蛋白（又称反应调节蛋白，为胞内蛋白）组成。外界信号与感受器激酶的膜外配体结合，使组氨酸自身磷酸化，然后通过磷酸化的组氨酸将信号传递到 DNA 结合蛋白——效应调控蛋白，产生调控。

双组分信号转导系统广泛存在于G^+菌和G^-菌中，它不仅参与细菌基本生命活动，而且与病原菌的毒力和致病性密切相关。

4. 鞭毛（flagellum）　由鞭毛蛋白（flagellin）组成。着生于细胞膜表面，并游离于细胞外的细长呈波状弯曲的丝状物，长度为 5～20μm，直径为 12～30nm，经特殊染色使鞭毛增粗后可于光学显微镜下观察到。鞭毛是细菌的运动器官，能使细菌向营养物质和其他的诱导物做趋向运动，这个过程称为趋化（chemotaxis）。根据鞭毛的数量和位置，可将鞭毛菌分为 4 类：①单毛菌：只有一根鞭毛，位于菌体的一端，如霍乱弧菌；②双毛菌：菌体两端各有一根鞭毛，如空肠弯曲菌；③丛毛菌：菌体的一端或两端有多根鞭毛，如铜绿假单胞菌；④周毛菌：菌体周身均匀生长多根鞭毛，如大肠埃希菌。

鞭毛蛋白具有抗原性，通常称为鞭毛抗原（H 抗原），对细菌的分型和鉴定具有一定意义。某些细菌的鞭毛还与细菌的致病性有关，如大肠杆菌和变形杆菌可借助鞭毛的运动，从尿道进入膀胱，从而引起尿路上行感染。

5. 菌毛（pilus） 由菌毛蛋白构成，是遍布于细菌表面的毛发状物，较鞭毛短而直。菌毛可分为普通菌毛和性菌毛，普通菌毛能黏附在人细胞表面特异性受体上，这是某些细菌引起感染的必需起始环节，如失去菌毛的淋球菌则没有致病性。性菌毛仅见于少数 G⁻ 菌，比普通菌毛长而粗，数量少，仅 1～4 根。性菌毛由质粒携带的致育因子基因编码，有性菌毛的细菌（F⁺ 菌）可通过性菌毛的接合作用向无性菌毛的细菌（F⁻ 菌）传递质粒等遗传物质，从而引起细菌的生物学性状变异。

（三）细胞质

细胞质是细胞膜包含的无色、透明黏稠的胶状物质，主要成分为水、蛋白质、核酸、糖、无机盐、脂类等，是细菌代谢的主要场所。细胞质中还含有一些特殊结构。

1. 核糖体 是细菌蛋白质合成的主要场所。其沉降系数为 70S，由 50S 和 30S 两个亚基组成；而真核细胞核糖体沉降系数为 80S，由 60S 和 40S 两个亚基组成。某些抗生素作用机制就是根据这种不同而选择性地抑制细菌蛋白质的合成，如链霉素能与细菌核糖体的 30S 亚基结合而干扰其蛋白合成，而对人的细胞则没有作用。

2. 胞质颗粒 细胞质内含有多种不同种类的颗粒物质，主要作用是储存营养物质，用某些染料染色呈特异性颜色。如白喉棒状杆菌是以多偏磷酸盐颗粒的形式来储存能量的，Neisser 染色时，这些颗粒与菌体颜色不同，称为异染颗粒（metachromatic granules），这对白喉的鉴别具有一定的意义。

3. 质粒（plasmids） 是存在于细菌染色体外的、不依赖于染色体而独立复制的双链环状 DNA。虽然存在于染色体外，但也能插入染色体。多种不同的质粒可以同时存在于同一个细菌中的现象称为质粒相容性（compatibility），同种的或亲缘关系相近的两种质粒不能同时稳定地保持在一个细胞内的现象称为质粒不相容性（incompatibility）。根据质粒能否在不同细菌中转移，可将质粒分为两大类：①非转移性质粒，当细菌染色体 DNA 复制停止后仍然能继续复制，分子量较小，不含有转移基因，一个细胞往往含有多个（10～60）拷贝数，又称为松弛型质粒（relaxed plasmid）；②转移性质粒，与细菌染色体 DNA 同步复制，能通过接合的方式从一个细胞转移到另一个细胞，因其含有编码性菌毛和转移所需的酶类的基因，故分子量较大，一个细胞通常含有几个（1～3）拷贝数，又称为严紧型质粒（stringent plasmid）。

质粒携带基因的编码产物可赋予细菌某些新特性，如抗生素抵抗、紫外线抵抗、外毒素等。根据质粒编码的生物学性状不同，可将质粒分为：① F 质粒（fertility factor，致育因子），编码细菌性菌毛。有性菌毛的细菌称为雄性菌或 F⁺ 菌，无性菌毛的细菌称为雌性菌或 F⁻ 菌。② R 质粒（resistance factor，耐药性因子），编码对抗菌药物的耐药性。③细菌素质粒，编码细菌素，可杀死同种或近缘的细菌，如 Col 质粒（Colicinogenic factor，大肠菌素因子）编码的大肠杆菌肠菌素。④ Vi 质粒（Virulence plasmid，毒力质粒），编码与致病性有关的毒力因子，如致病性大肠杆菌的肠毒素、某些金黄色葡萄球菌的剥脱性毒素等都是由 Vi 质粒编码的。⑤降解质粒，编码降解某些特殊的难分解的有机物的酶类，主要存在于假单胞菌中，降解质粒在环境保护和污染环境的治理方面有重要的应用前景。⑥代谢性质粒，编码代谢过程相关的酶类，控制细菌某一特殊的代谢过程。如沙门菌一般不发酵乳糖，一旦获得乳糖发酵的质粒后就可发酵乳糖；在大肠杆菌中也发现与蔗糖发酵有关的质粒。

此外，在质粒、细菌和噬菌体中还存在一段特殊的 DNA 序列，称为转座子（transposons）。转座子是一段可以在 DNA 分子内或 DNA 分子间移动的 DNA 片段。转座子除携带与转位有关的基因外，还携带耐药性基因、抗金属基因、毒素基因和多种代谢相关性酶类基因，它的插入可引起插入基因的突变或相邻基因的表达。

（四）核质

核质是细菌的遗传物质。细菌没有明显的细胞核，无核膜核仁，仅较集中地分布在细胞质的特定区域，又称拟核（nucleoid）。在化学组成上拟核由 60%DNA、30%RNA 和 10% 蛋白质组成，不含组蛋白。电镜下是一条有规律缠绕的环状双链的 DNA。拟核染色后在普通显微镜下呈球形、棒状或哑铃形。

细菌 DNA 复制起点具有高度保守性，而且在这个区域经常出现回文结构。与真核生物 DNA 分子有多个复制子（replicon）不同，细菌的 DNA 分子上只有一个复制子，并且不含内含子。

在细菌染色体上，可存在一段分子量相对较大（20 ~ 100kDa）的染色体片段，系编码细菌毒力因子的基因簇，称为致病岛（pathogenicity island，PAI）或毒力岛。致病岛两侧具有正向重复序列（DR）和插入元件，还含有一些潜在的可移动成分，如插入序列（insertion sequence，IS）——不携带基因的最小转位因子、整合酶、转座酶等。致病岛常与细菌染色体中 tRNA 等高度保守的基因相连。致病岛编码的基因产物多为分泌性蛋白和细胞表面蛋白，如溶血素、菌毛等。一些致病岛还编码细菌的分泌系统、信息转导系统和调节系统。致病岛是由病原菌通过基因水平转移（转导、接合、转化）获得的外源 DNA，它在致病过程中起着十分重要的作用。一种病原菌可同时有多个致病岛，同一个致病岛也可在不同细菌中存在。

第二节 细菌的增殖与培养

细菌的增殖基于其代谢过程。与所有的生命体相同，新陈代谢由分解代谢和合成代谢构成，需要从环境中摄取营养物质，同时也向外环境释放代谢产物。

一、细菌的代谢

细菌增殖过程所需之能量主要由生物氧化作用获得，故按最终受氢体的类型，细菌的能量代谢途径可分为：①发酵，以各种有机物为最终受氢体；②需氧呼吸，以氧为最终受氢体；③厌氧呼吸，以其他无机物为最终受氢体。由于细菌能量代谢途径的不同，决定了其对气体需求的不同、对营养物质利用的不同以及最终代谢产物的不同。

在细菌的物质代谢过程中，可以形成对人类造成影响的某些合成代谢产物，例如作为致病性物质的毒素和酶类，或提供为人类健康服务的维生素与抗生素。而细菌的能量代谢过程所产生的多种分解产物可以成为医学界鉴别不同类型细菌的重要生化检验依据，如利用吲哚试验和硫化氢试验检测具有分解色氨酸和含硫氨基酸（如胱氨酸、甲硫氨酸）能力的致病菌；利用对不同糖类的分解能力以检测多种不同肠道杆菌科细菌。

对细菌代谢过程的了解，使人类掌握了细菌的人工培养；并由此能够了解细菌致病的机制，对致病菌给出准确的诊断，找到合适的治疗手段；同时也为利用细菌代谢产物造福人类创造了条件。

二、细菌的营养

水、碳源、氮源、无机盐是细菌增殖最基本的营养保障，营养要求较高的细菌还需要某些生长因子，如 B 族维生素、氨基酸、嘌呤、嘧啶等。

1. 水 水不仅是构成细菌细胞的主要成分，而且是细菌进行新陈代谢必需的媒介。细菌所需要的营养物质必须先溶于水才能被吸收利用，代谢产物也必须溶于水才能被排除。

2. 碳源 碳源是合成菌体成分和获得能量的主要来源。细菌主要从碳水化合物（糖类）获得碳源，部分自养菌可利用无机碳获得碳源。

3. 氮源 其主要功能是作为合成菌体成分的原料。多数细菌主要以氨基酸、蛋白胨等有机氮化物为氮源。

4. 无机盐 细菌生长繁殖需要多种无机盐类，如钠、钾、镁、钙、磷、硫等。无机盐除参与构成菌体成分外，在促进酶的活性、维持细胞内外渗透压和酸碱平衡等方面都有重要的作用。

5. 生长因子 某些细菌生长还需要一些自身不能够合成的生长因子，一般为有机化合物，主要包括 B 族维生素、氨基酸、嘌呤、嘧啶等，它们多为辅酶或辅基的成分，与物质代谢有关。如流感杆菌需要高铁血红素（X）和辅酶 I 、Ⅱ（V 因子），它们是细菌呼吸所必需的物质。

各类原核微生物的酶系统不同，对营养物质的选择利用也不相同。根据细菌利用氮源、碳源和能量的不同，可将细菌分为自养菌（autotroph）和异养菌（heterotroph）两大营养类型。自养菌能以简单的无机物（如 CO_2 为碳源，N_2、NH_3 为氮源）作为原料合成菌体成分。异养菌则必须以多种有机物（如蛋白质、糖类等）作为原料才能合成菌体成分并获得能量。根据异养菌的营养来源，又可分为腐生菌（saprophyte）和寄生菌（parasite）两类。腐生菌以动物尸体、腐败食物作为营养物质；寄生菌寄生于活体内，从宿主的有机物中获得营养。所有病原菌都是异养菌，大部分属于寄生菌。

三、细菌的增殖

（一）细菌增殖的条件

细菌的生长与环境条件的关系非常密切。只有当外界供给适当的营养物质，满足细菌对各种理化因素的要求，细菌才能正常的生长繁殖。一般细菌生长繁殖的条件主要包括营养、温度、酸碱度、气体等。

1.营养物质 这是细菌生长繁殖的前提条件。在体外人工培养细菌时，必须满足细菌对各种营养物质的需求（见前）。

2.温度 不同的细菌对温度的要求不尽相同。大多数病原菌最适生长温度与人的体温一致，为37℃。

3.酸碱度 多数细菌生长的最适pH值为7.2～7.6的中性环境，个别细菌如结核分枝杆菌为pH值6.5～6.8的酸性环境，霍乱弧菌在pH值8.4～9.2的碱性环境下生长最适宜。

4.气体 主要是对氧气和二氧化碳的要求。根据细菌对氧气的需求情况，可将细菌分为三类：①专性需氧菌（obligate aerobe），具有完善的呼吸酶系统，需要分子氧作受氢体，在无游离氧的环境下不能生长，如结核杆菌、霍乱弧菌等。其中空肠弯曲菌、幽门螺杆菌等细菌在低氧压（5%～6%）条件下生长最好，氧压增高（大于10%）对其有抑制作用，称为微需氧菌（microaerophilic bacteria）。②专性厌氧菌（obligate anaerobe），缺乏完善的呼吸酶系统，只能进行厌氧发酵。在游离氧存在时，细菌将受其毒害，甚至死亡，如破伤风梭菌、肉毒梭菌等。③兼性厌氧菌（facultative anaerobe），兼有需氧呼吸和发酵两种酶系统，在有氧或无氧的环境中都能生长繁殖，但以有氧时生长更好，大多数病原菌属于此类。

某些细菌生长繁殖的条件比较特殊，如衣原体、绝大多数的立克次体必须在活细胞内才能生长繁殖。

（二）细菌增殖的方式与生长曲线

1.增殖方式 细菌主要以二分裂方式进行无性繁殖。在适宜的生长条件下，细菌的增长呈指数递增。大多数细菌繁殖速度很快，20～30分钟一代，少数细菌繁殖较慢，如结核分枝杆菌约18小时繁殖一代。

2.生长曲线 将一定量的细菌接种于液体培养基中，在适宜的温度下培养，连续定时取样进行活菌数和总菌数的定量，可发现其生长规律。以细菌数量的对数为纵坐标，生长时间为横坐标，可得细菌的生长曲线（图10-7）。生长曲线可分为4个期。

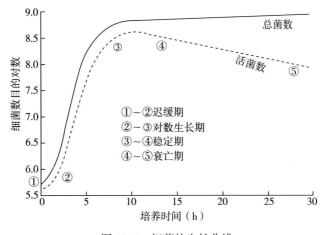

图 10-7 细菌的生长曲线

（1）迟缓期（lag phase） 细菌接种于培养基的最初阶段，是细菌适应新环境、为增殖做准备的时期。这一时期细菌代谢活跃、体积增大、DNA 含量增高、产生各种诱导酶，但并不分裂增殖。迟缓期的长短，因菌种和培养条件不同而异，从几分钟到数小时不等。在这个时期的后阶段，少数菌体开始分裂。

（2）对数期(logarithmic phase) 细菌代谢生长最旺盛的时期。此期细菌呈指数增长，其形态、生理和化学组成的特性较一致，是研究细菌生物学特性的理想时期。由于生长旺盛的细菌对环境等因素的作用敏感，因而也是研究遗传变异的好时期。

（3）稳定期（stationary phase） 细菌经过对数期的旺盛生长后，营养物质开始缺乏，代谢产物累积，细菌的繁殖速度下降，死亡率逐渐上升。细菌死亡数和新增长数接近平衡状态。细菌开始形成异染颗粒、芽胞以及抗生素、外毒素等次级代谢产物。

（4）衰亡期（death phase） 稳定期后的细菌生长更加缓慢，死亡数增高，活菌数急剧减少。此期细菌典型形态逐渐消失，呈多形性。革兰染色亦不稳定，某些 G^+ 菌染色变为 G^-。

四、细菌的人工培养

细菌的人工培养曾经是现代微生物学建立的奠基石之一，目前对细菌的鉴定、研究、利用仍然具有重要意义。就医学细菌而言，绝大多数的胞外菌与兼性胞内菌都可以进行无细胞人工培养。少数的专性胞内菌也可以通过细胞培养、鸡胚或动物接种进行细胞内人工培养。

提供给细菌的无细胞人工培养环境称为培养基，培养基因细菌的不同需求和研究的不同目的而各异。

（一）培养基的种类

培养基（medium）是按照微生物生长繁殖所需要的各种营养物质，用人工方法配制而成的无菌营养制品。按照不同的分类方法，培养基的种类亦不相同。

1. 按培养基的物理性状分类

（1）液体培养基 不含凝固剂，用于大规模的工业生产或实验室进行细菌生化代谢等方面的研究。

（2）固体培养基 在液体培养基中加入 1.5% ~ 2% 的琼脂做凝固剂，细菌在培养基表面生长可形成单个菌落，用于细菌的分离、鉴定、计数和保藏。

（3）半固体培养基 在液体培养基中加入 0.2% ~ 0.7% 的琼脂，呈糨糊状，常用于观察细菌的运动特性。

2. 按培养基的用途分类

（1）基础培养基 含有细菌生长繁殖所需的最基本营养物质，适用于大多数细菌的生长。牛肉膏蛋白胨培养基是最常用的基础培养基。基础培养基也可以作为一些特殊培养基的基础成分，再根据某种微生物的特殊营养需求，在基础培养基中加入所需营养物质。

（2）营养培养基　又称加富培养基，是在普通培养基的基础上添加一些特殊的营养物质（如血液、血清、酵母浸膏、动植物组织液等），以满足营养要求较高的细菌的生长。血平板是最常用的营养培养基。营养培养基还可以用来富集和分离某种微生物，利用该种微生物在这种培养基中较其他微生物生长速度快的优势，逐步淘汰其他微生物，从而分离该种微生物。从某种意义上讲，营养培养基类似选择培养基，两者区别在于：营养培养基是通过增加所要分离微生物的数量，使其形成生长优势，从而达到分离该种微生物的目的；选择培养基则是通过抑制不需要的微生物的生长，使所需要的微生物增殖，从而达到分离所需微生物的目的。

（3）选择培养基　根据某种细菌的特殊营养要求或其对理化因素的抗性，在培养基中加入某种化学物质来抑制其他微生物的生长，而促进该细菌的生长。通常可以在培养基中加入抑菌剂或杀菌剂，常用的有染料和抗生素。如在培养基中加入青霉素或结晶紫，能抑制大多数 G^+ 菌的生长，可以分离出 G^- 菌。此外，也可利用温度、pH 值、盐度等理化因素来选择嗜热和嗜冷、嗜酸和嗜碱及嗜盐微生物。

（4）鉴别培养基　在培养基中加入底物和指示剂，细菌产生的代谢产物可以与培养基中的特殊化学物质发生反应，产生肉眼可见的特征性变化，可鉴别细菌。鉴别培养基主要用于微生物的快速分类鉴定。最常用的鉴别培养基是伊红美蓝培养基，大肠埃希菌能分解乳糖形成紫色菌落，致病性沙门菌和志贺菌不能分解乳糖形成无色菌落。

（5）厌氧培养基　厌氧菌必须在无氧的环境下才能生长，通常可在培养基中加入还原剂，或用物理、化学方法去除环境中的游离氧，以降低氧化还原电势。如疱肉培养基、硫基乙酸钠培养基等。

（二）细菌在培养基中的生长现象

将细菌接种于液体、固体、半固体三种不同物理性状的培养基中，在适宜条件下培养后，可观察到肉眼可见的生长现象。

1. 液体培养基中的生长现象　大多数细菌在液体培养基中呈均匀混浊生长；少数链状排列的细菌如链球菌、炭疽芽胞杆菌等呈沉淀生长；枯草芽胞杆菌、结核分枝杆菌和铜绿假单胞菌等专性需氧菌一般呈表面生长，常形成菌膜。

2. 固体培养基中的生长现象　固体培养基可分为平皿平板和试管斜面两种形式，细菌在平板上可形成单个细菌的纯培养菌落，在斜面上往往形成菌苔。菌落的形态、大小、光滑或粗糙、湿润或干燥、边缘是否整齐等，都可作为鉴别细菌的参考。

3. 半固体培养基中的生长现象　将细菌用接种针穿刺接种于半固体培养基中，可以观察细菌是否有运动能力。有鞭毛的细菌有运动能力，沿穿刺线向外周扩散生长，穿刺线模糊；没有鞭毛的细菌只能沿穿刺线生长，穿刺线清晰。

第三节　细菌的遗传与变异

遗传（heredity）指生物子代与亲代间各种性状的稳定性。变异（variation）指子代与亲代间生物性状的差异。遗传与变异是生命的普遍特征。细菌同其他生物一样，也具有遗传性和变异性。

一、细菌的变异现象

医学细菌的变异性，主要表现为形态、结构变异、毒力变异、耐药性变异、抗原性和酶的变异等。

（一）细菌形态、结构变异

在外界条件的影响下，细菌的典型形态可发生变异。如鼠疫杆菌是 G^- 短杆菌，在含 3% ~ 6% NaCl 的培养基中培养后，菌体出现梨形、丝状形等衰残型形态；正常形态的细菌在青霉素、溶菌酶或抗体、补体的作用下，可形成细胞壁缺陷型变异（L 型变异）。

细菌也会失去其荚膜、芽胞或鞭毛。如肺炎链球菌在无血清的培养基上培养会失去其荚膜；变形杆菌在含 0.1% 石碳酸的培养基上培养可失去鞭毛，将失去鞭毛的细菌转移至一般培养基上培养后，鞭毛又可恢复，这种变异称为 H-O 变异。

细菌的菌落有光滑型（S）和粗糙型（R）两种。大多数细菌的菌落是光滑型，毒力较强，也有少数 R 型菌落的毒力强，如结核分枝杆菌。S 型菌落在长期的人工培养传代时会变为 R 型菌落。S-R 变异常发生于肠道杆菌，是由于失去 LPS 的特异性寡糖重复单位引起的。由 S 型转变为 R 型的细菌，其毒力、抗原性等其他性状也会发生变化。

（二）细菌毒力变异

细菌毒力变异表现为毒力增强和毒力减弱两方面。白喉棒状杆菌本身无毒力、不致病，被 β - 棒状噬菌体感染变成溶原性细菌后，则获得产生白喉外毒素的能力，引起白喉。强毒力的菌株也可在长期的人工培养基下传代培养，使毒力减弱或消失。如预防结核病的卡介苗（BCG）就是用有毒的牛分枝杆菌在含有胆汁的甘油、马铃薯培养基上，经过 13 年 230 代连续培养获得的一株毒力减弱但仍保持免疫原性的变异株。

（三）细菌耐药性变异

细菌对某种抗菌药物可由敏感变为耐受，成为耐药菌。有的细菌可表现为对多种抗菌药物同时耐受，即多重耐药性。更有甚者，对抗菌药物形成依赖性，离开抗菌药物反而不能生存，如痢疾杆菌链霉素菌株。抗生素的广泛使用，使细菌对抗生素的耐药性不断增长，给临床治疗带来很大的困难，已成为当今医学上的重要问题。

二、细菌的变异机制

细菌的变异按其基因是否改变可分为两种类型：①基因型变异：指细菌的基因结构发生变化，又称遗传性变异。常发生于个别的细菌，不受环境因素的影响，变异发生后是不可逆的，产生的新性状可稳定地遗传给子代。②表型变异：由于外界环境条件的作用，影响了某些基因的表达，而基因结构并未发生变化，又称为非基因型变异。这种变化不能稳定传给子代，一旦环境影响去除后，可恢复原来的性状。

基因型变异是代表细菌进化的主要变异类型，尽管基因突变是基因型变异的根本原因，但不高的突变率以及突变累积受到环境作用的限制，使目前已知的细菌进化主要采取了基因转移与重组方式。

（一）基因突变

突变（mutation）是指遗传物质可遗传的结构变化，也指某一基因发生结构变化的过程。广义的突变包括染色体畸变，如缺失、倒位、重复等；狭义的突变专指基因突变，也称点突变。基因突变具有以下特点：①随机性：突变的发生与突变条件之间没有直接的对应关系，如抗生素抗性的细菌突变体与抗生素的存在与否没有直接的关系。②稀有性：突变属于稀有事件，这对于维持菌种的稳定性非常重要。不同个体、不同的基因具有不同的突变率，自然条件下，突变率一般在 $10^{-7} \sim 10^{-9}$ 之间。③可逆性：某些类型的基因突变是可逆的，特别是点突变，但较大范围的染色体畸变是不能逆转的。

（二）基因转移与重组

供体菌的 DNA 片段转入受体菌内的过程称为基因转移（gene transfer），转移的基因与受体菌的 DNA 整合在一起并使受体菌获得新的性状，称为基因的重组（recombination）。细菌基因的转移与重组主要通过转化（transformation）、接合（conjugation）、转导（transduction）等途径进行。

1. **转化** 受体菌直接摄取外源 DNA 片段（来自供体菌或质粒），将其整合到基因组中，从而获得新的遗传性状，称为转化。转化现象的发现源于英国学者 F. Griffith 在 1928 年用肺炎链球菌进行的有关试验。肺炎链球菌是一种致病球菌，常成双或成链排列，存在着光滑型（S 型）和粗糙型（R 型）两种不同类型。其中光滑型的菌株产生荚膜，有毒，可导致人体肺炎，导致小鼠败血症死亡；粗糙型的菌株不产生荚膜，无毒，对人或动物不致病。Griffith 将加热杀死的 S 型细菌和活的 R 型细菌混合注射到小鼠体内，小鼠死亡，Griffith 称此现象为转化作用。实验证明 S 型菌体内可能存在一种转化物质，它能通过某种方式进入 R 型细菌，并使 R 型细菌获得稳定的遗传性状。1944 年 O.T.Avery 等人对转化的本质进行了深入的研究。他们用 S 型细菌的 DNA 代替杀死的 S 型细菌重复 Griffith 的实验，得到相同的结果。实验结果表明将 R 型细菌转化为 S 型细菌的遗传物质是 DNA。

2. **接合** 供体菌与受体菌通过性菌毛接触而进行的基因转移，称为接合。细菌的接合作用与供体菌中所含的接合质粒有关。能通过接合方式转移的质粒称为接合性质粒，主要包括 F 质粒、R 质粒、Col 质粒和毒力质粒等。接合不是细菌的一种固有功能，当接合质粒丢失后，细菌间就不能进行接合。最早发现的接合质粒是大肠杆菌的 F 质粒。带有 F 质粒的细菌有性菌毛，相当于雄性菌（F^+），无 F 质粒的细菌，相当于雌性菌（F^-）；当 F^+ 菌与 F^- 菌杂交时，F^+ 菌的性菌毛末端与 F^- 菌表面受体接合，使两菌靠近并形成通道，F 质粒 DNA 中的一条链断开并通过性菌毛通道进入 F^- 菌内，单股 DNA 链以滚环式进行复制，可在杂交的两菌中各自形成完整的 F 质粒；F⁻ 菌获得 F 质粒后长出性菌毛，也成为 F⁺ 菌。R 质粒最早在福氏痢疾杆菌耐药的菌株内发现，随后发现很多细菌的耐药性都与 R 质粒的接合转移有关。R 质粒由耐药传递因子和耐药决定因子组成，耐药传递因子与 F 质粒功能相似，编码性菌毛；耐药决定因子赋予菌株耐药性。R 质粒通过接合可将耐药基因传递给其他细菌，从而导致耐药菌株的大量增加，给临床治疗工作带来困难。

3. 转导 以噬菌体为媒介，将供体菌的一段 DNA 转移到受体菌内，使受体菌获得供体菌的部分遗传性状的过程，称为转导。

噬菌体（bacteriophage，phage）（图 10-8）是感染细菌、真菌等微生物的病毒。噬菌体在电子显微镜下有三种形态，即蝌蚪状、球形和丝状。大多数噬菌体呈蝌蚪状，由头部和尾部两部分组成。噬菌体头部为蛋白质外壳包裹的 20 面体，内含核酸。尾部由中空的尾髓和外面包着的尾鞘组成。在头、尾连接处有一尾领结构，尾部末端有尾板、尾刺和尾丝。尾丝为噬菌体的吸附器官，能识别宿主菌体表面的特殊受体，尾板内有裂解宿主菌细胞壁的溶菌酶，尾髓具有收缩功能，可使头部核酸注入宿主菌。

噬菌体感染宿主菌后有两种结果：一是在宿主菌体内复制增殖，产生子代噬菌体，裂解宿主菌，称为毒性噬菌体（virulent phage）。毒性噬菌体增殖过程包括吸附、穿入、生物合成、成熟和释放几个阶段。二是噬菌体感染易感细菌后，其基因与宿主菌染色体整合，多数情况下，不产生子代噬菌体，不裂解宿主菌，但噬菌体 DNA 能随细菌 DNA 复制，并随细菌的分裂而传代，称为温和噬菌体（temperate phage）或溶原性噬菌体（lysogenic phage）。整合在细菌染色体中的噬菌体核酸称为前噬菌体（prophage），带有前噬菌体的细菌称为溶原性细菌（lysogenic bacterium）。前噬菌体偶尔可自发地或在某些环境因素的诱导下脱离宿主菌染色体，产生成熟噬菌体，导致细菌裂解。温和噬菌体的这种产生成熟噬菌体颗粒和溶解宿主菌的潜在能力，称为溶原性。

噬菌体在增殖末期把 DNA 装入外壳蛋白组成新的噬菌体时发生装配错误，误将供体菌的 DNA 片段或质粒装入，成为一个转导噬菌体，在其感染另一宿主菌时就将其所携带的供体菌 DNA 转入受体菌，这个过程就是转导过程。在转导过程中有一种特殊的转导类型，称为溶原性转换（lysogenic conversion）。它是由温和噬菌体感染宿主细菌时，以前噬菌体形式整合入宿主菌，使宿主菌获得了噬菌体基因编码的某些遗传性状。如β-棒状噬菌体感染白喉棒状杆菌后，由于噬菌体携带编码毒素的基因，使无毒的白喉棒状杆菌获得产生白喉毒素的能力。

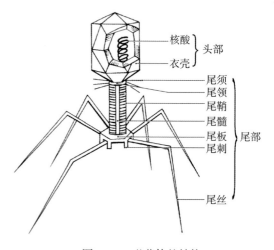

核酸、衣壳｝头部
尾须、尾领、尾鞘、尾髓、尾板、尾刺｝尾部
尾丝

图 10-8 噬菌体的结构

三、细菌变异的医学意义

细菌很多表型（形态、结构和菌落）的变异，常使细菌失去典型的形态，这给细菌的鉴定以及疾病的诊断带来困难。如失去细胞壁的 L 型细菌，用常规方法分离培养呈阴性，常导致临床漏诊、误诊。当患者有明显感染症状、常规培养呈阴性时，须考虑 L 型细菌感染的可能，用高渗含血清的培养基分离培养。此外，随着金黄色葡萄球菌耐药菌株的增加，很多菌株产生的色素由金黄色变为灰白色，凝固酶阴性的也具有了致病性，在临床诊断时要注意细菌的这些变异。

细菌耐药性的变异是临床上最值得关注的。细菌耐药性的变异，不是抗生素诱导产生的，只是由于抗生素的使用给耐药性突变菌株提供了选择和发展的机会。因此，在使用抗菌药物前应做药物敏感实验，避免抗生素的滥用，不给耐药菌提供生长的机会。

当然，细菌的某些变异也可以为人类所用。如利用细菌毒力的变异，将强毒力的细菌多次传代变为毒力减弱但抗原性保持稳定的菌种，来制备减毒活疫苗（如卡介苗）。或利用细菌基因重组的原理，将某一供体菌的目的 DNA 片段切割，然后与载体（质粒、噬菌体）DNA 重组，转入受体菌，筛选重组菌后可大量培养，扩增外源 DNA，用以研究其结构和功能。而利用基因重组原理建构工程菌，就可以大量生产胰岛素、干扰素、生长激素等生物制剂以及工业上用的酶添加剂等。

第四节 细菌的感染与免疫

细菌感染是临床较常见的一种病原生物感染形式。在长期的相互斗争中，人类积累了较多有关细菌感染的深刻认识。在掌握了抗生素这一有效的斗争武器后，人类应对细菌感染的掌控能力得到了长足的提高，使细菌感染不再成为威胁人类健康的前几位病因。

一、细菌感染

引起人类感染的细菌按其寄居部位分为胞外菌（extracellular bacteria）与胞内菌（intracellular bacteria）。胞外菌寄生于宿主细胞外的血液、淋巴液、组织液中，如葡萄球菌、链球菌、大肠埃希菌、霍乱弧菌、破伤风梭菌等。胞内菌又可分成：①兼性胞内菌（facultative intracellular bacteria），主要寄居于宿主细胞内，在适宜条件下也可在细胞外生存，如结核分枝杆菌、伤寒沙门菌、嗜肺军团菌等。②专性胞内菌（obligate intracellular bacteria），只能寄生于宿主细胞内，如立克次体、衣原体等。

胞外菌有较强的致病力，主要引起化脓性感染与由毒素引起的多种损伤。胞内菌具有较强的免疫逃逸能力，其造成的损伤多系来自机体免疫系统的清除作用。

（一）细菌的致病性

细菌的致病性通常是指其直接与间接造成宿主病理损害的生物结构与机制。在结构上，可以分为结构性致病物质（非分泌的）与分泌性致病物质。在机制上，包括对宿主的侵袭能力、毒性作用以及激活免疫系统后形成的免疫损伤作用。

1. **侵袭能力**　致病菌突破宿主皮肤、黏膜生理屏障，进入机体定植、繁殖和扩散的能力，称为侵袭力（invasiveness）。侵袭力包括细菌的结构性致病物质（黏附素与分泌系统等）和分泌性致病物质（荚膜与侵袭性酶类等）。①黏附素：细菌黏附于宿主体表或黏膜上皮细胞是引起感染的首要条件，细菌的黏附能力与致病性密切相关。具有黏附作用的细菌结构，称为黏附素或黏附因子。革兰阴性菌的黏附素通常为菌毛，通过菌毛的吸附作用，细菌可定居于宿主细胞上。菌毛的选择性吸附作用是通过与细胞表面相应受体的结合完成的。如肠道中产毒性大肠埃希菌、痢疾志贺菌、霍乱弧菌等的菌毛。革兰阳性菌的黏附素是菌体表面的毛发样突出物，如金黄色葡萄球菌的脂磷壁酸。②分泌系统：某些革兰阴性菌的分泌系统可以分泌特定的黏附蛋白或宿主细胞膜结合蛋白以帮助致病菌完成侵袭过程，如志贺菌可通过Ⅲ型分泌系统完成对宿主细胞（结肠、直肠部位的肠黏膜上皮细胞）的黏附与侵入。③荚膜：有荚膜的细菌能防止白细胞的吸附作用，以避免被其吞噬，使致病菌能在宿主体内大量繁殖，产生病变。例如有荚膜的肺炎链球菌不易被吞噬细胞吞噬、杀灭。有些细菌表面有类似荚膜的物质，如A群链球菌的M蛋白、大肠埃希菌的K抗原及伤寒杆菌的Vi抗原，除具有抗吞噬作用外，还可抵抗抗体和补体的作用。④侵袭性酶：属胞外酶，具有溶解细胞、破坏组织等作用。在感染过程中可以协助致病菌抗吞噬或向四周扩散。如金黄色葡萄球菌产生的血浆凝固酶有抗吞噬作用，A群链球菌产生的透明质酸酶、链激酶有助于细菌在组织中扩散。

2. **毒性作用**　致病菌直接作用于机体并损伤细胞、组织、器官，干扰正常生理功能的致病机制称为毒性作用。毒素是致病菌毒性作用主要体现形式。按其产生形式分为外毒素（exotoxin）和内毒素（endotoxin）。①外毒素，系致病菌的分泌性致病物质，多为具有酶活性的毒性蛋白，按其作用靶标，分成神经毒素、细胞毒素和肠毒素等。如具有神经毒性的破伤风毒素、肉毒毒素，具有细胞毒性的白喉毒素、百日咳RTX毒素，具有肠毒素毒性的霍乱肠毒素、金黄色葡萄球菌肠毒素等。②内毒素，系致病菌非分泌性的毒性物质，一般只有当致病菌裂解后才能释放，如肺炎链球菌溶素等。

3. **免疫损伤作用**　致病菌产生的分泌性致病物质与结构性致病物质均可激活免疫细胞而形成间接的病理性免疫损伤。最为典型的例子是革兰阴性菌细胞壁中脂多糖的作用和金黄色葡萄球菌毒性休克综合征毒素的作用。①脂多糖（LPS），系革兰阴性菌细胞壁的组成成分，为结构性致病物质。致病菌裂解后释放的LPS可经LPS结合蛋白及细胞受体激活巨噬细胞与中性粒细胞，受激活的炎症细胞可释放大量的细胞因子，引起机体的发热反应（故LPS又有外源性致热原之称）、白细胞反应（趋化因子作用）、中毒性休克（补体系统和凝血系统过度活化）、弥散性血管内凝血等多重病理生理改变。②金黄色葡萄球菌毒性休克综合征毒素，系极少数金黄色葡萄球菌分泌的蛋白质，可与人体T细胞的抗原受体非特异结合，产生超抗原作用，激活庞大的T细胞克隆，引起由众多细胞因子介导的毒性休克综合征。

需要指出的是，长期以来视LPS为内毒素的观点对于正确认识细菌的致病性可能产生负面的影响。

（二）细菌感染的临床类型

如同所有病原生物形成的感染，细菌感染也可在不同层面上划分各种类型，如隐性感染与显性感染、外源性感染与内源性感染等。

但其临床感染主要以病程与感染累及部位进行划分，按病程分为急性感染与慢性感染。急性感染起病急，病程短；慢性感染则起病较缓慢，病程迁延，可长达数月至数年。按感染累及部位分为局部感染与全身感染。局部感染系指细菌感染播散的范围比较局限，仅在感染灶周围，如化脓性球菌引起的疖、痈等；全身感染一般由病原体及毒性产物的血行播散所引起。常见的全身感染有：①毒血症（toxemia），系细菌外毒素经血液播散至特定靶组织、器官所出现的特征性中毒症状。②脓毒血症（pyemia），系化脓性细菌侵入血流中大量繁殖，并播散至其他组织或器官，产生新的化脓性病灶的症状。③败血症（septicemia），系致病菌在血液中繁殖后，产生大量毒素所出现的全身中毒症状。④菌血症（bacteremia），系致病菌在局部病灶中繁殖，释放入血所出现的相应症状。

（三）细菌感染的传播方式

与所有病原生物感染传播方式一样，细菌感染的传播方式也可以分为垂直传播（vertical transmission）与水平传播（horizontal transmission）两大类。

1.垂直传播　由母亲经胎盘、产道而传播病原体的方式被称为垂直传播，致病菌通常难以逾越血胎屏障，故致病菌的垂直传播以产道途径为主，如新生儿的淋病奈瑟菌、沙眼衣原体感染等。

2.水平传播　非垂直传播的其他自然传播方式统称水平传播。如：①呼吸道传播，如结核分枝杆菌、脑膜炎奈瑟菌、肺炎链球菌等的传播。经呼吸道传播的致病菌一般都具有较强的环境抵抗力。②消化道传播，如大肠埃希菌、霍乱弧菌、伤寒沙门菌等的传播。经消化道传播的致病菌一般具有抵抗胃酸与胆汁的能力，并往往可在水中存活较长时间。③媒介传播，如鼠疫耶尔森菌、斑疹伤寒立克次体等的传播。媒介传播的致病菌多数为人兽共患感染。④皮肤、创口接触传播，如葡萄球菌、链球菌、破伤风梭菌、产气荚膜梭菌等的传播。皮肤、创口接触传播多见于化脓性感染致病菌和厌氧芽胞梭菌感染。⑤性传播，如梅毒螺旋体、淋病奈瑟菌、沙眼衣原体等的传播。由性传播方式引起的感染性疾病统称性传播疾病（sexually transmitted diseases，STD）。

细菌感染的传播方式取决于细菌在环境中生存能力的强弱和环境因素对细菌的影响。因此同一种细菌往往可以通过不同的传播途径形成感染。

二、抗细菌免疫

如前已述，引起人类感染的细菌按其寄居部位分为胞外菌与胞内菌。胞外菌之致病力，以化脓性感染与毒素作用为主；胞内菌之致病力则主要由于免疫损伤。故而针对胞外菌与胞内菌的免疫效应也显示出不同，胞外菌感染的有效抵御依赖体液免疫，胞内菌感染的有效抵御依赖细胞免疫。

（一）针对胞外菌感染的免疫机制

针对胞外菌的侵入、定植、毒素作用等致病机制，机体之固有免疫与适应性免疫都可形成一定的应答，以达到阻止入侵、中和毒素、清除细菌、形成保护性免疫的防御效果。

1.固有免疫 在胞外菌感染中，固有免疫主要形成阻挡侵袭的屏障作用、清除细菌的细胞吞噬、杀灭作用、补体活化的溶菌作用、各类体液因子的抑菌作用等。

2.适应性免疫 在胞外菌感染中，适应性免疫主要形成阻挡侵袭的抗体阻断作用、毒素的抗体中和作用、补体经典途径的激活作用、抗体抑菌作用等。受胞外菌激活 Th2 细胞可辅助形成特异性抗体，而受细菌超抗原激活的 T 细胞可造成较严重的免疫损伤。

（二）针对胞内菌感染的免疫机制

针对胞内菌的细胞内入侵，机体之固有免疫与适应性免疫也可形成一定的应答。其后果除清除细菌外，还可引起程度不等的免疫损伤。

1.固有免疫 在胞内感染中，NK 细胞担负着重要的早期抗胞内菌防御功能，可有效杀伤和控制胞内菌感染。由活化 NK 细胞产生的 IFN-γ，可去除胞内菌逃逸机制对巨噬细胞吞噬、杀灭的抑制作用。

2.适应性免疫 在胞内感染中，CD4$^+$T 细胞介导的迟发型超敏反应性炎症机制成为最主要的免疫防御机制，但该机制也是形成严重免疫损伤的主要原因，如结核分枝杆菌感染中结核空洞的形成、肠热症中肠穿孔并发症的出现。中和性抗体在胞内菌感染是否存在并发挥其作用尚无定论。

思考题

1.细菌是什么？在完成此章学习后，请试着为其下一定义。

2.在对原核生物与真核生物的细胞结构进行比较后，你觉得人类在与细菌的较量中有多少胜算？

3.作为寄生物，细菌与其他病原生物比较，具有哪些致病特点？试解释为什么同时接触相同细菌时，有些人容易感染而有些人则免受其苦？

第十一章　常见致病细菌

本章导学

　　细菌是人类最早关注的致病病原生物，人类对常见致病细菌的认识越深刻，就意味着对这些危害者的清算越彻底。

　　本章中，你将从形形色色的致病细菌中了解它们被发现的经过；认识它们各有特点的基因组成与结构；熟悉它们的致病性与造成的各色临床表现；并且懂得怎样对它们做出检测与防治。

　　前面"医学细菌"章节的介绍使我们对细菌有了整体的认识，以此为基础，下面将逐一介绍常见的与人类疾病相关的革兰阳性菌和革兰阴性菌。

第一节　革兰阳性致病菌

　　根据国际上较通行的细菌分类方式，一切没有外膜结构的细菌均为革兰阳性菌，而不再仅局限于革兰染色为阳性这一属性。2005 年国际权威细菌分类学著作《伯杰氏系统细菌学手册》将可能引起人类疾病的革兰阳性细菌均纳入厚壁菌门（Firmicutes）与放线菌门（Actinobacteria），其中，常见的革兰阳性致病菌涉及链球菌属（Streptococcus）、葡萄球菌属（Staphylococcus）、肠球菌属（Enterococcus）、支原体属（Mycoplasma）、放线菌属（Actinomyces）、梭菌属（Clostridium）、芽胞杆菌属（Bacillus）、李斯特菌属（Listeria）、棒杆菌属（Corynebacterium）、分枝杆菌属（Mycobacterium）、诺卡菌属（Nocardia）等。

一、链球菌属

　　链球菌属在细菌分类学中归于厚壁菌门、芽孢杆菌纲、乳杆菌目、链球菌科，是本科中最大的属。该属现有 90 个种（亚种），其中，与人类关系密切的有化脓性链球菌（*Streptococcus pyogenes*）、肺炎链球菌（*Streptococcus pneumoniae*）、草绿色链球菌（*Streptococcus viridans*）、无乳链球菌（*Streptococcus agalactiae*）、马链球菌（*Streptococcus equi*）、牛链球菌（*Streptococcus bovis*）等。

（一）发现与描述

1874 年，威尼斯外科医生 Billroth 从丹毒患者的脓液内分离到许多细菌，并将这些细菌的形态描述为链状、葡萄状、双球状和杆状，为今天细菌学形态描述奠定了基础。链球菌"streptococcus"一词源于希腊语，"coccus"意为"浆果"（后译为球菌），"strepto"意为"链子"。该菌革兰染色阳性，球形、椭圆形或矛头状，成双或链状排列。

链球菌属营养要求较高，通常需用含血液或血清的培养基培养。大多数兼性厌氧，少数专性厌氧。在血清肉汤中易形成长链，管底可见絮状沉淀；在血琼脂平板上，可形成灰白色"针尖"状细小菌落，表面光滑、边缘整齐。

1919 年，美国微生物学家 Brown 发现，链球菌属成员在血平板上可以形成不同的溶血现象。目前，根据溶血现象将链球菌分为三类：① α 型（甲型）溶血性链球菌（α–hemolytic streptococcus），菌落周围形成较窄的草绿色溶血环，称 α 溶血或不完全溶血现象。这类细菌多为机会致病菌。② β 型（乙型）溶血性链球菌（β–hemolytic streptococcus），菌落周围形成较宽的完全透明的溶血环，称 β 溶血或完全溶血现象。这类细菌致病力强，可引起多种疾病。③ γ 型（丙型）链球菌（γ–streptococcus）：菌落周围不形成溶血环，称 γ 溶血或非溶血现象。这类细菌亦称非溶血性链球菌（streptococcus non–hemolytics），一般不致病。

1933 年美国微生物学家 Lancefield 建立的 β 型溶血性链球菌分类仅将致病菌分为 A、B、C、D 四个群，其后不断做出调整，目前采用的 Lancefield 血清学分群是根据 C 多糖抗原不同，将链球菌分成 A ~ V 共 20 群。其中，A、B、C 群多为乙型溶血性链球菌，D 群则为甲型溶血性链球菌或非溶血性链球菌，对人致病的多为 A 群，B、C、D、G 群偶见，而其他各群的乙型溶血性链球菌主要引起家畜的感染。

1883 年德国医生 Fehleisen 用纯培养方法再次从丹毒患者的创口内成功分离出链球菌（后被定名为化脓性链球菌），并证实该菌为蜂窝织炎的病原体。其后又确定了该菌可引起风湿热、猩红热、链球菌性咽喉炎、坏死性肌膜炎。链球菌可引起风湿热、风湿性关节炎、风湿性心肌炎、风湿性心内膜炎以及急性肾小球肾炎等，目前认为其机制可能是由于链球菌属与人类的共同进化渊源较深，部分链球菌可编码与人类宿主细胞成分相似的抗原，并通过"分子模拟"致病机制引起。

1881 年，Pasteur 与美国医生 George Sternberg 相继发现肺炎链球菌，1926 年定名为肺炎双球菌；直到 1974 年，在液体培养基中发现该菌呈链状生长，故改名为肺炎链球菌。

（二）基因与结构

链球菌属已有 12 种细菌完成了全基因测序，包括化脓性链球菌、肺炎链球菌、无乳链球菌、变异链球菌等。化脓性链球菌全基因长 1852.442kb，由 1752 个基因构成，其中约 40 个是毒力相关基因，与多种人类疾病有关，更重要的发现是这些基因的编码产物与人类宿主细胞成分极其相似，恰好揭示了"分子模拟"的致病机制。

链球菌属细胞壁含有 C 多糖抗原，M、T 等蛋白抗原。C 多糖抗原为群特异性抗原，不同菌群寡糖组成有较大区别，A 群链球菌寡糖为鼠李糖 –N– 乙酰葡糖胺，B 群链球菌寡糖为鼠李糖 – 葡糖胺多糖，C 群链球菌寡糖为鼠李糖 –N– 乙酰半乳糖胺，D 群链球菌寡糖为甘油型胞壁酸。根据 M 蛋白恒定区的位置，将 M 蛋白分为两类：Ⅰ 类 M 蛋白恒定区在表面，易与抗体结合，与人体某些组织是异嗜性抗原，可引起超敏反应性疾病。Ⅱ 类 M 蛋白恒定区在内部，不与抗体结合。M 蛋白具有抗补体介导的调理作用以及抵抗中性粒细胞吞噬的作用，便于细菌在宿主体内定居、繁殖。该蛋白与脂磷壁酸结合形成菌毛样结构，构成该菌黏附的物质基础。

链球菌属成员多具有荚膜，除肺炎链球菌荚膜为多糖外，多数链球菌荚膜由透明质酸组成。

（三）致病性与临床表现

1. **化脓性链球菌** 属 A 群链球菌，占链球菌感染的 90%，是最主要的致病性链球菌。其致病物质主要有：①黏附素，菌体表面的脂磷壁酸和 M 蛋白结合在宿主细胞表面的纤连蛋白受体上，介导链球菌的黏附。②链球菌溶血素，包括链球菌溶血素 O（streptolysin O，SLO）和链球菌溶血素 S（streptolysin S，SLS）。SLO 为含 — SH 基的蛋白质，对氧敏感，遇氧时 — SH 基被氧化为 — SS — 基，失去溶血活性。该毒素能破坏白细胞和血小板，对心肌有急性毒性作用。SLO 抗原性强，85% ～ 90% 链球菌感染患者于感染后 2 ～ 3 周至病愈后数月到 1 年内可检出抗 "O" 抗体（antistreptolysin O，ASO），风湿热患者血清中 ASO 明显增高，活动期升高更显著。因此检测 ASO 含量可作为链球菌感染和风湿热及其活动期的辅助诊断。SLS 是一种小分子的糖肽，无抗原性，对氧稳定，血平板菌落周围的溶血环即 "SLS" 所致，SLS 对白细胞和多种组织细胞有破坏作用。③致热外毒素（pyrogenic exotoxin），又称红疹毒素或猩红热毒素，该毒素由温和噬菌体基因编码，分 A、B、C 三个血清型，具有超抗原生物学活性，是引起人类猩红热的主要毒性物质。④侵袭性酶，包括透明质酸酶（hyaluronidase）、链激酶（streptokinase，SK）、链道酶（streptodornase，SD）。透明质酸酶能分解细胞间质的透明质酸，便于细菌扩散。链激酶能使血液中纤维蛋白酶原变为纤维蛋白酶，可溶解血块或阻止血浆凝固，有利于细菌蔓延。链道酶为链球菌 DNA 酶，能分解脓液中具有高度黏稠性的 DNA，使脓汁稀薄易于扩散。

化脓性链球菌引起三类疾病：①化脓性感染，如呼吸道侵入可引起扁桃体炎、咽炎、咽峡炎、中耳炎、乳突炎、气管炎、肺炎等；经皮肤创口侵入可引起淋巴管炎、丹毒、蜂窝织炎、坏死性筋膜炎、脓疱疮等皮肤及皮下组织感染。②毒素性疾病，主要是猩红热，为常见于儿童的急性呼吸道传染病。传染源为患者和带菌者，临床表现主要为发热、咽峡炎、全身弥漫性皮疹和疹退后的明显的皮肤脱屑。③自身免疫性疾病，由链球菌多种型别引起，如风湿热和急性肾小球肾炎等，目前认为其发病机制为 Ⅱ、Ⅲ 型超敏反应。上呼吸道感染后可发生风湿热，皮肤感染的链球菌不引起风湿热，该病多见于儿童，其主要为多发性关节炎、心肌炎、心包炎、心内膜炎等。引起上呼吸道感染和皮肤感染的链球菌均可引起急性肾小球肾炎，临床表现为浮肿、尿少、血尿、蛋白尿等，病程短，多能自愈，预后良好。

2.肺炎链球菌 常寄居在人体的鼻咽腔中，多数菌株不致病或致病力弱，仅少数有致病力。其主要致病物质有：①荚膜，是肺炎链球菌的主要侵袭力，有荚膜的肺炎链球菌可以逃逸宿主的吞噬作用。②肺炎链球菌溶血素（pneumolysin），能溶解羊、兔、马和人的红细胞，也能破坏吞噬细胞和纤毛化上皮细胞。③分泌型 IgA 蛋白酶，能破坏分泌型 IgA 介导的黏膜免疫。除上述物质外，细菌表面蛋白黏附素、磷酸胆盐、过氧化氢等物质也参与了该菌的致病。当机体抵抗力下降时，肺炎链球菌进入下呼吸道，引起人类大叶性肺炎（以婴幼儿和老人常见），肺炎后可继发中耳炎、乳突炎、脑膜炎、骨髓炎、脓毒性关节炎、心内膜炎、腹膜炎、脑膜炎和败血症等。

3.其他链球菌 ①草绿色链球菌，为人口腔、上呼吸道正常菌群，较常见的有变异链球菌（*Streptococcus mutans*）、唾液链球菌（*S. salivarius*）、咽峡炎链球菌（*S. anginosus*）等。变异链球菌与龋齿发生密切相关，该菌能产生葡糖基转移酶，分解口腔中的蔗糖产生黏性大的不溶性葡聚糖，使口腔中细菌黏附在牙齿表面形成菌斑，其中乳杆菌能发酵多种糖类产生大量酸，导致牙釉质脱钙，形成龋齿。咽峡炎链球菌入侵血液后在一般情况下会短时间被清除，但如果心瓣膜有病损或用人工瓣膜者，细菌则易停留该处并引起亚急性细菌性心内膜炎。②无乳链球菌，为上呼吸道正常菌群，作为机会致病菌可引起新生儿肺炎、败血症和脑膜炎。

（四）检测与防治

1.微生物学检测 脓液、血液可直接涂片，染色镜检，如发现典型形态的细菌即可作初步诊断。血平板培养、生化反应以及细胞壁多糖 C 血清型测定对致病菌的确定有诊断意义。抗链球菌溶血素 "O" 抗体（ASO）试验可作为化脓性链球菌感染及感染后超敏反应性疾病（风湿热、风湿性关节炎、风湿性心肌炎等）的辅助诊断，如血清中 ASO 超过 400U 有诊断意义。因皮肤脂质中的胆固醇能抑制链球菌溶血素 "O"，所以皮肤化脓性链球菌感染和皮肤感染相关的急性肾小球肾炎，ASO 不会升高。胆汁溶菌试验是鉴别同为 α 溶血性链球菌的肺炎链球菌和甲型溶血性链球菌的可靠方法，将菌液中加入 10% 去氧胆酸钠或 2% 牛黄胆酸盐，或牛、猪、兔等新鲜胆汁，置室温，5 ~ 10 分钟内出现细菌溶解、培养基变清者为肺炎链球菌（因为肺炎链球菌有 "自溶" 现象，胆盐或胆汁可促进该菌自溶），甲型溶血性链球菌的胆汁溶菌试验为阴性。

2.防治原则 对于不同传播途径引起感染的各式链球菌感染可通过控制治疗传染源、切断传播途径等措施予以预防。对猩红热患者，在治疗的同时应进行隔离。对急性上呼吸道感染和扁桃体炎患者，应及时治疗，以防超敏反应性疾病的发生。预防肺炎链球菌感染可应用多价荚膜多糖菌苗。链球菌感染则可选用广谱抗生素，如青霉素、头孢菌素等治疗。

二、葡萄球菌属

葡萄球菌属在细菌分类学中归于厚壁菌门、芽胞杆菌纲、芽胞杆菌目、葡萄球菌科。该属现定 51 种(亚种)，其中，与人类关系密切的有金黄色葡萄球菌(*staphylococcus.*

aureus）、表皮（白色）葡萄球菌（*S. albus*）、腐生（柠檬色）葡萄球菌（*S. citreus*）等。

（一）发现与描述

19世纪末，德国微生物学家科赫（R. Koch）、法国微生物学家巴斯德（L. Pasteur）和苏格兰外科医生奥格斯顿（A. Ogston）等几乎同时在脓液中发现葡萄球菌。"staphylococcus"一词源于希腊语，其中，"staphlo"意为"葡萄串"，"coccus"则为"浆果"之意。葡萄球菌为革兰阳性球菌，球形或椭圆形，直径0.5～1μm，呈葡萄串状或单个、成双、短链排列，无鞭毛，无芽胞，在体内可形成荚膜。

葡萄球菌属营养要求不高，在普通培养基上生长良好。需氧或兼性厌氧。在18℃～40℃均可生长。在普通琼脂培养基上形成表面光滑湿润、不透明的圆形菌落。菌落因菌种不同而呈现金黄色、白色或柠檬色。在血琼脂平板上，某些葡萄球菌菌落周围可形成完全溶血环。葡萄球菌耐盐性强，在含有10%NaCl培养基中能生长，故可用高盐培养基分离菌种。

根据产生的色素及生化反应不同，可将最常见的葡萄球菌分为金黄色葡萄球菌、白色（表皮）葡萄球菌和柠檬色（腐生）葡萄球菌三种。三种葡萄球菌的主要生物学性状差异见表11-1。

表11-1 三种葡萄球菌的主要生物学性状

性状	金黄色葡萄球菌	表皮葡萄球菌	腐生葡萄球菌
菌落色素	金黄色	白色	柠檬色
产生溶血素	+	－	－
发酵甘露醇	+	－	－
分解葡萄糖	+	+	－
A蛋白	+	－	－

根据有无血浆凝固酶，也可将葡萄球菌分为凝固酶阳性葡萄球菌和凝固酶阴性葡萄球菌（coagulase-negative staphylococci，CNS）。金黄色葡萄球菌能产生血浆凝固酶，称为凝固酶阳性葡萄球菌，其他葡萄球菌归为凝固酶阴性葡萄球菌。过去一直把是否产生凝固酶作为鉴别葡萄球菌有无致病性的重要指标。如今，CNS已成为医院感染的重要病原菌，也是创伤、尿道、中枢系统感染和败血症的常见病原菌。

葡萄球菌广泛分布于自然界、人和动物，为人体皮肤和体腔的正常菌群，在机体免疫力下降或定位转移等条件下引起多种感染。葡萄球菌（特别是金黄色葡萄球菌）作为引起人类化脓性感染的最常见致病菌，具有重要的流行病学意义。值得注意的是，随着抗生素的广泛使用，葡萄球菌的抗生素耐药问题日益严重，尤其以耐甲氧西林金黄色葡萄球菌（methicillin- resistant Staphylococcus aureus，MRSA）为甚，MRSA作为"超级细菌"的一种，其感染的发生率已成为衡量各国（地区）细菌耐药性严重程度的指标。

（二）基因与结构

葡萄球菌属中金黄色葡萄球菌、表皮葡萄球菌和溶血葡萄球菌等菌株已完成全基因测序。其中，金黄色葡萄球菌全基因长 2800kb，由近 2600 个基因组成；表皮葡萄球菌全基因长 2500kb，由近 1681 个基因组成，其中 84.5% 为基因组基因，其余的基因来自质粒。金黄色葡萄球菌的致病性与耐药性主要由质粒、前噬菌体和致病岛基因编码。如质粒编码葡萄球菌溶血素（staphylolysin），前噬菌体编码杀白细胞素（leukocidin）、剥脱毒素（exfoliatin），致病岛编码毒性休克综合毒素 1（toxic shock syndrome toxin1，TSST1）以及肠毒素（enterotoxin）。此外，质粒中携带的转座子主要参与编码金黄色葡萄球菌的耐药性。

金黄色葡萄球菌的结构包括：①荚膜，为葡萄球菌外多糖层，荚膜能抑制中性粒细胞的趋化与吞噬作用，抑制丝裂原对单核细胞的增殖反应，能促进细菌生物膜的形成。②葡萄球菌 A 蛋白（staphylococcal protein A，SPA），是一种单链多肽，与细胞壁肽聚糖共价连接。SPA 为细胞壁的表面抗原，有属特异性，可与人 IgG1、IgG2 和 IgG4 的 Fc 段发生非特异性结合（形成细菌免疫逃逸的重要结构基础），通过与吞噬细胞 Fc 受体竞争结合抗体 Fc 段，从而降低抗体介导的调理吞噬作用。此外，SPA 与 IgG 结合形成的复合物具有促细胞分裂、引起超敏反应、损伤血小板等多种生物学活性。以含 SPA 的葡萄球菌为载体，结合特异性抗体后，可设计协同凝集试验（coagglutination），应用于微生物抗原的检出。③磷壁酸，金黄色葡萄球菌为 N- 乙酰葡糖胺核糖醇磷壁酸（多糖 A），表皮葡萄球菌为 N- 乙酰葡糖甘油型磷壁酸（多糖 B）。磷壁酸能与宿主细胞表面的纤连蛋白结合，介导葡萄球菌的黏附。④肽聚糖，具有趋化作用，能够吸引中性粒细胞，引起脓肿；亦有活化补体、诱导细胞产生 IL-1 和抑制吞噬等生物学作用。

（三）致病性与临床表现

金黄色葡萄球菌与凝固酶阴性葡萄球菌因致病物质和机体反应的不同，故引起的临床表现也不同。

1. 金黄色葡萄球菌 金黄色葡萄球菌可产生多种毒力因子：①血浆凝固酶，分两种：一种是分泌至细菌外的游离凝固酶，被血浆中凝固酶反应因子激活后，形成葡萄球菌凝血酶，使纤维蛋白原变为纤维蛋白，从而引起血浆凝固。另一种是结合于细菌表面的结合凝固酶，与纤维蛋白原结合后，使纤维蛋白原变为纤维蛋白引起细菌凝聚。凝固酶使纤维蛋白包绕在菌体表面，一方面阻碍吞噬细胞的吞噬与胞内消化作用，另一方面还可保护细菌抵抗血清杀菌物质的损伤作用。同时病灶周围有纤维蛋白的沉积，限制了细菌扩散，使病灶局限化。②葡萄球菌溶素，系一组蛋白质，分 α、β、γ、δ 四种，由质粒或染色体编码。其溶血机制可能是毒素分子插入细胞膜疏水区，损伤细胞膜而造成细胞溶解。除红细胞外，对白细胞、血小板、肝细胞、成纤维细胞、血管平滑肌细胞均有毒性作用。③杀白细胞素，又称 Panton-Valentine（PV）杀白细胞素，由 F 和 S 两种蛋白质组成，可分别作用于细胞膜上卵磷脂受体和神经节苷脂 GM1 受体，改变细胞膜的结构，增加细胞通透性，从而造成中性粒细胞和巨噬细胞的损伤。④肠毒素，为一组对热稳定的可溶性蛋白质，30%～50% 金黄色葡萄球菌能够产生，目前已鉴定的有 A、B、C1、C2、C3、D、E、G 和 H 9 个血清型。毒素经 100℃ 30 分钟不被破坏，并能抵抗胃肠液中蛋白酶的水解作用。食用被葡萄球菌产毒株污染的食物后，在合适温度下，经 8 ～ 10 小时即可产生大量的肠毒素。肠毒素作用于肠道神经细胞受体，刺激呕吐中枢，引起以呕吐为主要症状的食物中毒。近来发现，肠毒素作为超抗原能激活 T 细胞，释放大量的 TNF、IL-1、IFN-γ 等细胞因子而致病。⑤剥脱毒素，属蛋白质，分A、B 两个血清型，由前噬菌体和质粒编码。毒素作用于皮肤上 GM4 样糖脂受体后，发挥丝氨酸蛋白酶功能，裂解细胞间桥小体，破坏细胞间连接，引起烫伤样皮肤综合征（staphylococcal scalded skin syndrome，SSSS）。⑥毒性休克综合征毒素 –1，是极少数金黄色葡萄球菌生长繁殖过程中分泌的一种外毒素，该毒素由染色体编码，含有 194 个氨基酸，作为超抗原引起毒性休克综合征（toxic shock syndrome）。

在上述致病因子的作用下，金黄色葡萄球菌可引起化脓性和毒素性两种疾病。金黄色葡萄球菌可通过多种途径侵入人体，引起局部组织、内脏器官和全身化脓性感染。局部感染如疖、痈、毛囊炎、甲沟炎、麦粒肿、蜂窝织炎、伤口化脓、脓痤疮等，内脏器官感染包括肺炎、脓胸、中耳炎、脑膜炎、心包炎、心内膜炎、骨髓炎等，全身感染如败血症、脓毒血症等。毒素性疾病由某些携带有多种毒素编码基因的金黄色葡萄球菌引起，包括：①食物中毒，由肠毒素引起，患者可出现头晕、恶心、呕吐、腹泻等急性胃肠炎症状。发病 1 ～ 2 天可自行恢复，预后良好。②烫伤样皮肤综合征，由表皮剥脱毒素 TSST-1 引起。多见于新生儿及免疫力低下者，患者皮肤呈弥漫性红斑，起皱，继而形成水疱，造成皮肤脱落。③毒性休克综合征，由 TSST-1 引起。患者主要表现为高热、低血压、猩红热样皮疹、腹泻、呕吐，严重时出现休克。

2.凝固酶阴性葡萄球菌　目前已发现的 CNS 有表皮葡萄球菌和腐生葡萄球菌等十余种，为人体皮肤黏膜和腔道内正常菌群，作为"机会致病菌"可引起多种感染。CNS的致病可能与其产生的黏质（slime）有关。黏质由中性糖类、糖醛酸和氨基酸组成。黏质具有较强的黏附性，并促进细菌生物膜的形成，从而保护细菌免受宿主免疫系统的攻击以及避免抗生素的渗透作用。常见的 CNS 引起的感染有：①泌尿系统感染，CNS 引起的尿路感染仅次于大肠杆菌。常见的有表皮葡萄球菌、人葡萄球菌、腐生葡萄球菌和溶血葡萄球菌，可引起年轻女性的急性膀胱炎等尿路感染以及老年男性患者使用器械检查尿道后引发的泌尿系感染。②败血症，多为新生儿败血症。CNS 仅次于大肠杆菌、金黄色葡萄球菌，居引起败血症常见病原菌第三位。常见的有溶血葡萄球菌、人葡萄球菌和表皮葡萄球菌。③术后感染，CNS 是引起外科感染的常见病原菌。多见于骨和关节修补术、器官移植、心瓣膜修复术后。④医用器械植入后感染，CNS 在黏质的作用下易黏附在导管等植入性医用器械上，并持续引起全身感染。常发生在心脏起搏器植入、动脉插管、人工关节置换等情况。

（四）检测与防治

1.微生物学检测　采集脓汁、分泌液、脑脊液、穿刺液、胸腹水、血液等标本，涂片染色后镜检，可根据细菌形态、排列方式和染色性作初步诊断。将标本接种于血平板，或经肉汤培养基增菌后再接种血平板，根据菌落特点（色素、溶血）以及凝固酶试验、甘露醇发酵试验等区别金黄色葡萄球菌和 CNS。其中，CNS 鉴定须进一步做常规生化试验、质粒图谱、耐药谱等联合分析。分离培养后做药物敏感试验有助于临床治疗方案的确定。

肠毒素检测可取食物中毒患者的标本（食用的可疑食物、呕吐物等）用 ELISA 检测，方法简便敏感。

分子生物学技术如 PCR、核糖体分型法和脉冲场电泳法等检测和分析细菌质粒及基因组 DNA，用于疾病的诊断和流行病学检查。

2. 防治原则　注意个人卫生，皮肤黏膜受损应及时消毒处理。加强对饮食服务业的监管，防止引起食物中毒。医院内要做好消毒隔离，防止医源性感染。避免滥用抗生素，治疗应根据药敏试验结果，选用敏感抗菌药物。

三、支原体目

支原体目（Mycoplasmatales）在细菌分类学中位置为厚壁菌门、柔膜菌纲、支原体目。该目下分三个科：支原体科（Mycoplasmataceae）、无胆甾原体科（Acholeplasmataceae）、螺原体科（Spiroplasmataceae）。支原体科现辖有支原体属（Mycoplasma）、脲原体属（Ureaplasma）、血虫体属（Eperythrozoon）和血巴尔通体属。其中支原体属现知有 96 个种，对人致病的主要为肺炎支原体（Mycoplasmataceae pneumoniae）、人型支原体（M. hominis）、生殖器支原体（M. genitalium）、穿透支原体（M. penetrans）；而脲原体属有 7 个种，对人致病的主要为溶脲脲原体（Ureaplasma urealyticum）。

（一）发现与描述

1898 年，支原体由 Nocard 与 Roux 两人从传染性胸膜肺炎病牛体内首先分离成功，但限于当时条件，只能证实该致病性微生物不依赖于细胞，却无法观察到其形态。当时将其称为胸膜肺炎样致病微生物（pleuro pneumonia –like organisms，PPLO）。同年研究根瘤菌的 A. B. Frank 误认为支原体具有酵母菌的性质，提议将该微生物定名为 "Mycoplasma"。"Myco" 源自希腊语 "mykes"，意为霉菌，故译为霉原体或霉浆菌，1967 年正式改名为支原体。支原体大小为 0.2 ~ 0.3μm，是目前已知的在活细胞外能生长繁殖的最小微生物，可通过细菌滤器。支原体无细胞壁，呈高度多形性，但基本形态有三种，即球形、双球形及丝状，有时呈棒状、环状、哑铃状等不规则形态。不易被革兰染料着色，常用吉姆萨染色法，呈淡紫色。

支原体的营养要求比一般细菌高，一般都以牛心浸液为基础，须加入血清、酵母浸膏，用于提供胆固醇、长链脂肪酸、核苷前体等以满足支原体生长繁殖所必需。大多数需氧或兼性厌氧，适宜生长温度为 35℃，最适 pH 值为 7.8 ~ 8.0，但脲原体最适 pH 值为 6.0 ~ 6.5。支原体繁殖以二分裂为主，也可通过出芽、分枝等方式繁殖。生长速度缓慢，在固体培养基上可形成中央厚而隆起、边缘薄而扁平的 "荷包蛋样" 菌落。在液体培养中不易见到混浊，呈小颗粒样生长或形成薄片状集落贴于管壁或沉于管底。

支原体因无细胞壁，对理化因素的影响比细菌敏感，可被脂溶剂及常用的消毒剂如酚、甲醛灭活，对热、干燥、紫外线、低渗透压敏感，但对铊盐、结晶紫的抵抗力大于其他细菌。因此，培养基中加入一定量醋酸铊用以除去杂菌生长。但溶脲脲原体对醋酸铊敏感。支原体对作用于细胞壁的抗生素（青霉素、头孢菌素和万古霉素类等）耐药，但对干扰蛋白质合成的抗生素（红霉素、链霉素、四环素等）敏感。

（二）基因与结构

支原体具有目前已知最小的营独立生活生物体的基因组，已经完成测序的各株支原体全基因长 580～1380kb。有趣的是，在其他生物中作为终止密码子的 UGA 被支原体用作色氨酸的密码子。作为进化标志，这意味着柔膜菌纲原核生物大约是在 6 亿年前从链球菌中分化形成。在陆生植物出现（大约 5 亿年前）和脊椎动物出现（大约 1.9 亿年前）之际进一步形成虫原体与支原体（因宿主不同而分化）。

支原体是少数缺乏细胞壁的细菌之一。在电镜下观察，支原体细胞膜有三层结构，内、外层由蛋白质和糖组成，中间层为脂质。外层蛋白质为型特异性抗原，交叉反应较少，在鉴定支原体时有重要意义。脂质层胆固醇含量多，约占总脂质的 1/3。细胞质内含有核糖体、DNA、RNA，基因组为双链环状 DNA。部分支原体细胞膜外有一层荚膜（由多糖或肽聚糖组成），与毒力有关。

（三）致病性与临床表现

黏附是致病性支原体引起疾病的先决条件。支原体一般不侵入细胞，通过从宿主细胞摄取营养等方式引起细胞损伤。此外，支原体引发的病理性免疫反应可能也是造成机体损伤的主要机制。

1.肺炎支原体 肺炎支原体的主要致病物质有：① P1 蛋白，为细胞膜表面的膜蛋白，具有黏附作用，可与呼吸道黏膜上皮细胞、红细胞等表面的神经氨酸酶受体结合，介导支原体的黏附定植。②荚膜，具有抗吞噬作用，是细菌重要的毒力因子。此外，其他可能的致病物质还有糖脂抗原（因与宿主细胞有相同表位，可引发宿主免疫损伤）和毒性代谢产物（如核酸酶、过氧化氢和超氧阴离子等，可引起宿主细胞的损害）。肺炎支原体感染多发生于夏末秋初季节，以青少年及儿童多见，传染源为患者或带菌者，主要经飞沫传播。感染后患者症状轻重不同，可有较轻的感冒、咽炎等，也会有较重的肺炎，严重时可合并肺外组织器官病变，如心肌炎、心包炎、脑膜炎等。肺炎支原体引起的人类支原体肺炎占非细菌性肺炎的 50%，又称之为原发性非典型性的肺炎，其病理变化以间质性肺炎为主，常有发热、咳嗽等轻微的呼吸道症状，一般可自愈。

2.溶脲脲原体 溶脲脲原体的致病物质尚未完全清楚。位于细胞膜上的表面抗原 MB 是与宿主细胞神经氨酸酶受体发生黏附的主要定植因子，也可能与致病有关。除此以外，目前已知的致病物质还包括：①磷脂酶：溶脲脲原体吸附宿主细胞后，可产生磷脂酶分解细胞膜中的卵磷脂，影响宿主细胞生物合成，并从细胞膜获取脂质和胆固醇作为养料。②尿素酶：在宿主细胞胞浆中，能分解尿素产生氨，对细胞有毒性作用。③ IgA 蛋白酶：各种血清型溶脲脲原体都能产生 IgA 蛋白酶，可降解 IgA，破坏泌尿生殖道黏膜表面的局部抗感染作用，有利于溶脲脲原体黏附并致病。④神经氨酸酶样物质，可干扰精子和卵子结合，引起感染性不孕症。溶脲脲原体是人类泌尿生殖道常见的寄生菌，在特定条件下引起非淋菌性尿道炎（nongonococcal urethritis，NGU），经性接触或母婴传播，可引起男性前列腺炎、附睾炎，女性阴道炎、宫颈炎等，并可感染胎儿导致流产、早产、死胎等。此外，溶脲脲原体也是感染性不孕症的常见病因。

3. 其他支原体 支原体属中人型支原体、生殖器支原体可引起泌尿生殖道感染，其致病机制可能与溶脲脲原体相似。近年发现，从 AIDS 患者体内分离出的穿透支原体，可能具有协同人类免疫缺陷病毒致病的作用。

（四）检测与防治

1. 微生物学检测 支原体检测方法包括分离与培养、血清学方法和分子生物学方法。支原体分离培养后，可通过形态观察、菌落特征、生化反应以及生长抑制试验（growth inhibition test，GIT）、代谢抑制试验（metabolic inhibition test，MIT）等进一步判断。分离培养是寻找病原体最可靠的方法，但用时长、操作繁琐，不利于疾病的快速诊断治疗，故不用于常规检测。

生长抑制试验（GIT）是将特异性抗体浸润的滤纸片贴在接种可疑菌落的固体培养基上，孵育后观察是否出现抑菌环，如果出现则表明可疑菌落为肺炎支原体。代谢抑制试验（MIT）是将可疑菌落接种于含特异性抗体、葡萄糖和酚红的液体培养基中，若可疑菌落为支原体，将与抗体结合，其生长代谢受抑制，不能分解葡萄糖产酸，酚红颜色不变。

目前临床诊断较普遍应用的是血清学诊断方法，采用 P1 膜蛋白和 43kDa 菌体蛋白作为包被抗原检测相应抗体（ELISA 法），可用于支原体肺炎的早期诊断。检测溶脲脲原体抗原或鉴定培养物亦可采用免疫斑点试验（immunodot test，IDT）或 ELISA 法。

肺炎支原体相关的冷凝集素试验、溶脲脲原体相关的抗精子抗体检测等支原体自身抗体的检测方法也具有辅助诊断价值。此外，尚可应用 PCR 技术、特异性核酸探针等技术检测标本中支原体 DNA。

2. 防治原则 肺炎支原体灭活或减毒活疫苗的应用效果尚不能肯定，有待继续研究。溶脲脲原体、人型支原体等感染的预防应加强宣传教育、注意性卫生。支原体对红霉素、氯霉素、链霉素、强力霉素、螺旋霉素等敏感。

四、放线菌目

放线菌目在细菌分类学中位于放线菌门、放线菌纲、放线菌亚纲。放线菌目下设放线菌亚目、棒状菌亚目、丙酸杆菌亚目、微球菌亚目、微单孢菌亚目、假诺卡菌亚目、链霉菌亚目、孢囊链霉菌亚目、弗兰克菌亚目、糖霉菌亚目 10 个亚目。其中引起人类疾病的放线菌主要为放线菌亚目的放线菌属，棒状菌亚目的分枝杆菌属、棒状菌属和诺卡菌属以及丙酸杆菌亚目的丙酸杆菌属等。

（一）发现与描述

1877 年，Bollinger 从牛颈肿病灶中分离到一种厌氧性霉菌样病原体，Harz 依据在感染组织中此病原体放射状的形态，称之为牛型放线菌（*Actinomyces bovis*）。1891 年，Wolff 和 Israel 在放线菌感染患者的标本中成功培养出厌氧的衣氏放线菌（*Actinomyces israelii*），其后在自然界又发现需氧的放线菌。大多数放线菌的形态和增殖方式与其他细菌差别很大，酷似真菌，有菌丝和孢子。但实际上他们是细菌，证据如下：①放线菌具有原始核质，无核膜核仁。②细胞壁由肽聚糖和磷壁酸组成（真菌为几丁质与葡聚糖）。③核糖体与细菌相同，但与真核细胞不同。④核酸组成形式为原核类型而非真核类型。⑤对常用抗生素敏感，而对抗真菌药物不敏感。

放线菌属为革兰阳性非抗酸性丝状菌，分枝生长的菌丝细长无隔，末端膨大，易断裂成链球状或链杆状。放线菌人工培养较为困难，厌氧或微需氧，初次分离时加 5% ～ 10% 的 CO_2 有利于生长。在血琼脂平板上培养 4 ～ 6 天后，形成表面粗糙、灰白色或淡黄色的微小圆形菌落。在含糖肉汤中形成灰白色团状沉淀物。

诺卡菌属为弱抗酸性丝状菌，形态与放线菌相似，但菌丝末端不膨大。本菌需氧，营养要求不高，在普通培养基或沙氏培养基上，22℃或37℃条件下均可生长，但繁殖速度慢，一般 5 ～ 7 天可见菌落，菌落表面干燥、有皱褶或呈颗粒状，产生色素因菌种而异。放线菌是重要的药物资源，目前研究的抗生素 80% 来源于放线菌。

分枝杆菌属是一类菌体细长略弯曲，有分枝生长倾向的杆菌，在感染组织标本中呈分枝状排列或聚集成团。细胞壁内含有大量脂质，主要为分枝菌酸。这一特性与该菌的染色性、培养特性、致病性等密切相关。该菌经 5% 石碳酸复红加温着色后，则可抵抗 3% 盐酸乙醇脱色，这种特殊的染色方法称为抗酸染色法，故分枝杆菌又被称为抗酸杆菌。分枝杆菌属包括结核分枝杆菌复合群、非结核分枝杆菌和麻风分枝杆菌三类。其中主要的人类致病菌为结核分枝杆菌、麻风分枝杆菌。

1882 年 3 月 24 日德国著名的微生物学家 Koch 发现结核分枝杆菌。1982 年，世界卫生组织（WHO）和国际防痨联盟（IUAT）委员会宣布每年 3 月 24 日为"世界结核病日"。目前全世界每年约发生 1000 万例结核病新病例，约 300 万人死于该病。我国每年死于结核病的人数约 25 万，居各类传染病之首。分枝杆菌专性需氧，营养要求高，常用罗氏（Lowenstein–Jensen）培养基（含鸡蛋、甘油、马铃薯、无机盐和孔雀绿等物质）培养，生长缓慢，一般 2 ～ 4 周可形成凸起、粗糙、不透明的米黄或乳白色菜花样菌落。在液体培养基中结核分枝杆菌菌体互相粘连，呈索状生长，并易形成菌膜浮于液面。在杜氏吐温培养基中呈分散均匀生长，繁殖速度加快，有利于做药敏试验和动物接种。结核分枝杆菌细胞壁内含有大量的脂质，故对理化因素具有较强的抵抗力。结核杆菌抗干燥能力特别强，在干痰中可存活 6 ～ 8 个月，黏附在尘埃上可保持传染性 8 ～ 10 天；对酸（3% HCl 或 6% H_2SO_4）或碱（4% NaOH）有抵抗力，可耐受 15 分钟以上，故常用酸碱处理有杂菌污染的标本和消化标本中的黏稠物质，提高结核杆菌的检出率；结核分枝杆菌对结晶紫或孔雀绿有抵抗力，加在培养基中可抑制杂菌生长。结核杆菌对乙醇、湿热、紫外线敏感，在 70% 乙醇中几分钟即可死亡；在液体中加热（62℃～ 63℃ 15 分钟）或煮沸即被杀死；日光直射数小时可被杀死，可用于结核患者衣服等物品的消毒。

（二）基因与结构

1998 年，以 H37Rv 株为代表的结核分枝杆菌的全基因测序已经完成。结核杆菌全基因全长 4411.522kb，共含 3959 个基因。其中 40% 基因功能已明确，40% 基因功能可推定，剩下的为未知基因（包括 6 个假基因）。有 250 个基因与细菌的脂肪酸代谢有关，其中 39 个基因与蜡质为主要脂质成分的细胞壁形成有关，另有 10% 的基因与两群富含甘氨酸的蛋白质家族有关，这些基因决定了细菌在宿主肉芽肿组织及巨噬细胞内的生长能力。

脂质为结核杆菌细胞壁的主要组分，是细菌重要的毒力因子。除此之外，结核杆菌的多糖、结合蛋白等复合结构成分也与致病性与免疫性密切相关。

（三）致病性与临床表现

1. 结核分枝杆菌　结核分枝杆菌不产生内、外毒素及侵袭性酶类。其致病性可能与细菌在组织细胞内持续的生存能力、菌体成分和代谢物质的毒性以及机体对菌体成分产生的免疫损伤有关。

脂质具有使细菌在机体内生存、抵抗免疫系统的杀伤和清除的作用。如索状因子（cord factor）能破坏细胞线粒体膜，影响细胞呼吸，抑制白细胞游走和引起慢性肉芽肿；磷脂（phosphatide）能促使单核细胞增生，引起结核结节的形成；蜡质 D（wax D）是一种肽糖脂和分枝菌酸的复合物，可激发机体产生迟发型超敏反应；硫酸脑苷脂（sulfatides）可抑制吞噬细胞中吞噬体与溶酶体的结合，使结核分枝杆菌能在吞噬细胞中长期存活。结核杆菌的荚膜多糖能够与巨噬细胞表面的补体受体结合，介导细菌的黏附与入侵；当被吞入细胞后，荚膜可抑制吞噬体与溶酶体的融合；荚膜中有多种酶可降解宿主组织中的大分子物质，供入侵的结核分枝杆菌繁殖所需的营养。蛋白质如结核菌素能够和蜡质 D 结合使机体发生超敏反应，引起组织坏死和全身中毒症状，参与结核结节的形成。细胞壁的脂多糖，如脂阿拉伯甘露聚糖被认为是细菌黏附与入胞的主要侵袭因子。另外，细菌入侵后激发机体的免疫应答所造成的免疫损伤则被认为是结核病的主要发病机制。

结核分枝杆菌可以通过呼吸道、消化道或皮肤损伤侵入易感机体，引起多种组织器官的结核病，其中以肺结核最为多见。结核病又分为原发感染和继发感染。原发感染指机体初次感染结核杆菌，多发生于儿童。结核分枝杆菌随空气或尘埃经呼吸道进入肺泡后，即被肺泡的巨噬细胞吞噬。由于该菌含有大量的脂质，使得巨噬细胞的吞噬杀伤功能被抑制，细菌在细胞内大量生长繁殖，导致巨噬细胞遭受破坏、崩解，释放出的细菌再被募集来的大量巨噬细胞吞噬再释放，如此反复引起渗出性的炎性病灶，称为原发灶。初次感染的机体因缺乏特异性免疫，结核分枝杆菌常经淋巴管到达肺门淋巴结，引起肺门淋巴结肿大，称原发综合征。感染 3 ～ 6 周，机体产生特异性细胞免疫，随着特异性免疫的建立，90% 以上的原发感染会纤维化或钙化，不治而愈。但病灶内仍会有一定量的结核分枝杆菌长期潜伏，不但能刺激机体产生免疫也可成为日后内源性感染的渊源。少数人因免疫力低下，细菌入血并扩散到整个肺部或全身，导致粟粒性结核。常可侵犯骨、关节、肾、脑膜、淋巴结及其他部位引起相应的结核病。继发感染又称原发后感染，主要发生于成人。病菌可以是原来潜伏于病灶内的（内源性感染）或是外来入侵的（外源性感染）。由于机体对结核杆菌已建立了特异性细胞免疫，故对再次感染或外来入侵的细菌有较强的局限能力，因此继发感染的特点是病灶多局限，一般不累及邻近的淋巴结，被纤维素包围的干酪样坏死灶可钙化而痊愈。若干酪样坏死灶发生液化，经邻近支气管和气管排出，则可形成空洞并释放大量结核分枝杆菌至痰中，引起传染。经血液播散、消化道感染等方式，结核分枝杆菌还可引起肺外组织器官的感染，如结核性脑膜炎、肾结核、肠结核、结核性腹膜炎等。

2. 放线菌属 衣氏放线菌是对人致病力较强的放线菌，多存在于人的口腔、上呼吸道等腔道内，是人体的正常菌群。当机体抵抗力下降、口腔黏膜损伤、口腔卫生差或拔牙时，可引起内源性感染，表现为软组织的化脓性炎症。若无继发感染，则表现为慢性无痛性过程，病灶中央常坏死形成脓肿，并在组织内生成多发性瘘管，可排出硫黄样颗粒（放线菌在组织中形成的菌落）。放线菌病常侵犯面颈部，也可引起胸部、腹部、盆腔等部位的感染。此外，黏液放线菌、内氏放线菌等与龋齿和牙周炎有关。

3. 诺卡菌属 诺卡菌属中星形诺卡菌致病力最强，该菌主要侵犯免疫力低下的人，可通过呼吸道或创口侵入机体，引起肺部感染，肺部病灶可转移到皮下组织或经皮肤创伤感染，形成脓肿、溃疡和多发性瘘管，也可扩散到其他器官，如引起脑脓肿、腹膜炎等。在感染病灶内及脓汁中可见黄色、红色或黑色等色素颗粒。巴西诺卡菌可侵入皮下组织，引起慢性化脓性肉芽肿，表现为肿胀、脓肿及多发性瘘管，好发于腿部，称为足分枝菌病。

（四）检测与防治

1. 微生物学检测 结核分枝杆菌的确诊有赖于细菌学检查。根据结核杆菌感染部位不同，可取痰、支气管灌洗液、尿、粪、脑脊液或胸、腹水等标本。无杂菌标本（如脑脊液、胸腹水）可直接离心沉淀集菌，有杂菌的标本（如痰、尿、粪等）需经 4%NaOH 处理 15 分钟或 3%HCl 处理 30 分钟，再离心沉淀，取沉淀物做涂片或培养。涂片后经抗酸染色后镜检，如发现抗酸阳性菌，即可作初步诊断。将沉淀物接种于固体培养基，加橡皮塞于 37℃培养，2～4 周可形成肉眼可见的菌落。液体培养时将标本滴加于含血清的培养液中，培养 1～2 周在管底可见颗粒生长。取上述菌落或沉淀物作涂片，能快速获得结果，亦可进一步做生化、药敏试验、菌种鉴定等。

近年来，应用针对脂阿拉伯甘露聚糖抗原抗体检测为主的免疫学诊断方法，对痰菌阴性患者的诊断有较好的诊断效果。PCR 等核酸诊断方法敏感度较高，可达到快速诊断的目的，目前常用于流行病学调查。

结核菌素皮肤试验（tuberculin skin test，TST）是应用结核菌素来测定机体对结核分枝杆菌是否存在Ⅳ型超敏反应的一种皮肤试验。

（1）结核菌素试剂　目前用结核菌素纯蛋白衍化物（purified protein derivative, PPD），该制剂是用三氯醋酸沉淀后的结核菌素蛋白。PPD有两种：结核分枝杆菌制成的PPD-C和卡介苗制成的BCG-PPD。每0.1ml含5U。

（2）试验方法与意义　分别取两种PPD 5个单位注射于两前臂皮内，48～72小时后红肿硬结超过5mm为阳性，≥15mm为强阳性，对临床诊断有意义。若PPD-C侧红肿大于BCG-PPD侧为感染。反之，可能系卡介苗接种所致。阴性反应表明未感染过结核分枝杆菌，但应考虑以下情况：①感染初期，因结核分枝杆菌感染后需4周以上才能出现超敏反应；②严重结核患者；③细胞免疫功能低下者（如患麻疹、艾滋病、肿瘤等疾病或使用免疫抑制剂者）；④敏感性差的老年人。阳性反应表明已感染过结核分枝杆菌或接种过卡介苗，并不一定患结核病。强阳性者可能有活动性感染，应作进一步诊断。

放线菌和诺卡菌感染可采集标本查找放线菌"硫黄样颗粒"和诺卡菌菌落；或取标本涂片，经革兰染色或抗酸染色后镜检；或通过培养作出诊断。

2. 防治原则　控制结核病的主要措施包括及时发现、治疗痰菌阳性者和接种卡介苗。卡介苗的接种是预防结核最有效的措施。我国已将卡介苗列入儿童计划免疫项目，新生儿出生后即接种卡介苗，7岁复种，在农村12岁再复种。1岁以上者需先做结核菌素试验，阴性者接种，接种后2～3个月做结核菌素试验，阳性表示接种成功，阴性者需补种。针对结核病，WHO倡导直接督导下短程化学疗法（directly observed treatment short-course, DOTS）战略，我国以此战略为指导，采取早期、联合、规则、适量、全程的抗结核治疗原则。合理联合使用抗结核药物可增加药物协同作用，降低耐药性的产生。抗结核治疗的疗程一般是6～18个月，肺结核病治疗则不少于6个月。

注意口腔卫生、及时治疗牙周炎和牙周病是预防放线菌病的主要措施。针对放线菌病和诺卡菌感染，应切除坏死组织、充分引流脓肿以及积极处理窦道和瘘管，治疗可选用大剂量青霉素或甲氧苄氨嘧啶-磺胺甲恶唑（TMP-SMZ）、环丝氨酸、林可霉素等。

第二节　革兰阴性致病菌

革兰阴性菌过去一直指革兰染色后菌体呈伊红色的一大类细菌，目前泛指所有细胞壁具有外膜结构的细菌。常见与人类疾病相关的革兰阴性菌有变形菌门（Proteobacteria）的奈瑟菌属（Neisseria）、沙门菌属（Salmonella）、耶尔森菌属（Yersinia）、弧菌属（Vibrio）、铜绿假单胞菌（*Pseudomonas aeruginosa*）、志贺菌属（Shigella）、埃希菌属（Escherichia）、立克次体属（Rickettsia），螺旋体门（Spirochaetes）的密螺旋体属（Treponema）和衣原体门（Chlamydiae）的衣原体属等。

一、埃希菌属

埃希菌属在细菌分类学中的位置为变形菌门、γ-变形菌纲（Gammaproteobacteria）、肠杆菌目（Enterobacteriales）、肠杆菌科（Enterobacteriaceae）、埃希菌属。现已知有7个种，既大肠埃希菌（*Escherichia coli*）、蟑螂埃希菌（*Escherichia blattae*）、弗格森埃希菌（*Escherichia fergusonii*）、赫尔曼埃希菌（*Escherichia hermannii*）和伤口埃希菌（*Escherichia vulneris*）、艾尔伯特埃希菌（*Escherichia albertii*）和非脱羧埃希菌（*Escherichia adecarboxylata*），大肠埃希菌为埃希菌属的典型菌种。

（一）发现与描述

埃希菌属于1885年被德国细菌学家Theodor Escherich（1857～1911）发现并命名。

埃希菌属各菌为革兰染色阴性杆菌。其中等大小，长1～3μm，宽0.4～0.7μm。无芽胞，多数有鞭毛和菌毛，少数有荚膜。

其属兼性厌氧菌，营养要求不高，在普通营养肉汤中呈混浊生长。在普通琼脂平板上形成灰白色光滑型菌落。在血琼脂平板上，少数菌株产生溶血环。在伊红美蓝琼脂平板上，由于其发酵乳糖，菌落呈蓝紫色并有金属光泽。在麦康凯和SS琼脂上，胆盐对其有抑制作用，而耐受菌株能生长并形成粉红色菌落。其代谢活泼，能分解多种糖类和蛋白质。根据乳糖发酵试验可初步将大肠埃希菌与沙门菌属、志贺菌属相鉴别，前者多分解乳糖，产酸产气，而后者一般不分解乳糖。典型大肠埃希菌的IMViC试验，既吲哚试验（I）、甲基红试验（M）、VP试验（Vi）、枸橼酸盐利用试验（C）四项，结果依次为＋＋－－。

埃希菌属对热的抵抗力较强，55℃经60分钟或60℃加热15分钟仍有部分细菌可存活。在自然界的水中可存活数周至数月，在温度较低的粪便中可存活更久。其对化学消毒剂敏感，胆盐、煌绿等对其有抑制作用。对磺胺类、链霉素、氯霉素等药物敏感，但易耐药。

大肠埃希菌在新生儿出生数小时后进入肠道，并终生相伴，是人和多种动物肠道中最主要且数量最多的种类。因此，在卫生学上，大肠埃希菌常被作为人畜粪便污染的检测指标。我国规定，每毫升饮水中细菌总数不得超过100个，每1000ml饮水中大肠菌群（指以大肠埃希菌为代表的肠道非致病菌）数不得超过3个，瓶装汽水、果汁等每100ml大肠菌群数不得超过5个，口服药不得检出大肠埃希菌。

因其培养条件简单、遗传背景清楚、安全性良好、大规模发酵经济，大肠埃希菌也是生物工程中高效表达的首选体系。

（二）基因与结构

大肠埃希菌是最早启动全基因组测序的细菌之一，目前已有多株大肠埃希菌的全基因序列被测定。其中K-12株为基因工程中经常使用的细菌，现已知K-12株的基因组DNA中有470万个碱基对（bp），内含4288个基因。每个基因的长度约为950bp，基因间的平均间隔为118bp。其基因组中还包含有许多插入序列，如λ-噬菌体片段。这些插入的片段都是由基因的水平转移和基因重组而形成，反映出基因组的可塑性。这种特性使其在基因工程的研究和生产中被广泛应用。

埃希菌属的抗原结构复杂，有菌体抗原（O）、表面抗原（K）和鞭毛抗原（H）三种，现已知 O 抗原有 170 余种，K 抗原有 100 种以上，H 抗原有 56 种。O 抗原即细胞壁脂多糖，耐热（100℃，20 分钟不灭活），产生 IgM 类抗体。有 O 抗原的菌落呈光滑（S）型，在人工培养基上多次传代后，易失去 O 抗原，菌落变为粗糙（R）型，菌落发生"S-R"变异，毒力减弱。H 抗原为鞭毛蛋白，不耐热，加热 60℃ 30 分钟即被破坏，产生 IgG 类抗体。失去鞭毛，则暴露 O 抗原，为"H-O"变异，细菌动力随之消失。K 抗原在 O 抗原外，可阻止 O 抗原凝集；为多糖，不耐热，加热 60℃ 30 分钟可去除。一个菌株的抗原类型由特殊的 O、K 和 H 抗原的代码表示，其血清型别的方式按 O:K:H 排列，例如 O111:K58（B4）:H2。

（三）致病性与临床表现

在被发现后的相当长的一段时间内，大肠埃希菌被认为是非致病菌，属正常肠道菌群的组成部分。至 20 世纪中叶，才认识到一些特殊血清型大肠埃希菌对人和动物有致病性。现已知致病性大肠埃希菌的致病因子有侵袭力、LPS、外毒素等，可引起泌尿系统或其他部位感染、腹泻和败血症。肠道外感染主要由正常菌群条件致病，多为内源性感染，以泌尿系统感染常见，此与大肠埃希菌表面具有的有定植作用的菌毛有关。肠道感染多为外源性感染，主要表现为腹泻，可由 5 种致病性大肠埃希菌（表 11-2）引起。

1. **肠产毒性大肠埃希菌**（enterotoxigenic E. coli，ETEC） 菌毛是定植因子（colonization factor，CF），又称为黏附素（adhesin），构成感染的第一步。ETEC 产生的肠毒素属外毒素，由质粒基因编码，分为两种。①不耐热肠毒素（heat labile enterotoxin，LT），65℃ 30 分钟可被破坏。LT 的氨基酸组成与霍乱肠毒素有 75% 的同源性，其致病机理也与霍乱肠毒素相似。LT 由 1 个 A 亚单位和 5 个 B 亚单位构成。B 亚单位与肠道细胞表面受体 GM1 神经节苷脂结合，使 A 亚单位穿过细胞膜后激活腺苷酸环化酶，使 ATP 变为 cAMP，胞内 cAMP 升高，水、钠、氯和碳酸氢钾过度分泌至肠腔导致腹泻。②耐热肠毒素（heat stable enterotoxin，ST），100℃ 20 分钟不被灭活。作用于鸟苷酸环化酶，使细胞内 cGMP 升高，肠液分泌增加，引起腹泻。

表 11-2　引起腹泻的大肠埃希菌的种类和致病机制

大肠埃希菌	致病部位	所致疾病	致病机制
ETEC	小肠	旅行者及婴幼儿腹泻：水样便、恶心、呕吐、低热等症	质粒介导 ST 和 LT 肠毒素，大量分泌液体和电解质
EIEC	大肠	成人和儿童菌痢样腹泻：水样便、少量血便、发热	质粒介导侵袭和破坏结肠黏膜上皮细胞
EPEC	小肠	婴幼儿腹泻：水样便、恶心、呕吐、发热，无血便	质粒介导黏附和破坏上皮细胞
EHEC	大肠	出血性结肠炎：剧烈腹痛、水样便、大量血便、低热或无热、并发 HUS	溶原性噬菌体编码志贺菌样毒素，中断蛋白质合成
EAEC	小肠	婴幼儿持续性腹泻：水样便、呕吐、脱水、低热	质粒介导集聚性黏附上皮细胞，阻止液体吸收

2. 肠侵袭性大肠埃希菌（enteroinvasive E. coli，EIEC） 不产生肠毒素，但携带与编码志贺菌侵袭力高度同源的质粒，能编码外膜蛋白插入上皮细胞膜。EIEC 侵袭结肠黏膜上皮细胞，并在其中生长繁殖、扩散并释出内毒素。主要临床症状似菌痢，生化反应及抗原结构也似于志贺菌，易误诊为志贺菌。

3. 肠致病性大肠埃希菌（enteropathogenic E. coli，EPEC） 主要引起婴儿腹泻。

4. 肠出血性大肠埃希菌（enterohemorrhagic E. coli，EHEC） 又称产志贺样毒素大肠埃希菌（SLTEC 或 UTEC），其中 O157：H7 可引起出血性大肠炎和溶血性尿毒综合征（HUS）。临床表现为严重的腹痛、痉挛，反复出现出血性腹泻，伴有发热、呕吐等。严重者可发展为急性肾衰竭。

5. 肠集聚性大肠埃希菌（enteroaggregative E. coli，EAEC） 最早于 1987 年在智利的一位患持续性腹泻的儿童粪便中分离得到，可引起腹泻。

（四）检测与防治

1. 致病性大肠埃希菌的微生物学检测 肠道感染可采集粪便，肠外感染根据不同疾病取如中段尿、血液、脑脊液、脓汁等不同的标本。粪便标本可直接接种到选择培养基分离培养，血液标本需先经肉汤培养基增菌，再接种于血琼脂培养基和选择培养基。37℃孵育 18 ~ 24 小时后，挑取可疑菌落，涂片染色镜检，并通过生化反应和血清学试验，对致病性大肠埃希菌鉴定血清型；也可用 DNA 探针或 PCR 的方法检测。泌尿系统除确定大肠埃希菌外，还应计数，每毫升尿含菌量 ≥ 100000 时，才有诊断价值。

2. 致病性大肠埃希菌的防治 加强饮食卫生检查、实施严格的消毒措施、避免与患者密切接触、改善公共卫生条件、控制传染等都非常重要。治疗用磺胺、链霉素、卡那霉素、诺氟沙星等，但易产生耐药性。因此应根据药敏试验结果选药。

二、沙门菌属

沙门菌属在细菌分类学中的位置为变形菌门、γ - 变形菌纲、肠杆菌目、肠杆菌科、沙门菌属。该属包含 4 个亚属 20 个生物种（亚种），即肠道沙门菌（*Salmonella enterica*，含 7 个亚种）、邦戈沙门菌（*S. bongori*）、猪霍乱沙门菌（*S. Choleraesuis*，含 7 个亚种）、亚利桑那沙门菌（*S. arizonae*）、肠炎沙门菌（*S. enteritidis*）、肠热症沙门菌（*S. typhi*）、副肠热症沙门菌（*S. paratyphi*）和鼠肠热症沙门菌（*S. typhimurium*）。

（一）发现与描述

1880 年德国病理学家 Eberth 首先发现肠热症沙门菌，1885 年美国病理学家 Daniel Elmer Salmon 首先命名。

沙门菌为革兰染色阴性杆菌。其中等大小，长 2 ~ 3μm，宽 0.7 ~ 1.5μm。无芽胞，无荚膜，有菌毛，除鸡沙门菌和雏鸭沙门菌等个别例外，都有周身鞭毛。

沙门菌为兼性厌氧菌，营养要求不高，在普通琼脂培养基上形成中等大小、圆形、无色半透明的 S 型菌落。不分解蔗糖，除亚利桑那菌外均不能发酵乳糖，但能发酵葡萄糖、麦芽糖和甘露糖，除肠热症沙门菌只产酸，其他沙门菌均产酸产气。生化反应对沙门菌属鉴定具有重要意义，IMViC 试验多为－＋－＋。

沙门菌在水中能存活 2 ~ 3 周，粪便中存活 2 ~ 3 个月，在冰冻土壤中可过冬，在 60℃ 15 分钟可被杀死。对常用消毒剂敏感，在 5% 的石碳酸中 5 分钟死亡。但对胆盐、煌绿等的耐受性较其他肠道菌强，故用作沙门菌选择培养基的成分。

（二）基因与结构

目前已有 *Salmonella enterica serovar Typhi* CT18（*S. Typhi* CT18）、*Salmonella enterica serovar typhimurium* LT2（*S. typhimurium* LT2）、*Salmonella enterica serovar Typhi* Ty2、*Salmonella enterica serovar* Aaratyphi A、猪霍乱沙门菌 SC B-67 等多株沙门菌的全基因序列被测定。

S.Typhi CT18 全基因组长度为 4809037bp，其中包含 4359 个基因、204 个假基因、1 个 218150 碱基对，具有多种药物抗性的质粒（pHCM1）和 1 个 106516 碱基对、与致病性相关的质粒（pHCM2），基因平均长度 958bp。Ty2 全基因组长度为 4791961bp，含 4339 个基因、206 个假基因、7 个 rRNA 操作子及 101 个 RNA 基因，基因平均长度 910bp，不含质粒。CT18 和 Ty2 之间超过 98% 的基因组序列相同，其差别主要在于假基因，CT18 中 9 个假基因在 Ty2 中是完整基因，Ty2 有 195 个假基因与 CT18 类似，另外 11 个假基因为 Ty2 独有。Ty2 独有的假基因中，7 个由移码所致，4 个由单点突变所致。

沙门菌属的抗原主要由 O 抗原和 H 抗原组成，部分菌株有类似大肠埃希菌 K 抗原的表面抗原，与细菌的毒力有关，称 Vi 抗原。

O 抗原即菌体抗原，为脂多糖，性质稳定，耐热，产生 IgM 类抗体。决定 O 抗原特异性的是脂多糖中的特异性多糖部分，以阿拉伯数字依次标记。具有共同 O 抗原的沙门菌归为一组，共有 42 个组，即 a ~ z、o51 ~ o63、o65 ~ o67 组。与人类疾病有关的沙门菌大多属于 a ~ e 组。H 抗原即鞭毛抗原，为蛋白质，不耐热，60℃ 15 分钟后灭活，刺激机体产生 IgG 类抗体。沙门菌 H 抗原有两相，第一相为特异性抗原，用 a、b、c……表示；第二相为共同抗原，用 1、2、3……表示。第 1 相和第 2 相 H 抗原都具有的细菌称为双相菌，仅有一相者称单相菌。每一组沙门菌根据 H 抗原不同，可进一步分为不同菌型。Vi 抗原则又称毒力抗原，不稳定，经 60℃ 加热、石碳酸处理或人工传代培养易破坏或丢失。新从患者标本中分离出的肠热症（伤寒）沙门菌、希氏沙门菌等有此抗原。该抗原有抗吞噬作用，可抑制 O 抗原凝集。体内有菌才产生 Vi 抗体，菌清除后，抗体亦消失，故 Vi 抗体检测可用于诊断伤寒带菌者。

（三）致病性与临床表现

沙门菌致病因素有侵袭力、LPS 和肠毒素 3 种。关于沙门菌的侵袭力，已了解到 O 抗原和 Vi 抗原有抗吞噬和抗胞内消化作用，介导细菌的黏附与侵入。而 LPS 可引起发热，白细胞减少，并引起肠黏膜炎症反应，或导致中毒性休克。少数沙门菌如鼠伤寒沙门菌可产生类似产毒性大肠杆菌的肠毒素。人类感染沙门菌多因食用患病或带菌动物的肉、乳、蛋或被沙门菌污染的食物等所致。

沙门菌引起的疾病有肠热症、胃肠炎（食物中毒）和败血症等，其中肠热症属我国法定传染病，2009 年我国报道发病数为 16938 例，2010 年为 14041 例。

1. 致肠热症沙门菌 肠热症（以往因致病菌类型不同分别称为"伤寒"、"副伤寒"），分别由肠热症（伤寒）沙门菌、A 型副肠热症（副伤寒）沙门菌、肖氏沙门菌和希氏沙门菌引起，第一种沙门菌引起者称"肠热症"，后三者称"副肠热症"，临床表现相似。

细菌经消化道进入小肠，到达肠壁固有层淋巴组织，被吞噬细胞吞噬，细菌在巨噬细胞内寄生，此阶段病人无症状。细菌经淋巴液到达肠系膜淋巴结大量繁殖后，经胸导管入血，引起第一次菌血症，病人出现发热、乏力、全身酸痛等前驱症状（相当于病程第 1 周）。细菌随血流进入肝、脾、肾、骨髓、胆囊等器官，并在其中繁殖后，再次入血，即第二次菌血症，释放大量内毒素，引起病人持续高热（39℃以上）、胸腹部有玫瑰疹、缓脉、肝脾肿大、血液中白细胞明显减少。胆囊中细菌可随胆汁进入肠道，一部分随粪便排出，此时细菌的粪便检出率高。另一部分再次侵入肠壁淋巴组织，引起局部超敏反应，导致溃疡和坏死，严重者发生肠出血、肠穿孔等并发症。肾脏中的细菌随尿排出，此时细菌的尿检出率高，血、骨髓检出率仍高（相当于病程的 2 ~ 3 周）。若无并发症，自第 3 ~ 4 周后病情开始好转。第 4 周特异性免疫功能的建立，病人逐渐恢复。部分病人细菌存留在胆囊，成为无症状带菌者，并不断随粪便排菌污染环境，是重要的传染源。5% ~ 10% 未经治疗的病人，可出现复发。但与初始疾病相比，病程一般较短，病情较轻。

2. 非致肠热症沙门菌 多引起胃肠炎（食物中毒）和败血症。

胃肠炎（食物中毒）是最常见的沙门菌感染，多为集体食物中毒。由摄入被大量鼠肠热症沙门菌、肠炎沙门菌、猪霍乱沙门菌、希氏沙门菌等污染的食物引起。这些食物主要为畜、禽肉类食品，其次为蛋类、奶和奶制品，多因动物生前被感染或加工处理过程中被污染所致。症状出现前通常有 6 ~ 24 小时的潜伏期，随后病人出现发热、恶心、呕吐、腹痛、水样便，偶有黏液或脓性腹泻，严重者可伴有脱水，引起休克或急性肾衰竭。通常 2 ~ 3 天可自愈，不易形成带菌者。

引起败血症的沙门菌以猪霍乱沙门菌、希氏沙门菌、鼠肠热症沙门菌、肠炎沙门菌等常见。多见于儿童或免疫力低下的成人。症状严重，有高热、寒战、厌食和贫血等，可导致脑膜炎、骨髓炎、胆囊炎、心内膜炎等。肠道症状不明显，粪便培养阴性，血培养阳性。

（四）检测与防治

1. 微生物学检测

（1）标本 急性胃肠炎取可疑食物、粪便、呕吐物。败血症采血液。肠热症根据病程不同采集不同标本，第 1 周采血液，第 1 ~ 3 周取骨髓，第 2 周后采集尿液和粪便。副伤寒病程较短，因此采样时间可相对提前。

（2）分离培养与鉴定　粪便和尿沉淀直接接种于 SS 平板或麦康凯平板。血液和骨髓需接种于含 0.5% 胆盐肉汤或葡萄糖肉汤试管中进行增菌，然后再接种于血琼脂培养基和肠道鉴别培养基，结合生化及血清学试验鉴定。

（3）肥达试验（Widal test）　用已知的肠热症（伤寒）沙门菌 O 抗原和 H 抗原以及其他三种引起肠热症沙门菌的 H 抗原与病人血清做试管定量凝集实验，以测定病人血清中的相应抗体及其效价，协助肠热症与副肠热症的诊断。①诊断标准：正常人血清中可能因隐性感染或预防注射含有少量抗体，故一般肠热症（伤寒）沙门菌 O 抗体效价 ≥ 1:80，H 抗体效价 ≥ 1:160，其他致肠热症沙门菌 H 抗体效价 ≥ 1:80 时才有诊断价值。②动态观察：病程第一周末即有抗体出现，第二周后逐渐增加，故需重复试验。如抗体效价逐次递增或恢复期效价比初次效价 ≥ 4 倍时才有诊断意义。③ O 抗体和 H 抗体的诊断意义：O 抗体(IgM)出现早，消失快，不易受非特异性刺激产生；H 抗体(IgG)出现晚，消失慢，容易受非特异性刺激产生。若 O 和 H 效价均超过正常值，则伤寒可能性大；若两者均低，患肠热症与副肠热症的可能性小；若 O 高 H 低，可能是感染早期或其他沙门菌（如肠炎沙门菌）的交叉感染；若 O 低 H 高，可能是曾经感染或预防接种或非特异性回忆反应。判断试验结果须结合病史、临床表现、病程等综合分析。

（4）带菌者检出　先检测可疑者血清 Vi 抗体效价进行筛选，若 ≥ 1:10 时，再反复取粪便等进行病原菌分离培养。

2. 防治原则　预防沙门菌感染的主要措施为加强饮水、食品等的卫生监督管理以切断传播途径，积极治疗感染者和带菌者以消除传染源，推广应用疫苗以保护易感人群。现用的肠热症沙门菌 Ty21a 活疫苗，保护作用明显，副作用小，使用方便，有效期 3 年。肠热症沙门菌 Vi 荚膜多糖疫苗免疫效应持久，保存和运输方便，也在推广中。治疗可选择的抗生素有氯霉素、氨苄西林和环丙沙星等。

三、志贺菌属

志贺菌属在细菌分类学中的位置为变形菌门、γ – 变形菌纲、肠杆菌目、肠杆菌科、志贺菌属。该属包含痢疾志贺菌（*Shigella. dysenteriae*）、福氏志贺菌（*S. flexneri*）、鲍氏志贺菌（*S. boydi*）和宋内志贺菌（*S. sonnei*）4 种。

（一）发现与描述

志贺菌属于 1897 年由日本细菌学家 Kiyoshi Shiga（1871 ~ 1957）首次发现，后以其名字命名。

志贺菌属为革兰染色阴性的短小杆菌，长 2 ~ 3μm，宽 0.5 ~ 0.7μm，无芽胞，无荚膜，无鞭毛，有菌毛。

志贺菌属为兼性厌氧菌，营养要求不高，在液体培养基中呈混浊生长，在普通琼脂培养基和 SS 培养基上生长良好，形成中等大小，半透明的光滑型菌落，宋内志贺菌可形成扁平、粗糙的菌落。可分解葡萄糖，产酸不产气。不发酵乳糖，不分解尿素，不形成硫化氢，IMViC 试验结果为－＋－－。

志贺菌对热、酸和一般消毒剂敏感，加热 60℃ 10 分钟或阳光照射 30 分钟或 1% 石碳酸 15 ~ 30 分钟可被杀死。但其在 37℃ 水中可存活 20 天，在污染食品及瓜果、蔬菜上可存活 10 ~ 20 天，在蝇肠内可存活 90 天。在粪便中，由于其他肠道菌产酸或噬菌体的作用，志贺菌可在数小时内死亡，因此粪便标本应迅速送检。在外界环境中，各群志贺菌以宋内志贺菌抵抗力最强，福氏菌次之，痢疾志贺菌最弱。

（二）基因与结构

志贺菌属 4 个菌种的全基因序列目前均已被测定。宋内志贺菌全基因长 4825265bp，共有 4434 个基因，其中编码序列 4224 个，占总基因的 80.5%。基因编码序列中 3238 个与数据库中已知基因或产物具有 95% 以上的同源性，功能明确。福氏志贺菌全基因长 4607203bp，包含 4714 个基因。鲍氏志贺菌全基因长 4519823bp，痢疾志贺菌全基因长 4369232bp。研究表明，志贺致病因子的编码基因源自于基因的水平转移，其中肠毒素由前噬菌体基因编码，侵袭性由质粒上的基因编码。例如福氏志贺菌有一个 221bp 的侵袭性大质粒和两个小质粒。大质粒有 1/3 序列由完整或者不完整的插入成分组成，编码与黏附、侵袭、胞内增殖及细胞间扩散等有关的致病因子。失去该质粒，则细菌丧失致病能力。

志贺菌有 O 抗原和 K 抗原，无 H 抗原。O 抗原是分类的依据，有群、型特异性，据此将志贺菌分为 4 群（种）40 多个血清型（包括亚型）。A 群为痢疾志贺菌，有 12 个血清型，是唯一不能发酵甘露醇的一群志贺菌。B 群为福氏志贺菌，有 15 个血清型，各型间有交叉反应。C 群为鲍氏志贺菌，有 18 个血清型，各型间无交叉反应。D 群为宋内志贺菌，仅一个血清型，是唯一具有鸟氨酸脱羧酶的一群志贺菌。K 抗原仅在少数型和新分离菌株表面存在，不耐热，在血清学分型上无意义，但可阻止 O 抗原与相应抗体的结合。

（三）致病性与临床表现

志贺菌致病因素有侵袭力、内毒素和外毒素。其进入宿主肠道后，先借助菌毛黏附于回肠末端和结肠黏膜的上皮细胞表面，继而通过Ⅲ型分泌系统向细胞分泌 IpaA、IpaB、IpaC、IpaD 等侵袭蛋白，诱导细胞膜凹陷，从而被细胞内吞而进入细胞。志贺菌能溶解吞噬小泡，进而在细胞质内生长繁殖。

各型志贺菌都具有强烈的内毒素。细菌溶解后内毒素释出，作用于肠黏膜，使其通透性增高，进一步促进内毒素的吸收，引起发热等症状，重者可出现中毒性休克等。内毒素破坏肠黏膜上皮细胞，形成炎症、溃疡、出血，呈现典型的黏液脓血便。内毒素刺激肠壁植物神经，导致肠功能紊乱，肠蠕动失调和痉挛，出现腹痛、腹泻、里急后重等症状。

A 群志贺菌Ⅰ型及部分Ⅱ型菌株还能产生一种外毒素，称志贺毒素（shiga toxin，ST），具有神经毒性、细胞毒性和肠毒性，为蛋白质，由一个 A 亚单位和 5 个 B 亚单位组成。A 亚单位和 B 亚单位分别由来源于前噬菌体的志贺毒素编码基因 stxA 和 stxB 编码。B 亚单位可与宿主细胞糖脂受体结合，将 A 亚单位导入细胞内。A 亚单位进入细胞后，可裂解 60S 核糖体亚单位的 28S rRNA，阻断细胞蛋白质合成。

志贺菌引起细菌性痢疾（菌痢），为最常见的肠道传染病。痢疾志贺菌所致病情较严重，宋内志贺菌引起的症状较轻，福氏志贺菌介于二者之间，但排菌时间长，易转为慢性。我国常见福氏志贺菌和宋内志贺菌。病人或带菌者为传染源，粪 – 口途径传播。菌痢有急性、慢性和中毒性三种类型。急性菌痢发病前常有 1 ～ 3 天潜伏期，起病急，有发热、腹痛、里急后重、脓血黏液便等典型症状。中毒性菌痢多见于儿童，常无明显的消化道症状而表现为高热、休克、意识障碍等全身中毒症状，可因呼吸和循环衰竭导致病人死亡。急性菌痢治疗不彻底，或机体抵抗力低、营养不良或伴有其他慢性疾病时易转为慢性菌痢，病程多在 2 个月以上，迁延不愈或时愈时发；部分患者可成为带菌者。

（四）检测与防治

1. 微生物学检测　应在使用抗生素前，取脓血便或黏液便为标本立即送检。标本不能混有尿液。若不能及时送检，则保存于 30% 的甘油缓冲盐水或专门运送培养基中。中毒性菌痢可取肛拭。标本采取后接种于肠道鉴别培养基，并用生化反应和血清凝集试验确定菌群和菌型。血清学试验可用于菌痢的快速诊断，常用方法有协同凝集试验和免疫荧光菌球法等。免疫荧光菌球法是将标本接种于含有荧光素标记的志贺菌免疫血清液体培养基中，37℃孵育 4 ～ 8 小时。若标本中含有相应型别的志贺菌，则生长繁殖后与荧光抗体凝聚成小球，在荧光显微镜下易被观测。测定志贺菌的侵袭力可用 Sereny 试验，测定志贺菌 ST，可用 HeLa 细胞或 Vero 细胞，也可用 PCR 技术直接检测其编码基因 stxA、stxB。

2. 防治原则　及时诊断隔离治疗病人和带菌者，消灭传染源并注意饮食和饮水卫生。粪便无害化处理和防蝇灭蝇是重要的措施。特异性预防主要采取口服减毒活疫苗。治疗一般首选氟喹诺酮类抗生素，磺胺类或黄连素、呋喃唑酮等也可应用，但应做药物敏感试验，以防耐药菌株产生。

四、螺旋体目

螺旋体目（Spirochaetales）在细菌分类学中的位置为螺旋体门（Spirochaetes）、螺旋体纲（Spirochaetes）、螺旋体目。其下有三个科，即螺旋体科（Spirochaetaceae）、小蛇菌科（Serpulinacea）和钩端螺旋体科（Leptospiraceae）。与人类疾病相关的主要有钩端螺旋体科的钩端螺旋体属（Leptospira），可引起钩端螺旋体病；螺旋体科的疏螺旋体属（Borrelia），其中伯氏疏螺旋体（*Borrelia burgdorferi*）可引起莱姆病（Lyme disease），回归热疏螺旋体（*Borrelia recurrentis*）可引起回归热；螺旋体科的密螺旋体属（Treponema），其中斑点病密螺旋体（*Treponema carateum*）可引起品他病（pinta disease），苍白密螺旋体（*Treponema pallidum*，Tp）可引起梅毒，细弱密螺旋体（*Treponema pertenue*）可引起雅司病（Yaws disease）。

（一）发现与描述

1905 年，德国动物学家 Schaudinn FR.（1871 ～ 1906）和皮肤病学家 Hoffmann E.（1937 ～）首先在梅毒病人的分泌物中发现螺旋体，因其透明不易染色，称之为苍白螺旋体。

苍白螺旋体纤细，长 5 ～ 15μm，螺旋致密规则，有 8 ～ 14 个螺旋，两端尖直，运动活泼。细胞壁外覆有包膜，体内有 3 ～ 4 根轴丝。革兰染色阴性，但不易着色，Fontana 镀银染色法呈棕褐色。钩端螺旋体长度为 6 ～ 20μm，菌体弯曲呈 S 或 C 形。在暗视野显微镜下菌体呈串珠状，运动活泼。电镜下呈圆柱形，覆有外膜，有两根轴丝穿插其间，钩体的运动借助轴丝的伸缩进行。染色同苍白螺旋体。

苍白螺旋体厌氧，不能在无活细胞的人工培养基上生长，在兔单层上皮细胞培养中，在细胞表面可有限生长，并保持其毒力。钩端螺旋体需氧，在含血清的培养基如含 8% ～ 10% 兔血清的 Korthof 培养基中，28℃ ～ 30℃ 5 ～ 7 天，可形成扁平透明的圆形菌落。

苍白螺旋体的抵抗力极弱，对热、冷、干燥、消毒剂和肥皂水敏感。40℃ ～ 60℃ 2 ～ 3 分钟、离体后干燥 1 ～ 2 小时、4℃ 3 天、1% ～ 2% 石碳酸处理数分钟均可将其杀灭。故一般依直接接触方式传播。钩端螺旋体在自然环境中生存能力强，在水体和潮湿的土壤中可存活数月。对热、干燥、日光和化学消毒剂敏感，但较苍白螺旋体抵抗力强，56℃ 10 分钟、0.5% 来苏水和 1% 石碳酸 10 ～ 30 分钟可被灭活。对青霉素、四环素和庆大霉素等抗生素敏感。

（二）基因与结构

苍白螺旋体的全基因测序已经完成，其全基因长 1138kb，含 1090 个基因，编码 1041 个蛋白。基因组中，55% 的基因编码产物可确定，28% 的基因为在已测序原核微生物中首次发现。分析表明苍白螺旋体是一种代谢功能不全的微生物，缺乏编码脂肪酸、核苷合成代谢所需的酶和辅酶的基因，此在一定程度上可解释苍白螺旋体在人工培养基上不易生长的原因。已知苍白螺旋体与编码致病因子有关的基因有 Tp0751、Tp0136、Tp0655、Arp、Tpr 等。Tp0751 全长 714bp，编码一个 237 个氨基酸的苍白螺旋体主要黏附蛋白。该蛋白能特异性结合宿主细胞外基质成分层黏附蛋白，从而介导苍白螺旋体与宿主细胞的黏附，参与苍白螺旋体的致病和播散。Tp0136 全长 1488bp，编码一个 495 个氨基酸的脂蛋白信号转导多肽。这个多肽位于螺旋体的外膜，能结合宿主细胞外基质糖蛋白纤维黏附素和层黏附蛋白，参与苍白螺旋体黏附宿主细胞。Tp0655 全长 1047bp，编码一个 348 个氨基酸的膜脂蛋白，与苍白螺旋体从细胞外输入多胺有关。

问号状钩端螺旋体的全基因组测序由我国科学家完成。其含有大小两个染色体，共 4691184bp，有 4768 个编码基因。其中大染色体基因长 4332241bp，小染色体基因长 358943bp。分析发现多个编码致病因子的基因，如与黏附有关的 mce、invA、atsE 等，与溶血素蛋白相关的 LA3540 等。

（三）致病性与临床表现

1. **苍白螺旋体**　引起梅毒。我国报道梅毒 2009 年发病数为 306381 例，2010 年发病数为 358534 例。苍白螺旋体的致病机制尚未能充分了解，其外膜蛋白、透明质酸酶与其致病性有关，其在宿主细胞内繁殖可直接损伤宿主细胞并可引起Ⅲ、Ⅳ型超敏反应。

人是苍白螺旋体的唯一宿主，主要经性接触感染，但其可从母体经胎盘传染胎儿，引起流产、死胎或先天性梅毒，表现为皮肤梅毒瘤、鞍鼻、间质性角膜炎和神经性耳聋等。梅毒分三期，Ⅰ期（初期）主要表现为外生殖器无痛性硬性下疳，多在感染后 3 周左右出现，初为丘疹硬结，随即破溃形成溃疡，溃疡渗出液中含有大量苍白螺旋体，传染性极强。约 1 个月后，硬性下疳自愈，无明显瘢痕形成，但苍白螺旋体潜伏于血液及组织中。Ⅱ期梅毒主要表现为全身皮肤黏膜出现梅毒疹、淋巴结肿大，伴有骨、关节、眼及其他脏器病变，多发生于硬性下疳出现后 2～8 周。梅毒疹及淋巴结中含有大量螺旋体，传染性较强。在 3 周～3 个月内，症状可自行消退，但常可复发。Ⅲ期（晚期）梅毒多发生于感染 2 年后，主要表现为皮肤黏膜溃疡性坏死灶及内脏器官肉芽肿样病变（梅毒瘤），有瘢痕形成，可有心血管和中枢神经系统损害，出现动脉瘤、脊髓痨及全身麻痹，可导致病人死亡。病灶中苍白螺旋体少见，传染性小。

2. **问号状钩端螺旋体**　引起钩端螺旋体病。问号状钩端螺旋体的致病物质有脂多糖样物质、溶血素和细胞毒因子等。脂多糖样物质耐热，生物学作用与 LPS 相似但活性较低。溶血素不耐热，可被胰蛋白酶破坏，作用类似于磷脂酶，能使红细胞溶解。细胞毒因子在体外试验中对哺乳动物细胞有致细胞病变作用。此外，钩端螺旋体在宿主体内可产生一些有毒脂类和酶类，损害宿主毛细血管壁。

钩端螺旋体病为人畜共患传染病，多种野生动物和家畜为其储存宿主和传染源，其中鼠类和猪最重要。动物多呈隐性感染，问号状钩端螺旋体可在肾小管内长期存在并不断随尿排出，污染水源和土壤，经皮肤黏膜接触侵入人体。进入人体后，问号状钩端螺旋体可在血液、淋巴结、肝、脾、肺、肾、心和中枢神经系统等组织器官繁殖，引起全身中毒症状和相应组织器官的损害，临床有流感伤塞型、黄疸出血型、脑膜脑炎型、肺出血型及肾功能衰竭型等类型。流感伤塞型为早期钩端螺旋体败血症的症状，临床表现类似于流感，一般无内脏损害。黄疸出血型以出血、黄疸及肝肾损害为突出表现。肺出血型则表现为出血性肺炎，病人有胸闷、咳嗽、咯血、紫绀等症状，可因大咯血而死亡。

（四）检测与防治

1. **微生物学检测**　苍白螺旋体检测采取病人硬性下疳、梅毒疹的渗出物及淋巴结抽出液等标本，以暗视野显微镜、Fontana 镀银染色法或直接免疫荧光技术检查螺旋体。在血清学诊断方面，可用非密螺旋体抗原试验、密螺旋体抗原试验和酶免疫分析法检测梅毒抗体。非密螺旋体抗原试验以牛心类脂为抗原，操作简便，敏感性高，但特异性差。密螺旋体抗原试验以苍白螺旋体为抗原，常用间接免疫荧光法检测苍白螺旋体特异性抗体，敏感性和特异性高。对非典型性梅毒，可以 PCR 检测苍白螺旋体 DNA。

检测问号状钩端螺旋体，可于发病第 1 周、第 2 周分别取血液、尿液标本，有脑膜刺激症状者取脑脊液标本，离心集菌后取沉淀物以暗视野显微镜观察或用 Fontana 镀银染色后观察。也可将标本接种于 Korthof 培养基或动物进行分离培养。用同位素或生物素等标记特异性 DNA 探针，结合 PCR 技术，可直接检测钩端螺旋体，敏感快速，特异性高。在病初及发病 2 ~ 3 周分别取患者血做显微镜凝集试验，血清效价在 1∶400 以上或血清效价增长 4 倍以上有诊断价值。

2. 防治原则 苍白螺旋体感染目前尚无有效的疫苗预防，性卫生教育、查禁商业性交易、婚前检查等是预防梅毒的主要措施。问号状钩端螺旋体感染预防的主要措施是消灭鼠类，控制传染源，保护水源，加强个体防护及免疫接种。在我国，目前采用钩端螺旋体外膜疫苗进行免疫接种，效果良好。致病螺旋体治疗首选青霉素，庆大霉素等多种抗生素对钩端螺旋体病也有良好疗效。

五、衣原体科

衣原体科（Chlamydiaceae）在细菌分类学中的位置为衣原体门（Chlamydiae）、衣原体纲（Chlamydiae）、衣原体目（Chlamydiales）、衣原体科。有衣原体属（Chlamydia）和嗜衣原体属（Chlamydophila）两个属。衣原体属有 3 个种，嗜衣原体属有 6 个种，引起人类疾病的主要有沙眼衣原体（*Chlamydia trachomatis*）、鹦鹉热嗜衣原体（*Chlamydophila psittaci*，Cps）和肺炎嗜衣原体（*Chlamydophila pneumoniae*，Cpn）。

（一）发现与描述

衣原体最早是由宫川米次等于 1935 年在腹股沟淋巴肉芽肿患者的细胞内发现，命名为宫川氏体（Miyagawanella），1971 年按照伯杰分类法归为衣原体目，1999 年升为衣原体门。2004 年将传统的肺炎衣原体和鹦鹉热衣原体等改称肺炎嗜衣原体和鹦鹉热嗜衣原体，组成嗜衣原体属。

衣原体营严格细胞内寄生生活，体积微小，能通过滤菌器；呈圆形或椭圆形体，具有肽聚糖组成的细胞壁，革兰染色阴性；含有 DNA 和 RAN 两类核酸，有核糖体。衣原体在宿主细胞内以二分裂方式繁殖，有独特的发育周期，可分别形成原体（elementary body）和网状体（reticulate body）两种形态。原体是发育成熟的衣原体，呈球形、椭圆形或梨形，直径 0.2 ~ 0.4μm，中央有类核结构，有细胞壁，Giemsa 染色呈紫色。原体存在于宿主细胞外，无繁殖能力，有高度感染性。其进入宿主细胞后，被宿主细胞膜包围形成空泡，原体在空泡内发育增大，成为网状体。网状体为繁殖期，二分裂法增殖，在空泡内形成多个子代原体。易感细胞内含网状体和子代原体的空泡称包涵体。网状体无感染性，呈圆形或椭圆形，直径 0.5 ~ 1μm，无细胞壁。空泡内的原体成熟后，从宿主细胞中释放出来，感染新的易感细胞，开始下一个发育周期，每个发育周期需时 48 ~ 72 小时。其培养常用 6 ~ 8 天龄鸡胚卵黄囊或 Hela-299 细胞培养。

衣原体对热和消毒剂敏感，能耐低温。在室温下迅速丧失传染性，60℃ 5 ~ 10 分钟、

75% 乙醇半分钟或 2% 来苏水 5 分钟即可被灭活，但在 –70℃可存活数年。

沙眼衣原体有 3 个生物变种，即沙眼生物变种、性病淋巴肉芽肿生物变种和鼠生物变种，19 个血清型。其中沙眼生物变种有 A、B、C、D、J、K 等血清型，性病淋巴肉芽肿生物变种有 L1、L2、L3、L2a 4 个血清型，鹦鹉热嗜衣原体可分为 4 个血清型，肺炎嗜衣原体只有 1 个血清型。

（二）基因与结构

目前已有数种衣原体的全基因测序完成。沙眼衣原体全基因长 1042519bp，含 894 个蛋白编码基因。肺炎嗜衣原体 Cpn CWL-029 株基因组全长 1230230bp，（G+C）% 为 40.6%，有 1073 个蛋白编码基因，其中 636 个基因的功能已经确定。分析表明，该株有 251（23%）个基因与沙眼衣原体有同源性，186 个基因在数据库中没有同源基因存在，有 214 个基因在沙眼衣原体中不存在。沙眼衣原体具有的、在肺炎嗜衣原体 Cpn CWL-029 株中不存在的基因有 70 个，这些基因多为种特异性基因。肺炎嗜衣原体有更多，此与其比沙眼衣原体有更广的宿主范围有关。分析还表明，已完成测序的各株肺炎嗜衣原体基因组中皆存在 21 个 Pmp 基因、1 个Ⅲ型分泌系统、3 个丝氨酸 / 苏氨酸蛋白激酶、2 个磷脂酶 –D 样蛋白基因。Pmp 蛋白位于肺炎嗜衣原体细胞表面，具有支撑、分子运输和信号转导等功能，亦与其逃避宿主免疫作用有关。Ⅲ型分泌系统则与其胞内寄生有关。

（三）致病性与临床表现

衣原体通过与相应受体的结合，吸附并侵入黏膜的柱状或杯状上皮等易感细胞，产生内毒素样毒性物质，抑制细胞代谢并直接破坏细胞。此外，衣原体的主要外膜蛋白可引起超敏反应，导致组织损伤。

1. 沙眼衣原体　主要可引起沙眼、包涵体结膜炎和泌尿生殖道感染等。

沙眼由沙眼生物变种 A、B、Ba、C 血清型引起，是目前世界上致盲的主要病因，通过眼 – 眼或眼 – 手 – 眼等途径接触传播。沙眼衣原体感染结膜上皮细胞后，在其中繁殖，形成包涵体，局部结膜出现炎症，表现为结膜滤泡、乳头增殖、角膜血管翳、瘢痕形成和眼睑内翻。反复发作可致角膜混浊，病人视力受损甚至失明。

包涵体结膜炎由沙眼生物变种 D ~ K 血清型引起，可经性接触、手 – 眼、间接接触或产道感染，表现为急性化脓性炎症，不出现角膜血管翳和瘢痕，可自愈。

泌尿生殖系统感染亦由沙眼生物变种 D ~ K 血清型引起，该血清型有时也能引起沙眼衣原体性肺炎。衣原体是引起性接触传播的非淋菌性泌尿生殖道感染的重要病原体，其感染易慢性化，并常与淋病奈瑟菌混合感染。

性病淋巴肉芽肿由衣原体性病淋巴肉芽肿生物变种 L1、L2、L3 血清型引起，主要通过性接触传播，表现为化脓性淋巴结炎和慢性淋巴肉芽肿。男性侵犯腹股沟淋巴结，女性可侵犯会阴、肛门、直肠。

2. 嗜衣原体　鹦鹉热嗜衣原体可引起上呼吸道感染，人多因接触禽类而感染。肺炎嗜衣原体可引起青少年急性呼吸道感染，以肺炎多见，并与冠心病的发病有关。

（四）检测与防治

1. 微生物学检测 多数衣原体病根据临床特征即可作出诊断。如需做微生物学检查，可取病灶部位材料涂片，Giemsa 染色或免疫荧光染色镜检。也可用鸡胚卵黄囊或 Hela-299 细胞分离培养衣原体，用特异性免疫荧光单克隆抗体予以鉴定。对于鹦鹉热和性淋巴肉芽肿，可用补体结合试验或间接免疫荧光法检测其抗体，明显增高者有诊断意义。

2. 防治原则 目前预防衣原体引起的疾病，以切断传播途径为主，尚无有效的特异性免疫方法。衣原体对多种抗生素敏感，治疗可选用红霉素、诺氟沙星等。

六、立克次体目

立克次体目（Rickettsiales）在细菌分类学中的位置为变形菌门、γ-变形菌纲、立克次体目，有立克次体科（Rickettsiaceae）、无形体科（Anaplasmataceae）和全孢菌科（Holosporaceae）3 个科，共 10 个属。与人类疾病有关的主要有立克次体科立克次体属（Rickettsia）的普氏立克次体（*Rickettsia. prowazekii*）、立氏立克次体（*R. rickettsii*）和莫氏立克次体（*R. typhi*），立克次体科东方体属（Orientia）的恙虫病立克次体（*Orientia. tsutsugamushi*）和无形体科的埃立克体属（Ehrlichia）。立克次体属有斑疹伤寒群（typhus group）和斑点热群（spotted fever group）2 个生物型，斑点热群的成员复杂，有立氏立克次体等近 10 种。此外，目前属 α-变形菌纲、根瘤菌目、巴尔通体科的巴尔通体属（Bartonella）和 γ-变形菌纲、军团菌目、柯克斯体科的柯克斯体属（Coxiella）也习惯上归于立克次体。

（一）发现与描述

美国病理学家 Howard Taylor Ricketts（1871～1910）在 1906～1909 年之间研究斑疹伤寒时首次观察到这种微生物，但未予以命名。Ricketts 和捷克动物学家 Stanislaus Josef Mathias von Prowazek（1875～1915）在研究斑疹伤寒时先后于 1910 年和 1915 年因感染斑疹伤寒而去世。1916 年，巴西病理学家 Henrique da Rocha Lima（1879～1956）最终确证，以体虱为媒介的斑疹伤寒病原体是在体虱肠道上皮细胞内寄生繁殖，然后通过血液及粪便传播给人或其他易感动物。由他提议，这种病原体被以 Ricketts 和 Prowazek 名字命名。

立克次体大小介于病毒和细菌之间，长 0.8～2.0μm，直径 0.3～0.6μm，一般不能通过细菌滤器，在光学显微镜下清晰可见。外形呈多形态，球杆状或杆状多见。有 DNA 和 RNA 两类核酸。有细胞壁，其构成与大肠埃希菌等革兰阴性菌类似，除恙虫病立克次体外，细胞壁都含有肽聚糖。细胞壁外有黏液层。革兰染色阴性，但不易着色。Giemsa 染色呈蓝色。专性活细胞内寄生，以二分裂方式繁殖。在感染的细胞内，立克次体常集聚成致密团块状，不同种类立克次体在细胞内的分布不同，如普氏立克次体常散在于胞质中，恙虫病立克次体在胞质近核旁，柯克斯体在细胞质的吞噬溶酶体内，巴尔通体则黏附于细胞外表，据此可初步鉴别立克次体。

大多数立克次体需在活细胞内生长，繁殖一代需 8 ~ 10 小时。常用的培养方法是采用豚鼠、小鼠等动物接种，也可用鸡胚卵黄囊或鸡胚成纤维细胞、L929 细胞等进行培养。

除柯克斯体属的贝纳柯克斯体外，立克次体对热、常用消毒剂及氯霉素、四环素等多种抗生素敏感，56℃ 30 分钟，次氯酸盐、过氧化氢、75% 乙醇等数分钟均可将其灭活。对低温和干燥抵抗力较强。磺胺类药物对立克次体的生长繁殖有促进作用。

（二）基因与结构

立克次体的基因组较小，多数仅大肠埃希菌的 1/4 左右。普氏立克次体全基因长 1111523bp，（G+C）% 为 29.1%，有 834 个蛋白编码基因，其中 523 个基因的功能已经确定。蛋白编码基因平均长 1005bp，蛋白质编码区总长度占基因组总长度的 75.4%。在占基因组总长度高达 24% 的非编码区，基因间的间隔序列为 22.9%，假基因为 0.9%，重复序列为 0.2%。

立克次体有两种主要抗原，一种为可溶性抗原，耐热，与细胞壁表面的黏液层有关，为群特异性抗原；另一种为外膜抗原，不耐热，为种特异性抗原。

（三）致病性与临床表现

立克次体多为人畜共患，以节肢动物为传播媒介或储存宿主，通过节肢动物的叮吸或者节肢动物粪便污染伤口而感染人体。立克次的致病物质主要有内毒素和磷脂酶 A。内毒素成分为脂多糖，具有与其他革兰阴性菌内毒素相似的多种生物学活性，磷脂酶 A 能溶解脂膜导致组织细胞损伤。不同的立克次体引起的疾病表现不同，但血管损伤为其主要病变。在我国发生的立克次体病主要为斑疹伤寒和恙虫病。我国报道斑疹伤寒发病数 2009 年为 2764 例，2010 年为 2235 例。

1. 斑疹伤寒群立克次体　引起流行性斑疹伤寒和地方性斑疹伤寒。流行性斑疹伤寒的病原体是普氏立克次体，在世界各地分布较为广泛，病人是传染源，通过人虱粪便污染破损的皮肤伤口感染人体。在人体内，可引起毒血症和血管损害，病人出现高热、头痛、肌痛、皮疹及神经、心血管系统和其他器官损害的症状。地方性斑疹伤寒（鼠型斑疹伤寒）的病原体是莫氏立克次体，多呈地方性流行，鼠是其天然贮存宿主，由鼠蚤或鼠虱在鼠间传播。当鼠蚤叮咬人时，莫氏立克次体即可被传染给人，而人群中有人虱寄生时，莫氏立克次体即可通过人虱在人群中传播。其所致地方性斑疹伤寒的发病机制及临床表现与流行性斑疹伤寒相似，但发病慢，病情轻，中枢神经系统和心血管系统很少受累。

2. 斑点热群立克次体　多由蜱螨叮吸感染，引起落基山斑疹热、立克次体痘、南欧斑疹热、西伯利亚斑疹伤寒、澳大利亚斑疹伤寒等疾病，主要表现为高热、肌痛和皮肤硬结等，预后良好。

3. 恙虫病群立克次体　引起恙虫病，主要在啮齿动物间传播。在我国，主要见于东南和西南地区的林区和乡村。恙螨是恙虫病立克次体的传播媒介和储存宿主，恙虫病立克次体可寄居于其体内，并可经卵传代。借助于恙螨的叮咬，恙虫病立克次体在鼠间传播并可感染人体。在叮咬处，先出现红色丘疹，继而形成水疱并破裂，溃疡处覆以黑色焦痂。患者突发高热，全身淋巴结肿大，可有各脏器受损的症状。

4. 其他立克次体 立克次体所致的疾病尚有 Q 热、猫抓病等。Q 热由贝纳柯克斯体引起，主要表现为发热、头痛、腰痛和心内膜炎，多在动物间流行，蜱为传播媒介。猫抓病的病原体是汉赛巴通体，传染源主要为猫，通过被猫、狗抓伤、咬伤的部位进入人体。感染后，在抓伤处皮肤出现丘疹或脓疱，局部淋巴结肿大，并有发热、厌食、肌痛和脾肿大等症状、体征，常并发结膜炎，伴有耳前淋巴结肿大。

（四）检测与防治

1. 微生物学检测 应于病初或急性发热期，应用抗生素之前采集标本进行分离培养。可将标本接种于小鼠、豚鼠等动物腹腔，如动物出现体温升高、阴囊红肿等症状，则提示动物有立克次体感染，可进一步用鸡胚或鸡胚成纤维细胞进行分离培养，并以免疫荧光法进行鉴定。血清学检查方面，可用 ELISA 法、免疫荧光法或补体结合试验检测群、种特异性抗体。也可以血清标本做外 – 斐反应（Weil-Felix reaction），即以普通变形杆菌的菌株抗原代替立克次体抗原进行凝集试验，检测患者血清中有无立克次体抗体。其原理是斑疹伤寒等立克次体与变形杆菌的某些菌株（如 OX19、OX2 等）有共同的耐热多糖抗原，而变形杆菌抗原易于制备。反应时，如滴度≥1∶160，或随病程延长，滴度增长达到或超过 4 倍为阳性反应，斑疹伤寒、恙虫病患者可出现阳性反应。但外 – 斐反应为非特异性反应，仅能用作辅助诊断。

2. 防治原则 预防立克次体病的主要措施是杀灭立虱、蚤、螨、鼠等克次氏体的传播媒介和储存宿主并做好个人防护及个人卫生，接种鼠肺疫苗、鸡胚疫苗等灭活疫苗有一定预防斑疹伤寒感染的作用。氯霉素、四环素类抗生素对各种立克次体有良好抑制作用，但病原体的完全清除有赖于人体的免疫功能。

思考题
1. 如何理解致病细菌定义？凡细菌皆致病，你同意此观点吗？
2. 从对致病细菌的发现历史及目前采取的检测手段看，发现新现致病细菌须关注什么？
3. 在细菌感染的发生、发展中，人类可以获胜的手段有哪些？你对这些手段持有乐观的态度，还是相反？

附：其他常见致病细菌

一、革兰阳性菌

（一）破伤风梭菌（*Clostridium tetani*）

所致疾病 破伤风。

特性　革兰阳性杆菌，可产生芽胞，专性厌氧。

传播途径与致病性　芽胞在干燥土壤中可存活数十年。可经局部创面引起外源性感染。芽胞在伤口局部厌氧微环境中发芽形成破伤风梭菌，产生的神经毒素——破伤风痉挛毒素可阻止抑制性神经介质（甘氨酸和 γ - 氨基丁酸）的释放，导致伸肌、屈肌同时发生强烈收缩。

防治　主动免疫为接种破伤风类毒素；注意清创、扩创，防止形成厌氧微环境；紧急预防与治疗应用破伤风抗毒素；药物可选青霉素等抗生素及解痉剂。

（二）肉毒梭菌（*Clostridium botulium*）

所致疾病　肉毒中毒症。

特性　革兰阳性粗短杆菌，可产生芽胞，有鞭毛，无荚膜，专性厌氧，普通培养基可生长。

传播途径与致病性　存在于土壤中，可经外伤或食物感染人，可产生肉毒毒素。该毒素是已知毒性最强的神经性外毒素，作用在神经 - 肌接头处，阻止乙酰胆碱的释放，引起运动神经功能失调，导致肌肉麻痹。

防治　加强食品卫生监管。由于肉毒毒素耐热，加热 80℃ 20 分钟即可被破坏。对发病患者应注射抗毒素，并对症治疗。

（三）产气荚膜梭菌（*Clostridium perfringens*）

所致疾病　气性坏疽、食物中毒。

特性　革兰阳性粗短大杆菌，可产生芽胞，无鞭毛，专性厌氧。于体内形成明显荚膜。

传播途径与致病性　广泛存在于土壤、人和动物肠道。可经外伤造成气性坏疽；食用被此菌污染的食物可造成食物中毒。芽胞在厌氧环境转变为繁殖体后可产生十余种外毒素，其中 α 毒素毒性最强，可导致多种组织细胞损伤、血管通透性增加。其产生的肠毒素作用于回肠和空肠，毒素可嵌入到细胞膜，改变膜通透性，造成腹泻。

防治　外伤及时清创，消除局部厌氧微环境。可用青霉素等抗生素治疗。食物中毒仅需对症治疗。

（四）艰难梭菌（*Clostridium difficile*）

所致疾病　假膜性肠炎。

特性　革兰阳性粗大杆菌，可产生芽胞，有鞭毛，专性厌氧。

传播途径与致病性　属于人类肠道中的正常菌群。可经粪 - 口途径传播。通常由于机体长期使用抗生素导致肠道菌群失调，耐药性艰难梭菌大量生长繁殖并释放毒素引起，此肠毒素可导致肠壁细胞坏死脱落，形成假膜排出体外。

防治　万古霉素或甲硝唑。

（五）炭疽杆菌（*Bacillus anthracis*）

所致疾病 炭疽。

特性 革兰染色阳性、两端平切状粗大杆菌。菌体常相连形如竹节状排列。可产生芽胞，无鞭毛，具有由多聚 D- 谷氨酸形成的荚膜。该菌是唯一的由氨基酸而不是由多糖构成荚膜的病原菌。

传播途径与致病性 存在于土壤中。通过接触感染动物的皮毛等受传染。炭疽杆菌可产生炭疽毒素，该毒素是由保护性抗原、致死因子和水肿因子三种蛋白质组成的复合物，可引起实验动物的水肿和致死。荚膜具有抗吞噬作用。

防治 青霉素。炭疽减毒活疫苗可作特异性预防。

（六）白喉棒状杆菌（*Corynebacterium diphtheriae*）

所致疾病 白喉。

特性 革兰阳性棒状杆菌，常排列成 V 或 L 形。具有异染颗粒。需氧菌，不形成芽胞。

传播途径与致病性 可经呼吸道飞沫传播。白喉产生的外毒素可使辅酶 I 上的腺苷二磷酸核糖（ADPR）与肽链合成的延长因子 2（EF-2）结合，使 EF-2 失活，阻断蛋白质合成，引起细胞功能障碍。

防治 青霉素、红霉素等抗生素治疗。被动免疫可接种白喉类毒素。主动免疫为接种百白破三联疫苗。

（七）单核增生李斯特菌（*Listeria monocytogenes*）

所致疾病 新生儿脑膜炎，败血症，成人胃肠炎。

特性 革兰阳性小杆菌，不形成芽胞，有鞭毛。

传播途径与致病性 广泛存在于自然界的动物、植物和土壤中。可经粪 – 口途径、接触传播及胎盘垂直传播。爆发流行主要为食品污染所致。内化素、肌动蛋白聚集因子等参与细菌的黏附与侵袭。外毒素李斯特菌溶血素具有降解细胞膜的作用。免疫功能低下及免疫功能发育未成熟者易感。

防治 避免食用受污染食物。治疗选用氨苄青霉素。

二、革兰阴性菌

（一）马耳他布鲁斯菌（*Brucella melitensis*）

所致疾病 布鲁斯菌病（波状热）。

特性 革兰阴性小杆菌，人畜共患病。

传播途径与致病性 传染源为家畜，如羊、牛、猪、犬。通过接触病畜皮毛、脏器、未经消毒的奶制品均可受染。内毒素、荚膜和侵袭性酶为主要致病物质。细菌进入人体可被中性粒细胞和巨噬细胞吞噬，成为胞内寄生菌，细菌增殖后释放造成反复出现的菌血症是临床出现波状热的原因。

防治   奶制品严格灭菌。药物选用四环素。

（二）铜绿假单胞菌（*Pseudomonas aeruginosa*）

所致疾病   重要的院内感染病原菌。常引起手术伤口感染、肺部感染、泌尿道感染。

特性   革兰阴性菌，单鞭毛，运动活泼。不发酵乳糖。可产生水溶性的绿色荧光色素。

传播途径与致病性   自然界中存在广泛，存在于水、土壤、人体皮肤、上呼吸道、肠道中。致病物质是内毒素、外毒素 A 及菌毛、荚膜、胞外酶等。内毒素可引起发热、休克。外毒素 A 可抑制蛋白质合成。菌毛介导黏附，荚膜起到抵抗吞噬的作用。

防治   注意医疗环境及器械的消毒灭菌。由于该菌易产生耐药性，应根据药敏试验指导用药。可选氨基糖苷类和 β - 内酰胺类抗生素。

（三）嗜肺军团菌（*Legionella pneumophila*）

所致疾病   军团病。

特性   革兰阴性菌，常规染色不易着色，可用镀银法或 Giemsa 法染色，分别染成褐色和红色。该菌营养要求特殊，L- 半胱氨酸和铁盐可促进生长。

传播途径与致病性   存在于环境中的水源，可经呼吸道飞沫传播。细菌的微荚膜、菌毛、毒素和多种毒素可能为其致病物质。致病机制可能与细菌分泌系统有关。

防治   加强水源监管。抗生素可选红霉素。

（四）霍乱弧菌（*Vibrio cholera*）

所致疾病   霍乱。

特性   革兰阴性菌，呈弧形或逗号状。有一根鞭毛，运动活泼。过氧化氢酶试验阳性、氧化酶试验阳性，可用以与肠杆菌科细菌区分。

传播途径与致病性   经粪 - 口途径传播。霍乱肠毒素为最主要的致病物质。该毒素由 1 个 A 亚单位和 5 个 B 亚单位构成热不稳定的多聚体蛋白。B 亚单位可与肠黏膜上皮细胞 GM1 神经节苷脂受体结合，介导 A 亚基进入细胞，可使细胞内 cAMP 水平升高，肠黏膜分泌亢进，出现严重的腹泻和呕吐。

防治   加强水源、粪便垃圾的管理。不生食海产品。治疗以快速补充水及电解质为主，抗生素可选用四环素。

（五）鼠疫耶尔森菌（*Yersinia pestis*）

所致疾病   鼠疫。

特性   两端钝圆，两极浓染的卵圆形短小杆菌。

传播途径与致病性   该病为人兽共患自然疫源性烈性传染病，人类鼠疫多为疫鼠的跳蚤叮咬而感染。其致病物质为内毒素、鼠毒素、V/W 抗原、外膜抗原、F1 抗原等。

防治 控制啮齿动物种群数量和避免接触死鼠。死疫苗可供高风险从业人员接种。密切接触者应给予四环素。

（六）流感嗜血杆菌（*Haemophilus influenzae*）

所致疾病 脑膜炎、鼻咽炎、慢性支气管炎、骨髓炎等。

特性 革兰阴性小杆菌。营养要求高，人工培养需加入新鲜血液成分（含有 X 因子和 V 因子）。X 因子为高铁血红素，V 因子辅酶 I 或 II。

传播途径与致病性 经呼吸道飞沫传播。致病物质为菌毛、荚膜、内毒素及某些酶。荚膜具有型特异性，可将有荚膜菌分为 a ~ f 6 个血清型，其中 95% 患者均由 b 型致病。致病性流感嗜血杆菌可产生 IgA 蛋白酶，能水解呼吸道黏膜的分泌型 IgA 而发挥致病作用。

防治 b 型流感嗜血杆菌荚膜多糖疫苗预防效果良好。可选用头孢类抗生素治疗。

（七）幽门螺杆菌（*Helicobacter pylori*）

所致疾病 慢性胃炎、消化性溃疡、胃癌。

特性 螺旋形或弧形革兰阴性菌，一端有 2 ~ 6 根带鞘鞭毛，运动活泼。微需氧。

传播途径与致病性 经消化道传播。致病物质为侵袭因子和毒素。侵袭因子有脲酶、鞭毛、菌毛。脲酶可分解胃黏膜组织渗出的尿素，使菌体表明形成"氨云"，中和胃酸。细菌可借助于鞭毛的运动穿入胃黏膜表面的黏液层，到达上皮细胞，并依靠菌体表面的菌毛或黏附素定植于细胞表面。毒素有空泡毒素 A（VacA）、细胞毒素相关蛋白（CagA）等多种胞外酶和蛋白酶，可诱发溃疡的发生。

防治 治疗多采用胶体铋剂或质子泵抑制剂的基础上加两种抗生素的三联疗法。

（八）脑膜炎奈瑟球菌（*Neisseria meningococcus*）

所致疾病 流行性脑脊髓膜炎。

特性 肾形或豆形革兰阴性双球菌。具有多糖荚膜，氧化酶试验阳性。

传播途径与致病性 人是唯一宿主，可经呼吸道飞沫传播。致病物质为荚膜、菌毛、外膜蛋白、IgA1 蛋白酶及脂低聚糖（LOS）等。

防治 儿童可接种 A 和 C 群二价或 A、C、Y、W135 四价多糖疫苗用于预防。抗生素可选用青霉素、磺胺类药物。

（九）淋病奈瑟球菌（*Neisseria gonorrhoeae*）

所致疾病 淋病，新生儿结膜炎，盆腔炎。

特性 肾形或豆形革兰阴性双球菌。具有多糖荚膜，氧化酶试验阳性。

传播途径与致病性 可经性接触传播和产道传播。致病物质为荚膜、菌毛、外膜蛋白、IgA1 蛋白酶及脂低聚糖（LOS）等。

防治 加强性病知识的宣传教育工作。治疗选用青霉素、磺胺等药物，如耐药可据药敏试验结果选择敏感药物。

第十二章 医学真菌

　　真菌（fungus）系菌物界近 25 万种物种的总称，而医学真菌仅涉及子囊菌门、担子菌门、接合菌门中为数不多的一些种群。其中有些是人体正常微生物群的构成成员，主要分布在体表和与外界相通的部分腔道。而较多的则是致病真菌，可引起感染、中毒、癌症或成为引发超敏反应的过敏原。

　　相对于细菌，真菌具有较强的环境抵抗力，尤其对日光、干燥及普通消毒剂。但多数真菌对热的抵抗力较弱，60℃ 1 小时即可被杀死；对 2% 石碳酸、2.5% 碘酊、0.1% 升汞、10% 甲醛等化学消毒剂也敏感。不过针对细菌的抗生素对真菌无效，能抑制真菌的是灰黄霉素、制霉菌素、二性霉素 B、克霉唑、酮康唑等抗真菌剂。

第一节 真菌的形态与结构

　　真菌虽属真核细胞生物，其细胞构成却与动植物细胞的结构差别显著。即使在同一门类中，单细胞真菌和多细胞真菌在形态上仍有很大区别。

一、真菌的形态

　　真菌比细菌大数倍至数十倍，用普通光学显微镜放大数十或数百倍即可观察。单细胞真菌的形态较简单，多细胞真菌的营养体和繁殖体均具有较复杂的形态。

（一）单细胞真菌

　　单细胞真菌亦称为酵母菌（yeast），其胞体即营养体，多呈球形、椭圆形、圆筒形等。胞体直径一般在 2 ~ 20μm 之间，多为 3 ~ 5μm。有的菌种在胞体外有荚膜（如新生隐球菌）。多数单细胞真菌由母细胞以芽生的方式进行繁殖，则芽生孢子为其繁殖体。

也有的以细胞分裂或其他方式进行繁殖。某些单细胞真菌如白假丝酵母菌以芽生方式繁殖后，其子细胞在母细胞顶端延长，并作为母细胞再产生子细胞，这样反复繁殖，形成的"丝状"结构叫假菌丝。通常把不产生菌丝的单细胞真菌称为酵母型真菌，而将能产生假菌丝的真菌叫类酵母型真菌。引起人类疾病的单细胞性真菌有新生隐球菌、白假丝酵母菌等。

（二）多细胞真菌

菌体由多个细胞构成，其结构主要分为菌丝和孢子两大部分。真菌的种类不同，其菌丝和孢子的形态也不一样，是鉴别真菌的重要依据之一。

1.菌丝（hypha） 为多细胞真菌的营养体，呈管状，是由成熟的孢子在适宜环境下长出芽管，芽管逐渐延长所形成的丝状结构。随不同生长条件其长度差别较大，宽度一般在 1～10μm。菌丝可长出许多分枝，并交织成团，称为菌丝体（mycelium）。有的菌丝在一定的间距形成横隔，称为隔膜（septum）。有隔膜的菌丝称为有隔菌丝（septate hypha），隔膜把菌丝分成一连串若干个细胞；无隔膜的菌丝称为无隔菌丝（nonseptate hypha），整条菌丝就是一个细胞，其内含有多个细胞核。

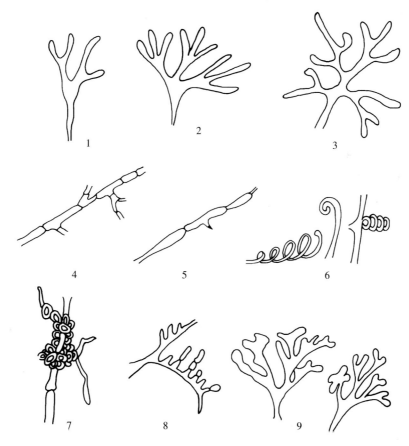

图 12-1　真菌的各种菌丝

1、2. 分枝菌丝；　3. 无隔菌丝；　4. 有隔菌丝；　5. 球拍状菌丝
6. 螺旋状菌丝；　7. 结节状菌丝；　8. 梳状菌丝；　9. 鹿角状菌丝

菌丝也可按其功能分为：①营养菌丝（vegetative mycelium），伸入到被寄生物体或培养基中以吸取和合成营养的菌丝，也叫基内菌丝；②气生菌丝（aerial mycelium），向上生长暴露于空气中的菌丝；③生殖菌丝（reproductive mycelium），气生菌丝分化并产生孢子的菌丝。

菌丝的形态多种多样，多数为丝状或管状，也有的为螺旋状、球拍状、鹿角状、结节状和梳状等（图12-1），不同的菌丝形态有助于真菌的鉴别。

2. 孢子（spore） 孢子是多细胞真菌的繁殖体。一个菌细胞可产生多个孢子，孢子又可发育成菌丝。真菌的孢子分为无性孢子和有性孢子。

（1）无性孢子 指不经过两个细胞的融合而形成的孢子。

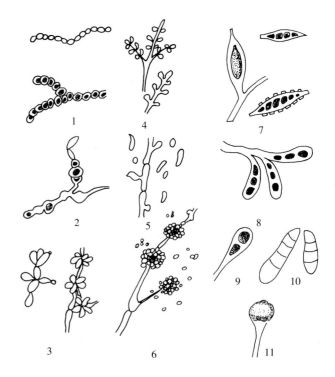

图 12-2 真菌的各种无性孢子

1～3. 小分生孢子；4. 关节孢子；5. 厚膜孢子
6. 芽生孢子；7～10. 大分生孢子；11. 孢子囊孢子

主要有三种类型：①叶状孢子由真菌菌丝或菌体细胞直接形成。根据形成方式不同，分为关节孢子（arthrospore）、芽生孢子（blastospore）、厚膜孢子（chlamydospore）。②分生孢子是最常见的一种无性孢子，由菌丝末端细胞分裂或收缩而形成，也可从菌丝侧面出芽而形成。根据其形态结构及孢子细胞的数量又分为大分生孢子（macroconidium）和小分生孢子（microconidium）。③孢子囊孢子是菌丝末端膨大而形成孢子囊，内含许多孢子，孢子成熟后破囊而出。

（2）有性孢子 指通过两个真菌细胞融合后形成的孢子。主要有卵孢子（oospore）、接合孢子（zygospore）、子囊孢子（ascospore）和担孢子（basidiospore）。只有部分病原性真菌能形成有性孢子。

（三）双相型真菌

有些真菌在普通培养基上，置22℃～28℃培养时呈菌丝型；而在动物体内或在特殊培养基上，置37℃培养则呈酵母型，如申克孢子丝菌、荚膜胞组织胞浆菌、马尔尼菲青霉菌等，故又称二相性（dimorphic）真菌。

二、真菌的结构

（一）细胞壁

细胞壁位于细胞外层，不仅构成真菌形态特征的基础，同时也参与营养物质及气体交换以及对抗细胞外高渗的作用。真菌细胞壁的主要成分为多糖，占细胞干重的80% ~ 90%，此外还有蛋白质、脂质及无机盐等。多糖以不溶性多糖晶体和高分子多糖复合物两种形式存在，不溶性多糖晶体以微细纤维形式构成细胞壁骨架，高分子多糖复合物则构成细胞壁的基质组分，填入骨架缝隙。真菌细胞壁的构成可分为：

1. 骨架 以几丁质和葡聚糖为主要成分构成的微细纤维骨架，是真菌区别于植物的特征之一。丝状真菌骨架以几丁质含量最高，其作用与菌丝生长和芽管形成有关；而酵母菌骨架则以葡聚糖含量最高，是维持真菌细胞坚固外形的分子基础。

2. 基质 由多糖、蛋白、脂质和无机盐等多种成分组成。多糖主要有葡聚糖、葡糖胺、葡萄糖、几丁质和半乳糖等，其含量在真菌细胞壁发育过程中呈动态变化。蛋白或单独存在或与多糖组成蛋白多糖，蛋白多糖具有水解酶活性，可分解基质，易于营养物质进入胞内，同时蛋白多糖也是细胞壁抗原的分子基础。脂质以磷脂为主，无机盐以磷为主，另含有少量钙和镁元素等。

（二）细胞膜

真菌细胞膜为镶嵌蛋白质的双层磷脂膜，形成"流动镶嵌模型"，含有固醇。胞膜内含有的大量麦角固醇因易与多烯类抗生素（如两性霉素 B）结合而成为该类抗生素作用的靶标。

多细胞真菌的菌丝间有隔膜结构，不同真菌的隔膜各异，因此可作为真菌分类的依据之一。皮肤丝状菌、组织胞浆菌等低等真菌的隔膜上有小孔，小孔附有球形的间隔小体，小孔与间隔小体可调节隔膜两侧细胞质的流速，并在菌丝受损后可堵住隔膜小孔，以防止细胞液的流失，因而隔膜也是防止菌丝受损的一种保护性结构。

（三）细胞质

和其他真核生物类似，真菌细胞质内也含有线粒体、核糖体、内质网、高尔基体等细胞器。所有真菌细胞中至少有一个或几个线粒体，随着菌龄的不同而变化，是细胞呼吸产生能量的场所。真菌核糖体由 60S 大亚基和 40S 小亚基组成，核糖体无论是附着于内质网上还是游离于胞质中，均为蛋白质合成的部位。

（四）细胞核

真菌细胞核较其他真核生物的细胞核小，通常为椭圆形，一般直径为 2 ~ 3μm。不同真菌细胞核的数量变化很大，每个细胞中有 1 ~ 2 个，也可多达 20 ~ 30 个。有完整的核形态和典型的核仁、核膜结构。大多数真菌细胞是单倍体，有多条染色体，基因

组为 $10^7 \sim 10^8$bp。

第二节　真菌的增殖与培养

医学真菌虽然增殖方式多样，但总体营养要求较之细菌为低，故绝大多数医学真菌都可进行人工培养。

一、真菌的生长条件

医学真菌的繁殖条件与细菌类似，但营养要求相对更低。

1.营养　是真菌生长繁殖所需要的最基本条件，包括水、碳源、氮源、无机盐及必要的生长因子等。

2.温度　不同真菌的最适生长温度范围有所差异，浅部真菌一般为 22℃～ 28℃，而深部真菌为 37℃。温度变化可改变某些真菌的形态，如双相型真菌可从酵母型（37℃）转变成菌丝型（22℃）。

3.酸碱度　相对于细菌，真菌对酸碱度的适应范围较窄，多数真菌生长的最适 pH 值为 4.0 ～ 6.0。

4.气体　大多数真菌生长繁殖过程中依赖氧气，二氧化碳不利于多数真菌的生长繁殖。

二、真菌的增殖

真菌的生长繁殖方式多样，可分为无性繁殖和有性繁殖两大类型。

（一）单细胞真菌的增殖

单细胞真菌增殖的方式有：①芽殖，为酵母菌的主要繁殖方式；②裂殖，少数酵母菌属此类；③无性孢子繁殖，如白假丝酵母菌的厚垣孢子；④有性孢子繁殖，通过产生子囊孢子来繁殖。

（二）多细胞真菌的增殖

多细胞真菌增殖的方式有：①断裂增殖，即菌丝的片段可以发育形成新的菌丝体；②无性孢子繁殖，不经过两性细胞的结合，只是营养体的分裂或营养菌丝的分化而形成新的个体；③有性孢子繁殖，经过两个不同性细胞结合而产生新的个体，一般要经过质配、核配和减数分裂三个阶段。

三、真菌的人工培养

绝大多数真菌对营养的要求不高，常用培养基为沙保弱培养基（Sabouraud's medium，含 4% 葡萄糖和 1% 蛋白胨）。真菌繁殖的速度随菌种不同而异。一般单细胞性真菌繁殖的速度较快，经 24 ～ 48 小时多可形成菌落；多数丝状真菌的繁殖速度较慢，需经

1～3周才能形成典型的菌落。由于真菌种类不同，其菌落的大小、形态、颜色、气味等也不一样，常作为鉴定真菌的依据之一。真菌的菌落有三种类型。

1. 酵母型菌落（yeast type colony）　与一般细菌菌落类似，但比细菌的菌落大而厚。菌落表面光滑、湿润、柔软而致密，颜色多样。镜下均为单个真菌细胞或其所形成的孢子，无菌丝。单细胞性真菌如新生隐球菌等繁殖后形成酵母型菌落。

2. 类酵母型菌落（yeast-like type colony）　有些单细胞真菌如白假丝酵母菌等形成假菌丝后，假菌丝向下生长，伸入培养基内，称为类酵母型菌落或酵母样菌落。菌落外观与酵母型菌落相似，但镜下可看到假菌丝。

3. 丝状型菌落（filamentous type colony）　是多细胞性真菌的菌落形式，由许多疏松的菌丝体所组成。由于一部分菌丝向空中生长，从而使菌落呈棉絮状、绒毛状或粉末状等，菌落正背两面可显示出红、黄、绿等颜色。

第三节　真菌的感染与免疫

近年来，由于滥用抗生素、激素和免疫抑制剂导致机体菌群失调或免疫功能低下，加之艾滋病人数的不断增多、器官移植及介入技术的普遍开展等因素影响，机会性真菌感染尤其是深部感染的发病率与死亡率呈明显上升趋势。针对真菌感染，机体的固有免疫发挥了重要作用，而适应性免疫与真菌病的恢复密切相关。

一、真菌感染

由真菌感染并表现有临床症状称为真菌病（mycoses）。从总体而言，真菌的病原性比细菌和病毒弱，除粗球孢子菌、荚膜组织孢浆菌、皮炎芽生菌、巴西芽生菌等真菌能引起原发性感染外，大多数深部真菌感染是由条件致病性真菌引起的机会性感染。

（一）真菌的致病性

真菌的致病物质目前尚不十分清楚，且不同真菌的致病物质不尽相同，可能与某些真菌产生的毒素或毒素样物质、真菌的黏附能力、对免疫功能的抑制作用、真菌的某些酶类和菌体成分有关。例如，白假丝酵母菌具有黏附人体细胞的能力；新生隐球菌的荚膜有抗吞噬作用；白假丝酵母菌、烟曲霉、黄曲霉的细胞壁糖蛋白具有内毒素样活性，能引起组织化脓性反应和休克等。

真菌在体内繁殖以后，根据其致病力及机体抵抗力等多种因素的不同，病理变化也不一样，多表现为急性渗出性炎症、坏死性炎症、慢性肉芽肿性炎症以及混合病变等。

（二）真菌感染的临床类型

根据感染部位的不同，可把真菌引起的感染分为三类：

1. 浅表真菌感染　指人体皮肤组织的真菌感染，主要侵犯皮肤、毛发和指（趾）甲。多为外源性感染，多有传染性，但一般临床症状较轻。

2.**皮下组织真菌感染** 指人体皮下组织的真菌感染。一般由腐生真菌引起，通常为创伤所致。

3.**深部真菌感染** 指人体组织、内脏、中枢神经系统等内脏器官的真菌感染。可以由内源性或外源性真菌所引起，由内源性真菌引起的感染也称为机会性真菌感染。

二、抗真菌免疫

机体对真菌具有较强的免疫功能。免疫功能正常者一般不易发生深部真菌感染。免疫功能包括固有免疫和适应性免疫两个方面。一般而言，固有免疫在阻止真菌病的发生上起作用，而适应性免疫中的细胞免疫对真菌病的恢复起一定作用。

（一）固有免疫

1.**屏障作用** 体表的物理屏障、化学屏障和微生物屏障均有防御真菌侵袭的作用。例如，健康的皮肤黏膜能阻挡真菌对机体的侵袭；皮脂腺分泌的脂肪酸具有杀灭真菌的作用，学龄前儿童的皮脂腺发育不够完善，头皮分泌的不饱和脂肪酸较成人少，因而易患头癣；寄生于机体的正常菌群也能拮抗寄生于人体内的白假丝酵母菌等真菌的大量繁殖，如长期应用广谱抗生素会导致菌群失调，白假丝酵母菌等则趁机大量繁殖而导致疾病。

2.**吞噬作用** 巨噬细胞和中性粒细胞具有吞噬真菌的能力，吞噬细胞被真菌活化后，释放的 H_2O_2、次氯酸和防御素（defensin）能杀灭假丝酵母菌、烟曲霉等真菌。但有些真菌可在吞噬细胞内繁殖，刺激组织增生，引起细胞浸润形成肉芽肿，也可随吞噬细胞扩散到其他部位引起感染。

3.**正常体液中的抗真菌物质** 除补体等免疫分子外，在体液中还存在一些抗真菌物质。例如，促癣吞噬肽(tuftsin)能结合到中性粒细胞膜上，可增强其杀灭真菌的活性；淋巴细胞合成的转铁蛋白可扩散至皮肤角质层，具有抑制真菌和细菌的作用。

（二）适应性免疫

1.**细胞免疫** 在特异性抗真菌免疫中，细胞免疫起主导作用。细胞免疫功能受损或低下，易发生严重的真菌感染。如 AIDS 患者由于 HIV 破坏 CD4$^+$T 细胞，导致机体免疫功能缺陷和失调，常发生致死性真菌感染；患恶性肿瘤或长期应用免疫抑制剂导致细胞免疫功能低下的人也易并发深部真菌病。特异性细胞免疫的抗真菌机制尚不十分清楚，可能与活化的 CD8$^+$ 细胞毒 T 细胞对真菌的直接杀伤作用以及 T 淋巴细胞所释放的 IFN-γ、IL-2 等细胞因子参与抗真菌感染作用等多种因素有关。此外，感染某些真菌后机体可发生迟发型超敏反应，如癣菌疹就是由真菌感染引起的皮肤迟发型超敏反应。因此，对某些真菌感染可用真菌菌体的某些成分作抗原，给患者进行皮肤迟发型超敏反应试验，以对某些真菌病进行辅助诊断或流行病学调查。

2.**体液免疫** 真菌细胞的化学成分非常复杂，含有蛋白质、多糖等多种抗原。绝大多数深部真菌感染机体都能产生特异性抗体，但抗体在抗真菌感染中的作用不如细胞免疫。抗体与真菌结合后，能促进吞噬细胞对真菌进行吞噬，并可阻止真菌与宿主细胞、组织的黏附，从而降低其致病作用。检测特异性抗体对某些深部真菌病具有辅助诊断价值。浅部真菌感染机体产生的抗体水平较低，且易出现交叉反应。真菌感染后一般不能获得牢固持久的免疫力。

第四节　非感染性真菌病

一、真菌超敏反应性疾病

真菌是常见的变应原，某些人吸入、食入或皮肤黏膜接触真菌的孢子或菌丝后，可发生超敏反应，如支气管哮喘、过敏性鼻炎、过敏性皮炎、荨麻疹、湿疹等，以 I 型超敏反应较常见。另外，在病原性真菌感染过程中，也可引起IV型传染性超敏反应，它常与真菌病的发生和发展有密切关系。

二、真菌毒素中毒

真菌极易污染农作物、食物或饲料，某些真菌在其中生长繁殖后可产生真菌毒素（mycotoxin），已发现 100 多种真菌毒素。人或动物食入含有真菌毒素的食物后，可引起急、慢性中毒，称真菌中毒症（mycotoxicosis）。真菌毒素中毒与细菌毒素中毒不同，其临床表现多样，多易引起肝、肾、神经系统功能障碍或造血机能损伤。由于真菌主要在粮食中产生毒素，故避免食用霉变谷物，具有预防作用。

三、真菌毒素与肿瘤

有些真菌毒素与肿瘤发病的关系已引起医学界的高度重视，其中研究较多的是黄曲霉毒素（aflatoxin）。该毒素是一种双呋喃氧杂萘邻酮衍化物，有 B1、B2、B2a、B3 等二十余种，其中 B1 的致癌性最强，对实验动物的毒性主要表现为肝脏毒，大鼠饲料中含有 0.015ppm 即可诱发肝癌。流行病学调查表明，在肝癌高发区，花生、玉米等粮油作物被黄曲霉污染率较高，黄曲霉毒素含量可高达 1ppm。此外，动物实验证明，赭曲霉产生的黄褐毒素可诱发肝肿瘤，镰刀菌产生的 T-2 毒素可引起大鼠胃癌、胰腺癌、垂体和脑肿瘤，展青霉素可诱发局部肉瘤等。

思考题

1. 真菌与细菌在结构与形态上差异很大，那么在致病性上又如何呢？

2. 单细胞真菌与多细胞真菌在形态上有"天壤之别"，那么在致病性上甚或临床之治疗方法上是否也同样如此呢？试比较解析之。

第十三章　常见致病真菌

本章导学

真菌感染在日常生活中也是司空见惯，带给人们不同程度的身心危害。故哪些真菌可以引起人类感染是值得我们关注的问题。

在前已述及的真菌中，存在着一些能够引起人类疾病的"罪魁祸首"，它们是谁，引起哪些疾病，为什么能够引起这些疾病，都值得我们关心。本章就对这些问题展开必要的讨论。

尽管能够引起人类疾病的致病性真菌仅有几百种。但是，随着免疫抑制剂、广谱抗生素和抗肿瘤药物的大量应用，特别是引起人类免疫功能障碍的人类免疫缺陷病毒的感染者不断出现，部分原来不致病的真菌转为致病性真菌，使真菌感染率明显上升。因此，我们应该了解真菌的生物学特性、致病机制及其防治措施。

第一节　浅表感染真菌

浅表感染真菌亦称皮肤感染真菌，是指寄生或腐生于角蛋白组织（包括表皮角质层、毛发、甲板等）并引起浅部感染的一群真菌。浅表感染真菌主要引起各种癣（tinea）。对人类有致病作用的浅表感染真菌有40多种，可分为皮肤癣菌和角层癣菌两大类，前者主要寄生于表皮，后者主要寄生于皮肤角层或毛干浅表层。常见的皮肤癣菌包括子囊菌门的毛癣菌属（Trichophyton）、小孢子菌属（Microsporum）、表皮癣菌属（Epidermophyton）；常见的角层癣菌有子囊菌门的毛结节菌属（Piedraia）、担子菌门的马拉色菌属（Pityrosporum）。人多因接触患者或患畜而感染浅表感染真菌。

一、毛癣菌属

（一）性状描述

毛癣菌属有二十余种，其中有十多种对人有致病性，但以红色毛癣菌最多见，其次为紫色毛癣菌和须癣毛癣菌。

毛癣菌在沙保弱培养基上的菌落形态及色泽因菌种而异，外观可呈颗粒状、粉末状、绒毛状或脑回状；颜色为白色、奶油色、黄色、红色、橙黄色或紫色等。显微镜下可见细长、棒状、薄壁的大分生孢子以及侧生、散在或呈葡萄状的小分生孢子。菌丝呈螺旋状或鹿角状等。取患处皮屑、指（趾）甲和病发加 10% ~ 20% 氢氧化钾处理后显微镜检查时，除在黄癣痂中可找到鹿角菌丝这一特征性结构外，在临床标本中所查到的菌丝和孢子难以和小孢子菌属以及表皮癣菌属的一些孢子和菌丝相区别。本菌属在病发中可见其菌丝位于毛发内（发内型），或位于毛发外（发外型）。

（二）致病作用与临床表现

致病毛癣菌可侵犯人体皮肤、毛发和甲板，引起头癣、体癣、股癣、手癣、足癣和甲癣等。其致病性因菌种不同而异。

1. **红色毛癣菌**　主要侵犯皮肤、指（趾）甲，偶可侵犯毛发，是我国最常见的皮肤癣菌。引起的股癣，其损害以丘疹为主，境界清楚，常经年不愈；引起的体癣，类似播散性神经性皮炎或鱼鳞病；引起的手、足癣多为角化过度型或鳞屑型，并可伴发甲癣，大部分指（趾）甲可受其感染，引起脓癣、须癣、癣菌疹。

2. **紫色毛癣菌**　对人表皮组织有高度亲嗜性，主要引起头黑癣。头皮早期损害呈灰白色斑片，继之病发露出头皮即折断，如同"黑芝麻点状"，故名头黑癣。有时可引起体癣，常与头癣并发，病程呈慢性。亦可引起甲癣。

3. **须癣毛癣菌**　可侵犯皮肤、指（趾）甲和毛发。毛发感染时呈发外型，局部炎症比较明显。引起的手、足癣，其临床表现为水疱型。如果侵犯指（趾）甲，一般只有少数几个指（趾）甲被感染。引起的体癣、股癣，其皮疹表现为环状，周围可有丘疹及水疱，中央部位的皮肤正常，愈后不留色素沉着。该菌亦可引起脓癣、须癣及皮肤肉芽肿，还可引起癣菌疹。

（三）检测与防治

1. **微生物学检测**　取皮屑、甲屑或毛发，经 10% 氢氧化钾微加热处理后直接镜检，如标本中发现菌丝和孢子，即可初步诊断为皮肤癣菌感染。若直接镜检无法确诊，可接种于沙保弱培养基进行培养，再根据菌落特征、菌丝和孢子特点等鉴定。

2. **防治原则**　注意清洁卫生，尽量避免与患者接触及共用物品；保持鞋袜干燥，防止皮肤癣菌滋生。治疗可选用抗真菌药物，头癣患者可选用灰黄霉素或咪康唑、酮康唑和伊曲康唑等；体癣和股癣患者宜选用伊曲康唑；甲癣的治疗比较困难，可口服灰黄霉素或伊曲康唑治疗数月，但容易复发。

二、表皮癣菌属

（一）性状描述

表皮癣菌属只有 1 个种，即絮状表皮癣菌，对人有致病性。

该菌在沙保弱培养基上室温或 28℃时生长较快，菌落开始如蜡状，继而出现粉末状，由白色变成黄绿色。镜检可见菌丝侧壁及顶端形成大分生孢子，呈棍棒状，壁薄，由 3 ~ 5 个细胞组成。无小分生孢子。菌丝较细、有分隔，偶见球拍状、结节状及螺旋状菌丝。

（二）致病作用与临床表现

絮状表皮癣菌对人表皮组织有高度亲嗜性，可侵犯人类的皮肤和指（趾）甲，但不侵犯毛发。临床上可致体癣、足癣、手癣、股癣和甲癣等，多发生于热带地区。

（三）检测与防治

该菌的检测和防治与致病毛癣菌类似。

三、小孢子菌属

（一）性状描述

小孢子菌属包括 15 种真菌，多数具有致病性。常见的有铁锈色小孢子菌、犬小孢子菌、奥杜盎小孢子菌、石膏样小孢子菌、禽类小孢子菌、粉小孢子菌、猪小孢子菌等。我国以奥杜盎小孢子菌、犬小孢子菌和石膏样小孢子菌多见。

在沙保弱培养基上菌落呈绒毛状或粉末状，表面粗糙。菌落颜色呈灰色、橘红色或棕黄色。菌丝有隔，呈梳状、结节状或网球拍状。

（二）致病作用与临床表现

小孢子癣菌主要侵犯毛发与皮肤，不侵犯甲板，引起头癣或体癣。其致病性因菌种不同而异。

1.**奥杜盎小孢子菌**　对人表皮组织有高度亲嗜性，可引起头白癣（发外型），偶可引起体癣、甲癣、脓癣、癣菌疹等。

2.**犬小孢子菌**　是头脓癣、头白癣及体癣的主要病原菌。该菌引起的癣病，其临床表现与铁锈色小孢子菌引起的相似，只是炎症更为明显，病程急剧，亦可并发癣菌疹、甲癣及须癣。

3.**石膏样小孢子菌**　可引起人类头白癣、脓癣和体癣。头白癣时炎症显著，病变单个或很少。体癣的临床表现与犬小孢子菌引起的体癣相似。

（三）检测与防治

该菌的检测和防治与致病毛癣菌相似。

第二节　深部感染真菌

深部感染真菌是指侵犯机体深部组织和器官的病原性真菌。深部感染真菌涉及诸多真菌门类，如隶属子囊菌门的假丝酵母菌属（Candida）、肺孢子菌属（Pneumocystis）、曲霉菌属（Aspergillus）、镰刀菌属（Fusarium）、青霉菌属（Penicillium）、组织胞浆菌属（Histoplasma）；隶属担子菌门的隐球菌属（Cryptococcus）；隶属接合菌门的毛霉菌属（Mucor）等。由于抗生素、激素、免疫抑制剂、抗癌药物等的广泛使用，各类条件致病性真菌的感染率明显上升。我国最常见的条件致病性真菌为白色念珠菌，其次为新生隐球菌。近年发现，曲霉菌和毛霉菌也较常见。

一、假丝酵母菌属

（一）性状描述

假丝酵母菌属目前已发现 81 种，对人致病的有白假丝酵母菌、热带假丝酵母菌、近平滑假丝酵母菌和都柏林假丝酵母菌等 10 种，其中以白假丝酵母菌致病力最强。白假丝酵母病是目前发病率最高的深部感染真菌病之一。

菌体呈圆形或卵圆形，直径 3 ~ 6μm，革兰染色阳性，以出芽方式繁殖，在组织内易形成芽生孢子及假菌丝。培养后的白假丝酵母在假菌丝中间或顶端常有较大、壁薄的圆形或梨形细胞，可以发展成为厚膜孢子，为白假丝酵母菌特征之一。

在普通琼脂、血琼脂及沙保弱琼脂培养基上均生长良好。37℃培养 2 ~ 3 天后，出现灰白或奶油色、表面光滑、带有浓厚酵母气味的典型的类酵母型菌落。培养稍久，菌落增大，颜色变深，质地变硬或有皱褶。血琼脂 37℃培养 10 天，可形成中等大小暗灰色菌落。在 1% 吐温 –80 玉米粉琼脂培养基上可形成丰富的假菌丝，同时也产生真菌丝和厚膜孢子。

在 42℃ 条件下白假丝酵母终可生长良好，而都柏林假丝酵母则生长差或不生长，这一特点可简易区别这两种假丝酵母菌。

（二）致病作用与临床表现

白假丝酵母菌通常存在于健康人的口腔、上呼吸道、肠道及阴道黏膜等部位，当大量使用抗生素或机体免疫功能下降或正常菌群失调时，则可诱发白假丝酵母菌感染。临床标本中白假丝酵母菌的血培养阳性率仅次于大肠杆菌和金黄色葡萄球菌。

1. 致病作用 白假丝酵母菌的致病机理可能与下列因素有关：①细胞壁甘露糖蛋白的黏附作用；②菌体与上皮细胞间植物血凝素样物质和受体的相互作用；③芽管和假菌丝延长并可直接插入细胞膜；④产生的多种酶类致病的作用（如磷酸酯酶 C 促进细胞膜通透性、酸性蛋白酶破坏表皮角质蛋白的屏障）；⑤细胞壁甘露糖激活补体，产生 C3a、C5a 等活性片段，促进血管扩张、通透性增加、白细胞趋化；⑥假丝酵母菌为双相菌，侵袭机体时表现为菌丝（称组织相或菌丝相），而寄生或血行播散时表现为菌体形式（称酵母相）。这种菌丝相和酵母相的相互转化为念珠菌提供了寄生、侵入机体、播散和躲避机体防御功能的有效能力。

2. 所致疾病 常见的假丝酵母菌感染有：①黏膜感染，如鹅口疮、口角炎、阴道炎、龟头炎、角膜炎等。②皮肤感染，如指间糜烂症、湿疹样皮肤假丝酵母菌病、皮肤肉芽肿、甲沟炎等。③内脏感染，如支气管炎、肺炎、肠炎、膀胱炎及肾盂肾炎等；白假丝酵母菌也可侵入血液引起败血症，目前已成为临床上常见的败血症病原体之一。④中枢神经系统感染，如脑膜炎、脑膜脑炎、脑脓肿等。

在假丝酵母菌引起的黏膜感染中，以鹅口疮最多见。鹅口疮多发生于体质虚弱的初生婴儿，尤以人工喂养婴儿较多见。成年人由于慢性疾病引起机体抵抗力下降、营养失调或各种维生素缺乏时也可发生黏膜白假丝酵母菌感染。鹅口疮好发部位为舌、软腭、颊黏膜、齿龈、咽部等。损害表现为灰白色假膜附着于口腔黏膜上；边缘清楚，周围有红晕；剥除白膜，留下湿润的鲜红色糜烂面或轻度出血；严重者黏膜可溃疡、坏死；患者自觉疼痛，吞咽困难，食欲不振。

假丝酵母菌感染引起的阴道炎是常见妇科感染性疾病。好发于糖尿病、长期使用广谱抗生素和肾上腺皮质激素、口服避孕药及妊娠妇女。一般在月经前症状严重，损害表现为阴道壁充血、水肿，阴道黏膜上有灰白色假膜，形似鹅口疮。阴道分泌物浓稠，黄色或乳酪样，有时杂有豆腐渣样白色小块。损害形态多种多样，自红斑、轻度湿疹样反应到脓疱、糜烂和溃疡。皮损可扩展至肛周、外阴和整个会阴部，统称外阴阴道炎。外阴部红肿和剧烈瘙痒是突出的症状。

（三）检测与防治

1. 微生物学检查   常采用：①显微镜直接检查，脓、痰标本可直接涂片，经革兰染色后镜检。若标本为皮屑或甲屑，应置玻片上先经 10%KOH 消化后镜检。镜下可见到圆形或卵圆形的菌体及芽生孢子，同时可观察到假菌丝。标本直接镜检时必须同时看到芽生孢子和假菌丝，才能确定为白假丝酵母菌感染。②分离培养，将标本接种于沙保弱培养基中进行分离，经 25℃培养 1 ～ 4 天，形成乳白色（偶见淡黄色）的类酵母型菌落。镜检培养物可见到假菌丝及成群的芽生孢子。③鉴定，假丝酵母菌种类较多，一般可根据形态、培养特性进行鉴别，也可通过芽管形成试验和厚膜孢子形成试验鉴定。

对于白假丝酵母菌感染的诊断，真菌学检查必须结合临床才能确诊，要防止把腐生性假丝酵母菌误认为病原菌。

2. 防治原则   目前对假丝酵母菌感染尚无有效的预防措施。对皮肤黏膜白假丝酵母菌感染的治疗可局部涂敷制霉菌素、龙胆紫、酮康唑和氟康唑等。对全身性白假丝酵母菌的治疗可用两性霉素 B 和 5- 氟胞嘧啶。

二、隐球菌属

（一）性状描述

隐球菌属包括 17 个种和 8 个变种，其中研究较多的是新生隐球菌及其格特变种和上海变种。新生隐球菌是该属唯一可致人类疾病的真菌。

新生隐球菌为酵母型真菌，菌体圆形，直径为 4 ～ 12μm。菌体外周有一层肥厚的胶质样荚膜，可比菌体宽 1 ～ 3 倍。墨汁负染色后镜检，可在黑色的背景中见到圆形或卵圆形的透亮菌体。以芽生方式繁殖，常呈单芽，有时出现多芽，芽颈较细，但不生假菌丝。

在沙保弱培养基或血琼脂培养基上，25℃和37℃下均生长良好。数天后形成酵母型菌落，初为乳白色、细小菌落，增大后表面黏稠、光滑，并转变为橘黄色，最后变成棕褐色。在麦芽汁液体培养基中，25℃孵育3天后呈混浊生长，可有少量沉淀或菌膜。

新生隐球菌荚膜由多糖构成，根据其抗原性可分为A、B、C、D共4个血清型。临床分离株多属于A型与D型。

（二）致病作用与临床表现

新生隐球菌在鸟粪，尤其是鸽粪中大量存在，所以鸽是其主要传染源。人体主要通过呼吸道吸入新生隐球菌而感染，多数为外源性感染。新生隐球菌也属于人体正常菌群之一，在机体免疫力降低时可发生内源性感染。

1. 致病作用 新生隐球菌的荚膜多糖具有抑制吞噬、诱导动物免疫无反应性、降低机体抵抗力的作用，是其重要的致病物质。

2. 所致疾病 新生隐球菌经呼吸道侵入机体，故初发病多为肺炎。肺部感染往往因症状不明显而被忽视。但免疫功能低下的感染者，隐球菌可在肺部大量繁殖，引起肺部严重损伤。部分患者隐球菌可经血播散至全身，侵犯其他部位，其中最易侵犯中枢神经系统引起慢性脑膜炎（隐球菌病中最为常见的临床类型）。脑及脑膜的隐球菌病常呈亚临床状态，其临床表现与脑肿瘤、脑脓肿、结核性脑膜炎和中枢神经系统退化性疾病等相似，患者一旦出现临床症状而又未能及时治疗常导致死亡，故早期诊断极为重要。有5%～8%的AIDS患者伴有隐球菌性脑膜炎，其预后甚差。其感染也可播散至皮肤、黏膜、淋巴结、骨骼和内脏器官等，引起肉芽肿性炎症。

（三）检查与防治

1. 微生物学检查 常采用：①直接镜检，痰、脓液、离心沉淀后的脑脊液沉渣标本经墨汁作负染色后镜检，见到圆形或卵圆形的有折光性的菌体，外周有透明的肥厚荚膜即可确诊。②分离培养，将标本接种沙保弱培养基，25℃或37℃培养2～5天即可形成典型的隐球菌菌落。从菌落中取菌染色后镜检，可见到圆形或卵圆形菌体和芽生孢子。必要时可作尿素酶试验鉴定此菌。③血清学试验，可用ELISA、乳胶凝集试验等方法检测血清和脑脊液标本中的隐球菌抗原。

2. 防治原则 减少鸽子数量，或用碱处理鸽粪，可控制此病的发生。治疗肺部或皮肤病变，用5-氟胞嘧啶、酮康唑、伊曲康唑有效。中枢神经系统隐球菌病可选用两性霉素B静脉滴注或伊曲康唑口服，必要时加用鞘内注射。

思考题

1. 根据本章对浅表感染真菌感染症状的表述，请回忆一下你或你周围的人患过类似疾病吗？是如何诊断和治疗的？

2. 根据本章对深部感染真菌感染症状的表述，请回忆一下你或你周围的人患过类似疾病吗？是如何诊断和治疗的？

附：其他常见致病真菌

一、浅表感染真菌

马拉色菌属（Pityrosporum）

所致疾病　花斑癣（汗斑）。

特性　菌丝弯曲，粗细不一，孢子成丛状，厚壁。

致病性　引起皮肤表面出现黄褐色的癣斑，好发于颈、胸、腹、背和上臂，形如汗渍斑点，俗称汗斑，只有碍美观，不影响健康。

防治　患者衣物须消毒，外用搽剂，严重者可用两性霉素 B 等。

二、深部感染真菌

（一）肺孢子菌属（Pneumocystis）

所致疾病　间质性肺炎、中耳炎、肝炎等。

特性　分为滋养体、囊前期和孢子囊阶段。滋养体呈多态形，多为单核，偶见双核；孢子囊呈圆形或椭圆形，内含 2~8 个孢子。

致病性　为机会致病性真菌。健康人常为隐性感染，免疫功能低下者多表现为间质性肺炎，还可引起中耳炎、肝炎等。

防治　治疗可用复方磺胺甲恶唑或羟乙磺酸戊烷脒。

（二）曲霉菌属（Aspergillus）

所致疾病　肺部曲霉病。

特性　该属包括 18 个群，总数达 800 多种，至少有 40 多种对人类致病，最多见的为烟曲霉，其次为黄曲霉。菌丝有隔、分枝，呈多细胞性。典型分生孢子柄，倒立烧瓶状顶囊，顶囊上长出密集小梗与圆形小分生孢子，孢子颜色多样。

致病性　为机会致病性真菌，可侵犯机体许多部位，以肺部曲霉病多见。

防治　治疗可用两性霉素 B、伊曲康唑、氟康唑。

（三）组织胞浆菌属（Histoplasma）

所致疾病　慢性肉芽肿炎症，抑制免疫功能。

特性　分荚膜组织胞浆菌与杜波伊斯组织胞浆菌两种。在单核或中性粒细胞内寄生为酵母样菌体；在体外常规培养，形成有隔菌丝，可见带刺分生孢子和厚壁孢子。为双相菌。

致病性 引起外源性深部感染。主要侵袭淋巴组织和内脏器官，引起慢性肉芽肿炎症，抑制免疫功能。

防治 治疗可用两性霉素 B 等。

（四）镰刀菌属（Fusarium）

所致疾病 角膜、指（趾）甲及深层组织感染。

特性 菌落生长快，颜色多样。菌丝大小、分隔、分枝方式与曲霉菌相似。大分生孢子常为镰刀型。

致病性 机会致病性真菌，能引起角膜、指（趾）甲及深层组织感染。

防治 治疗可用氟康唑、多黏菌素等。

（五）青霉菌属（Penicillium）

所致疾病 脑、肺、胃、肠、皮肤等多种器官感染。

特性 培养基上菌落呈棉絮状或粉状，有分生孢子梗，梗的顶端分枝 2～3 次，每枝的末端细胞分裂成串的分生孢子，形成扫帚状。

致病性 机会致病性真菌，自然界中广泛分布，常引起食物霉变。机体抵抗力极度衰弱时，本菌可累及脑、肺、胃、肠、皮肤等多种器官。

防治 深部感染可用两性霉素 B 治疗等。浅表感染处理同甲癣。

（六）毛霉菌属（Mucor）

所致疾病 角膜、指（趾）甲及深层组织感染。

特性 菌落生长快，颜色多样。菌丝大小、分隔、分枝方式与曲霉菌相似。大分生孢子常为镰刀型。

致病性 条件致病性真菌，能引起角膜、指（趾）甲及深层组织感染。

防治 治疗可用氟康唑、多黏菌素等。

第十四章   医学寄生虫

本章导学

　　曾给人类带来许多苦难的医学寄生虫是一群在形态、结构上差异悬殊的低等生物，但它们对人类的危害却绝不亚于病毒、细菌、真菌。

　　本章首先介绍各种医学寄生虫的形态结构特征；其次描述它们的生活史特点；然后阐明寄生虫对宿主的损害；最后讲述人体如何抗御寄生虫的危害。

医学寄生虫亦称人体寄生虫，分属原生动物、线形动物、扁形动物和节肢动物。习惯上，将原生动物称为原虫，线形动物和扁形动物合称为蠕虫，所以医学寄生虫分为医学原虫（medical protozoa）、医学蠕虫（medical helminthes）和医学节肢动物（medical arthropoda）三大类。

第一节　寄生虫的形态与结构

由于涵盖了单细胞原生动物到多细胞无脊椎动物种类繁多的生物类型，医学寄生虫形态结构差异很大，且在长期共同进化过程中，寄生虫对宿主产生了越来越强的依赖性，其形态结构也因随适应寄生生活而呈现较大改变。

一、医学原虫的形态与结构

医学原虫虽为单细胞生物，但大小较悬殊，直径 2 ~ 200 μm 不等，于不同生活史阶段呈现不同形态。根据运动器官的类型，分属肉足鞭毛门动鞭纲与叶足纲、顶复门孢子纲、纤毛门侧口纲。肉足鞭毛门动鞭纲的原虫具有有鞭毛体、无鞭毛体（包囊）两种形态，前者呈梭形、细锥形、倒置半梨形等类型，并带有一根或多根鞭毛；后者多呈卵圆形、球形。肉足鞭毛门叶足纲的原虫具有滋养体与包囊两种形态。前者呈叶状伪足的阿米巴形，后者多呈球形。顶复门孢子纲的原虫具有滋养体、裂殖体、配子体、卵囊、子孢子等多种形态，可分别显示环状、阿米巴形、弓形、圆形、细梭形等，其基本结构包括细胞膜、细胞质和细胞核。

（一）细胞膜

细胞膜亦称表膜（pellicle）或质膜，包裹于原虫表面，使虫体保持一定的形态。同时，胞膜上的配体、受体、酶类及其他抗原成分，是寄生性原虫与宿主细胞和其寄生环境直接接触的部位，对寄生生活具有非常重要的意义。胞膜的生物学功能包括摄取营养、排泄、运动、感觉、侵袭及逃避宿主免疫效应等多个方面。

（二）细胞质

细胞质主要由基质、细胞器和内含物组成。基质主要成分为蛋白质和水。许多原虫的胞质分内、外质，外质透明、凝胶状，具有运动、摄食、排泄、呼吸、感觉及保护等功能；内质溶胶状，包含各种细胞器和内含物，是原虫代谢与贮存营养物质的主要场所，如溶组织内阿米巴。也有许多原虫的胞质均匀一致，无内、外质之分，如阴道毛滴虫。原虫的细胞器可分为膜质细胞器、运动细胞器和营养细胞器。大多数原虫具有线粒体、内质网、高尔基体、溶酶体、动基体等膜质细胞器，主要参与细胞的能量合成代谢。原虫的运动细胞器，主要有伪足（pseudopodium）、鞭毛和纤毛（ciliate）等类型，虫体借助运动细胞器可做伪足运动（也称阿米巴运动，如溶组织内阿米巴）、翻滚运动或螺旋式运动（如阴道毛滴虫）、纤毛运动（如结肠小袋纤毛虫）。有些原虫虽无细胞器，但可借助体表的一些结构滑动，如孢子虫。营养细胞器有胞口、胞咽、胞肛等，其主要功能是摄食和排出废物。此外有些原虫还有伸缩泡，能调节虫体内的渗透压（如纤毛虫）。有些原虫胞质中的内含物为食物泡、糖原块和拟染色体（如溶组织内阿米巴），是储存营养的主要场所；还有些原虫胞质中的内含物为代谢产物，如疟原虫的疟色素。特殊的内含物有时被作为虫种鉴别的依据。

（三）细胞核

细胞核由核膜、核质、核仁及染色质组成，位于胞质中，是控制原虫生长、繁殖的主要部位。多数寄生原虫核内染色质少，呈颗粒状，碱性染料染色后着色浅，称为泡状核型，如溶组织内阿米巴；少数原虫染色质多，染色后着色深，称为实质核型，如结肠小袋纤毛虫。核型是原虫鉴别的重要依据。

二、医学蠕虫的形态与结构

蠕虫为多细胞无脊椎动物，借助肌肉的伸缩而蠕动，故称蠕虫。寄生于人体的蠕虫称医学蠕虫，由蠕虫引起的疾病称为蠕虫病。蠕虫包括环节动物门、扁形动物门、棘头动物门和线形动物门中的多种动物，因而各种蠕虫形态结构有较大差异。

（一）线虫的形态结构

线虫因成虫呈线形或圆柱形而得名，生活史有成虫、幼虫和卵三个阶段，在此简单介绍其形态结构。

1. 成虫　呈线形或圆柱形，体不分节，左右对称。雌雄异体，雌虫较雄虫大，尾端尖直，雄虫尾端卷曲或膨大，不同种类虫体的大小长短相差悬殊。线虫体壁自外向内由角皮层、皮下层和纵肌层构成。在体壁和内脏器官间有明显的腔隙，由于无体腔膜覆盖，称为原体腔或假体腔，腔内充满液体，是虫体营养物质及代谢产物交换的介质。生殖系统呈细长弯曲的管状结构。雄虫为单管型，由睾丸、输精管、贮精囊及射精管组成。射精管与直肠末端汇合于泄殖腔，开口于肛门。雌性生殖器官多数为双管型，由两套卵巢、输卵管、受精囊、子宫组成，两个子宫的末端汇合通入阴道，开口于腹面的阴门。阴门的位置依虫种而异，但均在肛门之前。线虫消化系统呈管状，由口、咽、中肠、直肠和肛门组成。口居顶端，由唇瓣围绕，后接口腔。不同虫种的口腔大小不同，口腔大者称为口囊。

2. 卵 一般为椭圆形，颜色因虫种而异，多呈黄色或无色，由卵壳和内含物两部分构成。卵壳多由三层组成，但三层结构在光学显微镜下较难区分。外层为受精膜（embryo membrane）或称卵黄膜（vitelline membrane），为来源于受精卵母细胞所形成的卵膜，在光学显微镜下不易看见；中层为厚的壳质层（chitinous layer），是卵壳的主要组成部分，能抵抗外界的机械压力；内层为蛔甙层（ascaroside layer）或脂层（lipid layer），具有调节渗透压的重要作用。有些虫卵，如蛔虫卵，卵壳外面还附有一层子宫壁分泌的蛋白质膜（albuminoid membrane），有防止虫卵干燥的作用。虫卵由子宫内排出时，卵细胞发育程度因虫种不同而有较大差异，所以虫卵内含物或为一个卵细胞，如受精蛔虫卵；或为数个已分裂的卵细胞，如钩虫卵；或为胚胎，如蛲虫卵；甚至胚胎已在子宫内发育成熟，成虫直接排出幼虫，如丝虫微丝蚴、旋毛虫新生幼虫。

3. 幼虫 幼虫为线形，经蜕皮发育，典型具4期发育阶段。

（二）吸虫形态结构

吸虫属扁平动物门的吸虫纲，生活史复杂，可分为成虫、幼虫和卵三个阶段。

1. 成虫 背腹扁平，左右对称，体柔软，不分节，无体腔。体形一般呈叶片状或长椭圆形，具口、腹吸盘各一个。消化系统一般较简单，有口、咽、食道及肠管。肠管通常有两支，互相对称，末端封闭成盲管；少数种类在体后部联合成单一的盲管。生殖系统复杂，除裂体科吸虫外，皆为雌雄同体。雄性生殖器官由睾丸、输精管、贮精囊、阴茎囊、前列腺、阴茎等部分组成，雌性生殖器官由卵巢、输卵管、受精囊、卵膜、梅氏腺、卵黄腺及子宫等部分组成。排泄系统为两侧对称的管状系统，起始部为焰细胞，以毛细管相连，经集合管至虫体后部的排泄囊，最后由排泄孔（虫体末端）通向体外。

2. 卵 一般呈椭圆形，黄色。除裂体科外，其他吸虫卵均有卵盖。有的内含物为一个卵细胞和多个卵黄细胞，有的为毛蚴。

3. 幼虫 可包括毛蚴、胞蚴、雷蚴、尾蚴和囊蚴等多个阶段。毛蚴多为椭圆形，体被纤毛。胞蚴呈球形或囊状，内含可分裂形成雷蚴的胚细胞团。雷蚴呈长袋状，其中的胚细胞可分裂为多个尾蚴。尾蚴由体部和尾部构成，裂体科吸虫尾部分叉。囊蚴呈球形或椭圆形，囊壁较厚。

（三）绦虫形态结构

绦虫亦称带绦虫，属扁形动物门的绦虫纲（Class Cestoda）。全球有4000余种，均营寄生生活。寄生于人体有 30 多种，多属圆叶目（Cyclophyllidea）和假叶目（Pseudophyllidea）。假叶目常见的有曼氏迭宫绦虫（*Spirometra mansoni*）、阔节裂头绦虫（*Diphyllobothrium latum*）等，圆叶目常见的有链状带绦虫（*Taenia solium*）、肥胖带绦虫（*Taenia saginata*）、亚洲带绦虫（*Taenia asiatica*）、细粒棘球绦虫（*Echinococcus granulosus*）、多房棘球绦虫（*Echinococcus multilocularis*）等。绦虫生活史包括卵、幼虫和成虫三个阶段。

1. 成虫 带状，白色或乳白色，体长因虫种不同可从数毫米至数米不等，无口和消化道，缺体腔；除极少数外，均是雌雄同体。虫体一般分为头节、颈节、链体，链体由 3 ~ 4 个节片至数千个节片组成。根据生殖器官的成熟度不同，链体分为幼节、成节、孕节。绦虫头节上是吸附器官，又称附着器，圆叶目绦虫的附着器是吸盘型，假叶目是吸槽型。头节的后端为纤细的颈部，功能是产生新的体节。链体的每个节片均有发达的两性器官。雄性器官包括睾丸、输精管、阴茎、阴茎囊和贮精囊等。雌性器官包括卵巢、输卵管、受精囊、卵黄腺、阴道和子宫等。卵膜的周围有梅氏腺。幼节生殖器官未发育成熟，成节可观察到完整而成熟的雌雄两套生殖器官。孕节内性器官多已退化，只有子宫充分发育并占据整个体节，内含许多虫卵。生殖孔多开口于体节的一侧或两侧，但假叶目绦虫雌雄两性的生殖孔开口于体节中央的腹面。绦虫没有消化器官，全靠体表微毛吸收宿主营养。

2. 卵 圆叶目绦虫卵呈球形或近似球形，直径 31 ~ 43μm。卵壳很薄，内为胚膜，在虫卵自孕节散出后，卵壳多已脱落，称不完整卵。胚膜较厚，棕黄色，由许多棱柱体组成，在光镜下呈放射状的条纹。胚膜内含球形的六钩蚴，直径 14 ~ 20μm，有三对小钩。假叶目绦虫卵与吸虫卵相似，多为椭圆形，有卵盖，卵壳薄，内含 1 个卵细胞和若干个卵黄细胞。

3. 幼虫 不同种类结构差异较大，名称也各不相同。①囊尾蚴（cysticercus），俗称囊虫（bladder worm），呈卵圆形，在半透明的囊内含有囊液和一个凹入的头节，如链状带绦虫和肥胖带绦虫的幼虫。②棘球蚴，在母囊壁的生发层上产生许多原头蚴和生发囊，每一个生发囊的囊壁上又产生许多原头蚴，如细粒棘球绦虫的幼虫。③多房棘球蚴（alveolar hydatid cyst），呈球形，为聚集成群的葡萄状小囊泡，大小形状不一。囊壁分为内层的生发膜与外层的角质层。囊腔内含黏稠胶状物和原头蚴，如多房棘球绦虫的幼虫。④裂头蚴，长带形，白色，约 300mm × 0.7mm，头部膨大，末端钝圆，体前段无吸槽，中央有一明显凹陷，体不分节但具横皱褶，如曼氏迭宫绦虫的幼虫。

三、医学节肢动物的形态与结构

自然界中节肢动物的分布非常广泛，种类约占动物种类的 80% 以上。凡能通过刺螫、吸血、寄生或传播疾病等方式危害人体健康的节肢动物，称为医学节肢动物（medical arthropods）。医学节肢动物主要分属昆虫纲（Insecta）、蛛形纲（Arachnida）、甲壳纲（Crustacea）、唇足纲（Chilopoda）和倍足纲（Diplopoda）。其中以前两纲更为重要。

节肢动物虽然形态多样，但具有以下共同特征：虫体左右对称，躯体和附肢分节；

体表是几丁质和醌单宁蛋白构成的外骨骼；循环系统开放式；发育过程大多有蜕皮和变态现象；雌雄异体，卵生或卵胎生为主要繁殖方式。各纲主要形态特征见表14-1。

表14-1　节肢动物各纲的主要形态特征

分类	昆虫纲	蛛形纲	甲壳纲	唇足纲	倍足纲
虫体	分头、胸、腹3部分	分头胸部和腹部或头胸腹界限不清，融合为颚体和躯体	分头胸部和腹部	虫体窄长，背腹扁平，由头及若干形态相似的体节组成	体呈长管形，由头及若干形态相似的体节组成
触角	1对	无	2对	1对	1对
翅	1～2对或退化	无	无	无	无
足	成虫3对	幼虫3对，成虫4对	步足5对	每体节有足1对	除第1体节外，每节有足2对
重要种类	蚊、虻、蚋、蠓、蝇、蚤、虱、臭虫、蜚蠊等	蜘蛛、蝎、蜱、螨等	剑水蚤、蟹、蝲蛄等	蜈蚣	马陆

第二节　寄生虫的生活史

生活史（life cycle）是指寄生虫在一生中所经历的生长、发育和繁殖的全部过程。寄生虫生活史多种多样，繁简不一，可概括为两种类型：一类是发育过程中不需中间宿主的，称为直接发育型，如蛔虫、鞭虫、溶组织内阿米巴、蓝氏贾第鞭毛虫等；另一类是发育过程中需要一个或一个以上中间宿主的，称为间接发育型，如丝虫、吸虫、绦虫、疟原虫等。

就生活场所而言，寄生虫的整个生活史过程包括寄生虫在人体内或保虫宿主体内的生长发育过程和外界环境中的生长发育过程，所以关于寄生虫的生活史，通常重点研究如下内容：感染阶段存在的场所、侵入宿主的方式和途径、侵入宿主后的移行过程、正常的寄生部位、离开宿主的方式以及在外界环境中需要的条件、所需要的中间宿主或传播媒介的种类等。因此，掌握寄生虫生活史的规律，对了解寄生虫的致病性及寄生虫病的诊断、流行分布状况及防治都具有非常重要的意义，是防治寄生虫病的必备知识基础。

一、医学原虫的生活史类型

原虫生活史一般都经历形态结构、生物学功能不同的多个阶段，通常把能运动、摄食和增殖的阶段称为滋养体，是多数寄生原虫的基本生活型和致病阶段。许多原虫遇到不适宜的环境时，则停止运动并分泌囊壁包裹虫体，这个阶段称为包囊（cyst）。包囊是许多原虫的感染阶段，成为其转换宿主的重要环节。

根据传播方式的不同，可将医学原虫生活史分为如下三种类型。

1. 人际传播型　这类原虫的生活史为直接发育型。人际传播型又可分为两种类型：

一类是整个生活史只有滋养体一个发育阶段，此阶段对外界的抵抗力较强，一般以直接接触的方式传播，如阴道毛滴虫。另一类是生活史有滋养体和包囊两个阶段，一般通过饮水或食物进行传播，如溶组织内阿米巴和蓝氏贾第鞭毛虫。

2. 循环传播型　此类原虫在完成生活史和传播过程中，需要两种脊椎动物分别作为终宿主和中间宿主，其感染阶段可在二者之间进行传播，如刚地弓形虫，可在终宿主（猫或猫科动物）和中间宿主（人和多种动物）之间传播。

3. 昆虫传播型　此类原虫只有在昆虫体内发育至感染阶段才能传播给人，如疟原虫，只有在按蚊吸血时将配子体吸入胃内，最终发育成子孢子后才能感染人体。

二、医学蠕虫的生活史类型

在寄生虫学中，还可以根据生活史把蠕虫分类。通常把生活史为直接发育型的蠕虫称为土源性蠕虫，生活史为间接发育型的蠕虫称为生物源性蠕虫。

1. 线虫的生活史类型　基本发育过程分为成虫、幼虫和卵 3 个阶段，根据是否需要中间宿主分为：

（1）直接发育型　此型线虫发育过程不需要中间宿主，称为土源性线虫，常见的有蛔虫、钩虫、鞭虫和蛲虫等。土源性线虫大多寄生于宿主肠腔，雌雄交配后，雌虫在肠腔产卵，虫卵随粪便排出体外（蛲虫在夜间宿主入睡后爬到肛周产卵）。虫卵在外界（主要指土壤）发育到感染期或幼虫后（蛲虫卵不需要在土壤中发育），经口或皮肤直接侵入人体。某些线虫幼虫在肠腔中直接发育为成虫，如蛲虫和鞭虫。但也有些线虫幼虫的发育是在人体组织内不断的移行中完成的，移行过程常常对宿主造成病理损害，如蛔虫、钩虫等。线虫幼虫阶段需经四次蜕皮。有研究表明，幼虫释放的蜕皮液可能是一种重要的抗原性物质，可诱发宿主产生超敏反应，如蛔虫性哮喘。寄生于肠道的线虫，大多以肠内容物为食，如蛔虫、鞭虫、蛲虫等；也有的以血液、淋巴液及脱落的肠上皮细胞为食，如钩虫。多数线虫主要通过糖类的有氧代谢获取能量。某些线虫，由于长期适应肠腔的低氧环境，则通过糖酵解及替代途径，从无氧代谢获取能量，如蛔虫。一些驱虫药物的作用，就是通过阻断线虫的糖类代谢导致虫体死亡的。

（2）间接发育型　此型线虫发育过程需要中间宿主，称为生物源性线虫，常见的有丝虫、旋毛虫等。丝虫成虫寄生于终宿主（人或其他脊椎动物）淋巴系统。交配后，雌虫直接产下微丝蚴，微丝蚴随淋巴经胸导管进入血循环。终宿主被蚊叮咬后，微丝蚴进入蚊胃并发育为丝状蚴。丝状蚴随蚊再次吸血侵入终宿主并发育为成虫。旋毛虫感染期幼虫存在于猪、狗、猫、鼠等多种哺乳动物的横纹肌中，人通过食入生或半生的动物肉类而感染。幼虫在肠腔中以肠绒毛为食，并很快发育为成虫。交配后，雌虫产下幼虫，幼虫随淋巴或血循环到达横纹肌，形成幼虫囊包。幼虫移行和寄生过程对人体造成严重损害。

2. 吸虫生活史类型　人体吸虫生活史较复杂，一般包括卵、毛蚴、胞蚴、雷蚴、尾蚴、囊蚴、成虫多个阶段，不但含有性世代和无性世代的交替，还有宿主的转换。成虫寄生于终宿主（人）或保虫宿主（猫、猪、犬等多种脊椎动物）体内，虫卵一般随粪便排出人体，虫卵必需入水或水中被软体动物吞食后才能孵化出毛蚴，毛蚴在中间宿主体内发育为胞蚴，胞蚴体内的胚细胞反复分裂为多个雷蚴和尾蚴，成熟尾蚴从母体内逸出，在水中游动，遇到第二中间宿主后侵入，进一步发育为囊蚴，也有的种类尾蚴在水生植物上直接结囊，囊蚴通常是吸虫的感染阶段。囊蚴到达人体小肠后发育为童虫，童虫移行至适宜部位后发育为成虫。裂体科吸虫尾蚴经皮肤直接进入人体寄生，无需发育至囊蚴阶段。

3.绦虫生活史类型　绦虫没有口和消化道。成虫直接浸浴在宿主的消化道中，通过体壁吸收宿主半消化的食物。绦虫从宿主肠内获得的营养物质包括氨基酸、糖类、脂肪酸、甘油、维生素、核苷以及嘌呤和嘧啶等。绦虫的交配及受精可以在两条虫体间进行，也可在同一节片或同一虫体的不同节片间完成。除成虫营有性生殖外，中绦期幼虫可有无性生殖（如棘球蚴可从囊壁生发层长出许多原头蚴和生发囊）和芽生生殖（如曼氏裂头蚴在宿主免疫功能低下时，可发生芽生增殖）。

假叶目与圆叶目绦虫的生长发育过程有明显不同。①圆叶目绦虫只需一个中间宿主。孕节从虫体脱落后由肛门排出，在外界环境中，由于孕节的活动挤压或破裂使虫卵散发出来。虫卵被中间宿主吞食后，其中的六钩蚴孵出，然后钻入宿主肠壁，随血流到达组织内，发育成囊尾蚴（如猪带绦虫）、棘球蚴（如细粒棘球绦虫）等中绦期幼虫，中绦期幼虫被终宿主吞食后，在肠道内受胆汁的激活才能脱囊或翻出头节，逐渐发育为成虫。成虫在终宿主体内的存活时间随种类而不同，从几天、几周至几十年不等。②假叶目绦虫需要两个中间宿主。如曼氏迭宫绦虫，甲壳纲动物剑水蚤为第一中间宿主，其他脊椎动物（蛙或蛇）为第二中间宿主。

三、医学节肢动物的生活史类型

变态发育（metamorphosis）是节肢动物生长发育过程中的一个重要现象。变态是指节肢动物从卵发育至成虫过程中，要经过形态结构、生理机能和生活习性等一系列显著的变化。变态又分为完全变态和不完全变态两种类型。节肢动物在个体发育中，经过卵、幼虫、蛹和成虫四个时期，各期虫体的形态结构及生活习性均有较大差异的，叫完全变态；节肢动物在个体发育中，只需经卵、幼虫（若虫）和成虫三个时期，幼虫体小，但与成虫形态非常相似的，叫做不完全变态。

第三节　寄生虫的感染与免疫

每一种寄生虫都有多个生活史阶段，但通常只有一个（个别寄生虫有两个）阶段能使人体感染，这个阶段称为感染阶段或感染期。寄生虫侵入人体、使人体产生病理生理变化的现象称为寄生虫感染。寄生是寄生虫与宿主在长期演化过程中形成的一种特定关系，它们之间相互作用、相互影响。寄生虫进入宿主，对宿主造成损害，使宿主产生不同程度的病理生理变化；而宿主对侵入其体内的寄生虫，通过免疫应答，产生不同程度的免疫力以清除寄生虫。

一、寄生虫感染

（一）寄生虫的传播方式

寄生虫的感染阶段常存在于土壤、水、空气、植物媒介（如蔬菜、水果）和动物媒介（如猪、牛、犬、鱼、虾、蟹等肉用动物和节肢动物）。不同寄生虫感染途径不同，传播方式也不一样。

1.**垂直传播** 是指寄生虫通过母体传给胎儿的传播，又称母婴传播。主要包括经胎盘传播和分娩时引起的传播，这是弓形虫、疟原虫的传播方式之一。

2.**水平传播** 是指寄生虫在人群个体之间的传播。寄生虫主要通过以下几种途径和方式感染人体：①经口感染：是最常见的感染途径。通过食入被污染的食物或饮水而获得感染，是多种寄生虫的感染方式。如人体可通过食入含感染性虫卵的瓜果、蔬菜而感染蛔虫、鞭虫、溶组织内阿米巴；通过食入含囊蚴的生鱼感染肝吸虫。②经皮肤感染：如血吸虫尾蚴、钩虫丝状蚴、曼氏迭宫绦虫裂头蚴经皮肤钻入而感染人体。③经接触感染：阴道毛滴虫通过直接接触和间接接触，进入泌尿生殖道寄生。④经呼吸道感染：如蛲虫卵很轻，易飞扬在空气中，通过吸入引起传播。⑤经输血感染：如含有疟原虫的血液，可使受体感染。⑥经医学节肢动物传播：如通过蚊叮咬，丝虫的丝状蚴和疟原虫的子孢子侵入人体寄生。

3.**自体传播**（intrapersonal communication） 是指发生在个人体内寄生虫的反复感染，可分为两种方式：一种是体外自体感染，如感染者体内雌蛲虫爬出肛周产卵，污染手指，宿主通过吸吮手指等方式再次感染蛲虫；另一种是体内自体感染，如猪带绦虫孕节因肠道逆蠕动或恶心呕吐等返入胃内，经消化液作用卵散出并孵化出六钩蚴，在人体内引起囊虫病。

（二）寄生虫对宿主的损害作用

寄生虫种类不同，生活史繁简程度不一，所以对宿主损害的方式和程度也有很大差异。但总体来说，主要包括以下几个方面。

1.**夺取营养** 包括直接掠夺营养和阻碍营养吸收。寄生虫寄生于宿主的体内或体表，其生长、发育和繁殖过程都依赖宿主为其提供营养物质。寄生虫吸取营养的方式通常有两种：一种是有口或口器的寄生虫，用口或口器摄取宿主的血液、体液、组织和食糜，经消化器官进行消化和吸收，如吸虫、线虫和昆虫等；二是没有口和消化道的寄生虫，主要靠体表摄取营养物质，如绦虫、棘头虫等。一般来说，寄生的虫体越多，掠夺营养就越严重，宿主营养不良的症状可能也越明显。此外，有些寄生虫可以使宿主的代谢、消化和吸收功能紊乱，使宿主不能有效地进行营养物质的消化和吸收。

2.**机械性损伤** 包括直接损伤、压迫和阻塞。为了适应寄生生活，许多寄生虫产生固着或采食器官，如吸盘、顶突、小钩、小棘、唇、叶冠、齿、口囊等。这些器官固着于宿主的器官组织上，造成机械损伤，甚至引起出血和炎症，如钩虫口囊损伤小肠黏膜；寄生虫侵入宿主后，通常要经过一个或长或短的移行过程，才能到达寄生部位，移行常常破坏沿途器官或组织的完整性，对其造成损伤，如蛔虫幼虫经肺移行，导致肺泡损伤；某些寄生虫体积较大，压迫宿主的器官，造成组织萎缩和功能障碍，如细粒棘球绦虫导致肝包虫病；寄生于消化道、呼吸道、实质器官和腺体的寄生虫，常因大量寄生而引起阻塞，如蛔虫性肠梗阻；在宿主组织细胞内寄生的原虫，在繁殖中大量破坏组织细胞，引起严重疾病，如疟原虫裂殖体胀破红细胞等。

3. 毒性作用及免疫病理损伤　寄生虫的分泌物、排泄物和虫体死亡后的分解产物对宿主均有毒性作用，对宿主可产生各种不同程度的损害。如溶组织内阿米巴可产生凝集素、阿米巴穿孔素和半胱氨酸蛋白酶，引起靶细胞溶解，造成局部溃疡；钩虫分泌抗凝素，使宿主血凝缓慢，血液流出量增多；血吸虫抗原抗体复合物沉积在肾小球基底膜，引起肾小球肾炎。

（三）寄生虫感染的特点

与其他病原生物相比，寄生虫感染具有一些特点。了解这些特点，对于寄生虫病的诊断和鉴别至关重要。

1. 带虫者　寄生虫侵入人体寄生，必然对人体造成损害，但损害的程度取决于虫种、虫株、虫荷、寄生部位及宿主遗传素质、营养、免疫功能等多项因素。被寄生虫感染后，绝大部分感染者无明显症状，但可传播病原体，称为带虫者；其余的少部分感染者有明显症状，称为寄生虫病患者，如溶组织内阿米巴感染者中只有约10%会表现出阿米巴病。带虫者在流行病学方面有重要的意义。

2. 慢性感染　当人体感染寄生虫数量较少时，在临床上出现一些症状后，若不及时治疗则逐渐转入慢性感染。慢性感染表现为发病慢、临床症状和体征不明显，是寄生虫病的特点之一。寄生虫少量多次感染或急性感染后病人未获得彻底治疗，寄生虫可在人体内生存很长一个时期，也会成为慢性感染。造成慢性感染的原因主要是人体对大多数种类的寄生虫不能产生完全免疫。例如血吸虫感染人体后，人体所产生的免疫力无法杀死成虫，成虫在体内存活时间较长，在肝脏和结肠壁上产生虫卵肉芽肿，最后导致肝脏及结肠壁纤维化等一系列病变。

3. 隐性感染　隐性感染是指人体感染寄生虫后，既没有临床表现，又不易用常规方法检获病原体的一种寄生现象。例如弓形虫感染，一般无明显症状和病理变化。当机体抵抗力下降或者免疫功能不全时，弓形虫大量增殖，致病力增强，出现明显的临床症状和体征，严重者可致死。这类寄生虫亦称为机会致病寄生虫（opportunistic parasite）。

4. 多寄生现象　人体内同时感染两种或两种以上的寄生虫，称为多寄生现象。不同种类的寄生虫同时存在，其致病作用可能相互制约或相互促进，从而影响临床表现。例如蛔虫与钩虫的存在，会影响蓝氏贾第鞭毛虫的生长和繁殖；而短膜壳绦虫的存在却有利于蓝氏贾第鞭毛虫的生存。

5. 幼虫移行症　一些幼虫侵入非正常宿主体内，不能发育为成虫，长期保持幼虫状态，并且在体内不断移行，造成局部或全身性的病变，称为幼虫移行症（larva migrans）。例如犬钩口线虫和巴西钩口线虫的幼虫可侵入人体，在皮肤上弯曲移行，引起呈匐行线状的皮疹。

6. 异位寄生　寄生虫在常见部位之外寄生的现象叫异位寄生（ectopic parasitism）。异位寄生可造成异位损害，如蛲虫偶尔到女孩的阴道、尿道寄生，引起阴道炎、尿道炎。

二、抗寄生虫免疫

寄生虫作为外源性物质侵入人体后，人体通过免疫系统识别并将其清除。

（一）免疫应答的类型

1. 固有免疫　人体对寄生虫的固有免疫是在长期进化过程中形成的，具有遗传性、非特异性。它表现为人体可通过皮肤、黏膜、胎盘等屏障结构，来阻挡寄生虫的侵入，也可通过单核 / 巨噬细胞、树突状细胞、嗜酸性粒细胞、NK 细胞等免疫细胞或体液免疫物质杀死侵入人体的寄生虫。如红细胞被胀破后释放出来的疟原虫裂殖子，一部分被巨噬细胞吞噬；一些寄生虫进入胃后被胃酸杀死。

2. 适应性免疫　适应性免疫具有特异性，不能遗传。当机体再次接触或不断接触某种特定的寄生虫时，宿主的免疫效应逐步增强，并产生较初次免疫应答更为强烈的保护作用。这种效应递增的机制是研究寄生虫疫苗的基础。反之，如果机体内的寄生虫被不断地清除，淋巴细胞活化条件就会逐渐丧失，导致免疫应答水平相应降低，直至最后寄生虫抗原全部被清除，机体的免疫应答消失。

人体感染寄生虫后，随着寄生虫种类、数量以及宿主个体的差异，所产生的适应性免疫可分为三种类型。①无效免疫：是指人体感染寄生虫后，不能产生有效的免疫力，不但无法清除体内的寄生虫，而且无法阻挡同种寄生虫的再次感染。如阿米巴痢疾患者不用药物治疗，很难痊愈，也不能抵御溶组织内阿米巴的重复感染。②非消除性免疫：是指宿主感染寄生虫后，可产生一定的免疫力，但不足以杀死已侵入体内的寄生虫，或只能清除部分寄生虫，但对同种寄生虫感染却有一定的免疫力。这是一种最多见的免疫类型。通常把宿主感染疟原虫产生的非消除性免疫称为带虫免疫，感染血吸虫产生的免疫则称为伴随免疫。③消除性免疫：是指人体感染寄生虫后，所产生的免疫力不但可以清除体内全部寄生虫，而且具有长期抗重复感染的免疫力。如热带利什曼原虫感染人体后，人体产生免疫应答，清除体内全部原虫，同时对再感染具有永久的免疫力。

（二）寄生虫抗原的分类

寄生虫抗原复杂，分类依据多样。按来源可分为体表抗原、卵抗原、囊液抗原、分泌抗原和代谢抗原；按功能可分为诊断性抗原、保护性抗原、致病抗原；按化学成分可分为蛋白抗原、多糖抗原、糖脂抗原等。寄生虫抗原在寄生虫感染的免疫学诊断、致病机制及疫苗研究方面都具有非常重要的意义。

（三）免疫逃逸

在寄生虫与宿主长期相互适应过程中，有些寄生虫能逃避宿主的免疫攻击而继续生存，这种现象称免疫逃逸（immune evasion）。免疫逃逸有多种表现：①解剖位置的隔离。寄生虫利用周围形成的屏障，使之与免疫系统隔离。如细粒棘球绦虫包囊上的囊壁、寄生在吞噬细胞内的弓形虫纳虫空泡、疟原虫所寄生的红细胞等，都使寄生虫在宿主体内形成一个有效的保护层，借以逃避宿主的杀伤作用。②表面抗原性的改变。如非洲锥虫在血液内能有顺序地更换其表被糖蛋白，产生新的变异体，以逃避特异性抗体的作用。有时某些寄生虫还能进行抗原伪装，如血吸虫肺期童虫结合有宿主的血型抗原，逃避宿主免疫系统的识别。③抑制宿主的免疫应答。寄生虫可通过诱导多克隆 B 细胞活化、激活抑制性 T 细胞、产生封闭性抗体或直接破坏特异的免疫效应分子等多种途径来抑制宿主的免疫应答。

（四）超敏反应

宿主对寄生虫所产生的免疫应答对宿主具有不同程度的保护作用，但也可能出现超敏反应，导致宿主组织损伤和免疫病理变化。寄生虫性超敏反应，在寄生虫的致病机制中具有重要意义。寄生虫性超敏反应分为Ⅰ、Ⅱ、Ⅲ、Ⅳ型。

1. **Ⅰ型超敏反应**　又称速发型。某些寄生虫抗原刺激机体产生 IgE，IgE 结合于肥大细胞和嗜碱性粒细胞表面，使机体对该抗原处于致敏状态，当相同抗原再次进入机体后，与附着在细胞表面的 IgE 结合，发生侨联反应，导致这些细胞脱颗粒，释放出引起超敏反应的介质，如组胺、5- 羟色胺等，引起平滑肌收缩、毛细血管扩张及通透性增加和腺体分泌增多，可发生呼吸道、消化道、皮肤等部位炎症反应，严重者可发生过敏性休克。如血吸虫尾蚴感染人体可引起瘙痒和丘疹，棘球蚴破裂、囊液释出可导致过敏性休克。

2. **Ⅱ型超敏反应**　又称细胞溶解型或细胞毒型。此型反应中的靶细胞主要是血液细胞，如白细胞、红细胞和血小板。靶细胞上的抗原与 IgG 和 IgM 结合，在补体的参与下，细胞被溶解破坏。如黑热病、疟疾的病人，由于虫体抗原附着于红细胞表面，引起Ⅱ型超敏反应，这是病人贫血的重要原因之一。

3. **Ⅲ型超敏反应**　又称免疫复合物型。它是由中等大小可溶性的抗原抗体复合物沉积到毛细血管壁、肾小球基底膜等组织中，激活补体，使局部出现水肿、出血、坏死等炎症反应和组织损伤，如血吸虫分泌物和排泄物等形成的免疫复合物所致的肾脏损害即属于Ⅲ型超敏反应。

4. **Ⅳ型超敏反应**　又称迟发型变态反应，为细胞介导免疫的一种病理表现。如血吸虫虫卵肉芽肿的形成就属于由 T 细胞介导的Ⅳ型超敏反应。

各型超敏反应可见于不同的寄生虫病。有的寄生虫病可出现不止一种类型的超敏反应，例如血吸虫病可出现Ⅰ、Ⅲ、Ⅳ型超敏反应。

三、寄生双方相互作用的结果

寄生虫与宿主之间相互作用的结果，一般可归为三类：①宿主清除了体内寄生虫，并可防御再感染。这种现象少见。②宿主清除了大部分或未能清除体内寄生虫，但对再感染具有一定的抵抗力。寄生虫长时间寄生，宿主不出现明显的临床症状，但可以传播病原体，成为带虫者。见于大多数寄生虫感染。③宿主不能有效控制寄生虫的发育或繁殖，出现明显的病理变化或临床症状，成为寄生虫病患者。只有少数寄生关系会出现此类结果。在一定条件下，如外界环境的影响和宿主防御功能的改变，寄生虫带虫者和寄生虫病患者可相互转化。

思考题

1. 有人说"寄生虫是人类进化的推动力"，你同意这个观点吗？为什么？

2. 寄生虫在转换宿主的过程中存在巨大的生存风险，那么它们是如何化解风险而使种族得以繁衍的？

第十五章　常见致病寄生虫

本章导学

　　"千村霹雳人遗矢，万户萧疏鬼唱歌"是对我国"五大寄生虫病"曾经造成之巨大灾难的真实描述。今天这样的场景虽然不复存在，但常见寄生虫病的威胁依然没有解除。

　　本章将引领大家熟悉诸如疟原虫、弓形虫、蛔虫、血吸虫、华支睾吸虫、绦虫、蚊、蝇等一大群常见致病寄生虫的形态、生活史、致病性以及所造成的疾病表现，并掌握针对这些病原体的主要防治方法。

　　在我国，可以感染人体的寄生虫有 229 种，其中疟疾、血吸虫病、丝虫病、黑热病和钩虫病曾是对我国劳动者危害最烈的"五大寄生虫病"。至今除丝虫病已宣布基本消灭外，其他四种病仍是感染性疾病的重要威胁。加上与生活习惯密切关联的食源性寄生虫感染及人兽共患寄生虫感染，我们仍然面对相当数量的常见寄生虫感染。

第一节　致病原虫

　　常见致病原虫涉及动鞭纲的杜氏利什曼原虫、阴道毛滴虫和蓝氏贾第鞭毛虫；叶足纲的溶组织内阿米巴，孢子纲的疟原虫、弓形虫和隐孢子虫等。

一、疟原虫

（一）发现与描述

　　疟原虫（malaria parasite）属真球虫目（Eucoccidiida）、疟原虫科（Plasmodidae）、疟原虫属（Plasmodium），引起的疾病称为疟疾（malaria），在我国有些地方俗称"打摆子"。疟原虫种类繁多，目前已知有 130 余种，寄生于人类、哺乳动物、鸟类、两栖类和爬行类动物体内。疟原虫对宿主有一定的选择性。寄生于人类的主要是间日疟原虫（*Plasmodium Vivax*）、恶性疟原虫（*Plasmodium Falciparum* Welch）、三日疟原虫（*Plasmodium Malariae*）和卵形疟原虫（*Plasmodium Ovale*），分别引起间日疟、恶性疟、三日疟和卵形疟。我国以间日疟原虫和恶性疟原虫多见，三日疟原虫少见，卵形疟原虫罕见。

疟疾是一种古老的疾病。公元 5 世纪，一场致命的瘟疫使罗马帝国的一半居民死于非命。20 世纪末，英美考古学家经 DNA 鉴定 1500 年前古罗马坟墓中的骨骸发现，加速古罗马衰亡的瘟疫正是疟疾。我国更是远在 3000 多年前的商殷时代就已经认识疟疾的症状，但当时人们认为疟疾是由一种恶浊的气体——"瘴气"引起的。直至 1880 年法国军医 Laveran 在一士兵血液中发现疟疾的病原体——疟原虫，人们对疟疾的病因才有了科学的认识。1897 年，在印度工作的英国军医 Ross 证实疟疾由按蚊传播。20 世纪中叶，科学家通过动物实验发现，疟原虫子孢子进入宿主红细胞之前，需先在肝细胞内发育增殖。此后进一步证实间日疟原虫在肝细胞内存在休眠子。至此，人体疟原虫生活史得以基本阐明。Laveran 和 Ross 等多位科学家因为在疟原虫研究方面的贡献而获得诺贝尔奖。

（二）形态与结构

疟原虫在人体红细胞内寄生有各种不同的形态，分别称为滋养体（trophozoite）、裂殖体（schizont）和配子体（gametocyte）。表 15-1 为几种病原虫在红细胞内发育各期的形态特征。

表 15-1　四种疟原虫在红细胞内发育各期的形态特征（薄血膜）

	间日疟原虫	恶性疟原虫	三日疟原虫	卵形疟原虫
环状体	环较大，约为红细胞直径的 1/3；胞质淡蓝色；核 1 个偶见 2 个，红色	环纤细，约为红细胞直径的 1/5；核 1~2 个，虫体常位于红细胞的边缘	环较粗壮，约为红细胞直径的 1/3；胞质深蓝色；核 1 个	与三日疟原虫相似
大滋养体	形状不规则，有伪足伸出，空泡明显，核 1 个；疟色素棕黄色，细小杆状，分散在胞质中	开始集中在内脏毛细血管内，外周血中不易见到。卵圆形，体小致密，胞质深蓝色；疟色素棕黄色，集中	带状或卵圆形，空泡小或无，疟色素棕黑色颗粒状，分布虫体边缘	虫体圆形，较三日疟原虫大，空泡不明显，核 1 个，疟色素似间日疟原虫
未成熟裂殖体	核开始分裂，胞质渐呈圆形，空泡消失；疟色素开始集中	外周血中不易见到。虫体仍似大滋养体，核开始分裂	体小，圆形或宽带状，空泡消失；核开始分裂	圆形或椭圆形，体小，空泡消失；核开始分裂
成熟裂殖体	裂殖子 12~24 个，常为 16 个，排列不规则；疟色素集中，虫体充满胀大的红细胞	外周血中不易见到。裂殖子 8~36 个，排列不规则；疟色素集中	裂殖子 6~12 个，常为 8 个，排成一环；疟色素集中	似三日疟原虫
配子体	圆形，占满胀大的红细胞。雌配子体核致密，较小，深红色，偏于一侧；雄配子体核疏松，较大，淡红色，位于中央；疟色素分散	雌配子体新月形，两端较尖；雄配子体腊肠形，两端钝圆；核 1 个。疟色素核周较多	圆形。雌配子体核 1 个，小而致密，深红色，位于一侧，胞质深蓝色；雄配子体核大而疏松，浅红色，位于中央，胞质浅蓝色。疟色素分散	虫体似三日疟原虫，疟色素似间日疟原虫
被寄生红细胞的变化	除环状体外，其余各项均胀大，色淡；大滋养体期开始出现鲜红色薛氏小点	不胀大，常有数颗粗大紫褐色的茂氏点	不胀大，偶见浅蓝色齐氏小点	略胀大，色淡，不少细胞呈椭圆或不规则形，边缘呈锯齿状，有粗大、红色的薛氏点

1. 滋养体 为疟原虫侵入红细胞发育的最早时期。按发育先后,滋养体有早、晚期之分。早期滋养体有一个深红色的核,位于虫体的一侧,胞质淡蓝色,呈环状。虫体形状似带红宝石的蓝色指环,故又称之为环状体(ring form)(亦称小滋养体)。此后虫体长大发育为晚期滋养体,也称大滋养体。晚期滋养体内胞核增大,胞质增多,有时伸出伪足,外形不规则,胞质中开始出现黄褐色或深褐色疟色素(血红蛋白分解产物)。被寄生的红细胞出现胀大、变形、颜色变浅,常有明显的红色薛氏点。

2. 裂殖体 随着晚期滋养体发育成熟,核开始分裂。经反复多次分裂后核数量可达 12 ~ 24 个,最后胞质随之分裂,每一个核都被部分胞质包裹,称为裂殖子(merozoite)。裂殖子随红细胞破裂而释出。通常把核分裂、胞质未分裂的虫体称为早期裂殖体或未成熟裂殖体;胞质分裂、形成裂殖子的虫体称为晚期裂殖体或成熟裂殖体。晚期裂殖体中疟色素聚集成团,位于虫体一侧或中部。

3. 配子体 红细胞破裂后,部分裂殖子侵入红细胞发育为配子体。配子体圆形或卵圆形,占满胀大的红细胞。配子体有雌、雄之分。雌配子体胞质深蓝,核致密,呈红色,偏于虫体一侧;雄配子体虫体胞质浅蓝,核质疏松,淡红色,常位于虫体中央。

(三)生活史

四种疟原虫的生活史基本相同,需要人和按蚊两个宿主。在人体内进行裂体增殖,并形成配子体进入有性生殖的初期阶段;在按蚊体内除完成有性生殖外,还要完成孢子生殖。由于有性生殖阶段主要在按蚊体内进行,所以一般认为按蚊是疟原虫的终宿主,人是其中间宿主。现以间日疟原虫为例对疟原虫的生活史加以说明(图 15-1)。

1. 人体内发育 疟原虫在人体内先后寄生于肝细胞和红细胞,分别称为红细胞外期(exo-erythrocytic cycle)和红细胞内期(erythrocytic cycle),亦简称红外期与红内期。

(1)红外期 当唾液腺中含有成熟子孢子的雌性按蚊刺吸人血时,子孢子随唾液进入皮下血管,约经 30 分钟后随血流陆续侵入肝细胞,随着子孢子变圆,核开始分裂,进入红外期裂体增殖阶段,产生大量红细胞外期裂殖子。此后,成熟的红细胞外期裂殖体胀破肝细胞,裂殖子被释出,一部分被巨噬细胞吞噬,其余部分侵入红细胞,开始红细胞内期的发育。亦有部分子孢子侵入肝细胞后,需要休眠一段时间后才进入红外期裂体增殖。近年来认为,子孢子在肝细胞内发育速度有差异是因为其在遗传上存在两种类型,无休眠期的称为速发型子孢子(tachysporozoites),有休眠期的称为迟发型子孢子(bradysporozoites)。处于休眠期的疟原虫子孢子称为休眠子(hypnozoite)。间日疟原虫和卵形疟原虫的子孢子有速发型和迟发型两种,恶性疟原虫和三日疟原虫仅有速发型。四种疟原虫速发型子孢子完成红外期所需的时间不同,间日疟原虫约为 8 天,卵形疟原虫约 9 天,恶性疟原虫约为 6 天,三日疟原虫约为 11 天。

(2)红内期 裂殖子侵入红细胞后,先形成环状体,随后发育为大滋养体、裂殖体。裂殖体成熟后红细胞破裂,裂殖子随之释出,其中一部分被巨噬细胞消灭,其余部分再侵入其他正常红细胞,重复红细胞内期由环状体至裂殖体的裂体增殖过程,称为疟原虫红内期增殖周期。间日疟原虫完成一个红内期增殖周期约需 48 小时,恶性疟原虫需 36 ~ 48 小时，三日疟原虫约需 72 小时，卵形疟原虫约需 48 小时。疟原虫经几代红细胞内期裂体增殖后，部分裂殖子侵入红细胞后不再进行裂体增殖而是发育成雌、雄配子体。雌、雄配子体只有进入按蚊体内才能继续完成有性生殖，否则经一段时间后，出现变性而被吞噬细胞吞噬。红内期原虫还可经输血或通过屏障作用有缺陷的胎盘，由母体传播给胎儿。

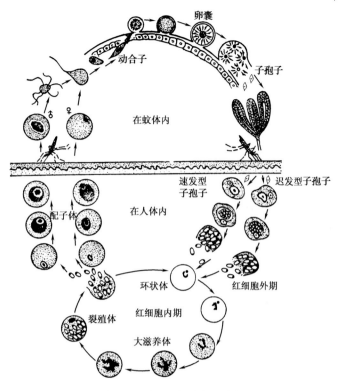

图 15-1 间日疟原虫生活史

2. 按蚊体内发育 当雌性按蚊刺吸病人或带虫者血液时，红细胞内期原虫随血液进入蚊胃，但仅有雌、雄配子体能在蚊胃内继续发育，成为雌、雄配子，其余各期原虫均被消化破坏。此后，雌、雄配子结合形成合子。数小时后，合子由圆球状逐渐变成香蕉形、能活动的动合子。动合子穿过胃壁上皮细胞或其间隙，到蚊胃弹性纤维膜下形成圆球形的卵囊。卵囊继续发育长大，其内核和胞质反复分裂进行孢子增殖，形成数以万计的子孢子。成熟子孢子细长呈梭形，由囊壁钻出或随卵囊破裂释出，经血淋巴腔到达唾液腺。子孢子是疟原虫的感染阶段。当蚊再吸血时，子孢子即可随唾液进入人体侵入肝细胞。在适宜条件下，间日疟原虫在按蚊体内发育成熟为 9 ~ 10 天，恶性疟原虫为 10 ~ 12 天，三日疟原虫为 25 ~ 28 天，卵形疟原虫为 16 天。

（四）致病性与临床表现

1. 疾病过程 感染疟原虫后，随着疟原虫的繁殖和发育人体可经历一个潜伏期（incubation period）、发作（paroxysm）、隐匿期、再燃（recrudescence）和复发（relapse）的过程。

（1）潜伏期 从疟原虫侵入人体至出现临床症状的间隔时间称为潜伏期。潜伏期的长短与进入人体的原虫种株、子孢子数量和机体的免疫力有密切关系。恶性疟的潜伏期为 7 ~ 27 天；三日疟的潜伏期为 18 ~ 35 天；卵形疟的潜伏期为 11 ~ 16 天；间日疟的短潜伏期株为 11 ~ 25 天，长潜伏期株为 6 ~ 12 个月或更长。由输血感染诱发的疟疾，潜伏期一般较短。

（2）发作 红内期疟原虫裂体增殖，引起机体出现寒战、高热和出汗退热三个连续阶段，称为疟疾发作。疟疾发作与血中原虫的密度有关，虫体密度达到发热阈值前疟疾都处在潜伏阶段。不同种类疟原虫发热阈值不同，如间日疟原虫为 10 ~ 500 个 /µl 血，恶性疟原虫为 500 ~ 1300 个 /µl 血，三日疟原虫约为 140 个 /µl 血。疟疾发作与红细胞内期成熟裂殖体胀破红细胞密切相关。红细胞破裂后，大量的裂殖子、原虫代谢产物及红细胞碎片进入血流，刺激单核 / 巨噬细胞吞噬并产生内源性热原质，作用于宿主下丘脑的体温调节中枢，引起寒热发作。随着血内刺激物被吞噬和降解，机体通过大量出汗，体温逐渐恢复正常。

由于红细胞内期裂体增殖是发作的基础，因此疟疾发作与红细胞内期裂体增殖周期一致。典型的间日疟和卵形疟隔日发作一次；三日疟隔两天发作一次；恶性疟隔36 ~ 48 小时发作一次。若原虫发育不同步或不同种疟原虫混合感染时，发作则不典型。自然情况下，随着机体对疟原虫产生的免疫力逐渐增强，大量原虫被消灭，发作可自行停止。疟疾发作的次数取决于宿主免疫力增强的速度及患者是否得到及时有效的治疗。

（3）再燃和复发　疟疾未经彻底治疗或发作自行停止后，机体血液内仍可长期残存少量疟原虫而转入隐匿期。当虫体产生抗原变异或宿主免疫力下降时，原虫可重新大量繁殖再次引起疟疾发作，称为疟疾再燃。但间日疟初发患者，即使红细胞内期疟原虫被药物或宿主免疫力全部消灭，经一段时间后，也可引起疟疾再次发作。此类发作是由肝细胞内的迟发型子孢子复苏、裂体增殖、释放的裂殖子进入红细胞繁殖引起的，称为疟疾复发。恶性疟原虫和三日疟原虫无休眠子，因而只有再燃而无复发。间日疟原虫和卵形疟原虫既有再燃，又有复发。

2. 临床表现　除疟疾发作外，患者还可表现出贫血、脾脏肿大等临床症状。

（1）贫血　疟疾发作数次后，可出现贫血，发作次数越多，病程越长，贫血症状越严重，尤以恶性疟为甚。贫血的原因除了疟原虫直接破坏红细胞外，还与下列因素有关：①脾功能亢进。吞噬细胞增多，吞噬能力增强，使大量正常红细胞被吞噬。②免疫性溶血。受染红细胞抗原暴露，诱发自身抗体，导致红细胞被破坏；或疟原虫抗原抗体复合物附着在正常红细胞上，免疫复合物与补体结合，使红细胞膜发生明显改变，引起红细胞溶解或被巨噬细胞吞噬。③红细胞生成障碍。红细胞被破坏后，铁沉积于单核 / 巨噬细胞系统，难以重复利用。④骨髓造血功能受到抑制。其中以恶性疟原虫对骨髓造血功能的影响最为明显，因而感染恶性疟的病人贫血亦更为严重。

（2）脾脏肿大　主要原因是脾充血和单核 / 巨噬细胞增生。初发患者多在发作3 ~ 4天后，脾开始肿大，疟疾长期不愈或反复感染者，脾重量可达正常者的数倍。早期积极治疗，脾可恢复正常。慢性患者，虽经抗疟根治，由于脾包膜增厚，组织高度纤维化，质地变硬，也不能恢复到正常。

（3）疟性肾病　病理机制为Ⅲ型超敏反应。沉积于肾小球毛细血管基底膜上的抗原抗体复合物激活补体，产生趋化因子，使中性粒细胞局部聚集并释放溶酶体酶，造成肾小球损伤，严重时可致肾衰竭而死亡，主要见于三日疟患者。

3. 特殊类型　此外，疟疾还可以存在一些特殊的类型。

（1）凶险型疟疾　多见于流行区儿童、无免疫力的旅游者和流动人口。由血中疟原虫数量剧增引起，患者表现出持续高烧、抽搐、昏迷、呕吐、肾衰竭等症状，由于来势凶猛，若不能及时治疗，死亡率很高。凶险型疟疾常见的有脑型和超高热型，绝大多数由恶性疟原虫所致，间日疟原虫也可引起。多数学者认为，凶险型疟疾的致病机制是聚集在脑血管内被疟原虫寄生的红细胞和血管内皮细胞发生粘连，造成微血管阻塞及局部缺氧所致；但也有学者认为是由于内脏血管收缩及小血管的通透性增加等炎症性变化引起。

（2）先天性疟疾 先天性感染有两种不同的方式：一是妊娠期间，疟原虫通过有病变的胎盘进入胎儿体内，常导致死胎或新生儿贫血、脾肿大、体重轻等；二是分娩过程中，胎盘受损引起母血与胎儿血混合，或母血污染胎儿偶然造成的伤口。新生儿一般出生1周内即表现出临床症状，若不能及时治疗，死亡率较高。

（3）婴幼儿疟疾 临床表现多样化。发热多不规则，可表现为持续高热或体温忽高忽低，在发热前可以没有寒战表现，或仅有四肢发凉、面色苍白等症状。婴幼儿高热时往往容易发生惊厥，有时还伴消化道和呼吸道症状，贫血发展快，病死率高。

（五）检测与防治

1. **检测** ①病原学诊断，从外周血液中检出疟原虫是确诊的最可靠依据。取受检者外周血制作厚、薄血膜，经姬氏或瑞氏染液染色后镜检查找疟原虫。厚、薄血膜各有优缺点，可以相互弥补。前者原虫集中，易检获，但原虫形态有改变；后者原虫形态完整，便于鉴别虫种，但密度低时易漏检。因此，最好一张玻片上同时制作厚、薄两种血膜。恶性疟采血时间宜在发作开始时，间日疟则在发作后数小时至十余小时。PCR和核酸探针等分子生物学技术已用于疟疾的诊断，具有敏感性高等优点。②免疫学诊断，多用于流行病学调查、防治效果评估及输血对象的筛选，常用间接荧光抗体试验、间接血凝试验和酶联免疫吸附试验等检测技术。

2. **防治** 可采取预防为主、防治结合及加强监测、制止疫情等综合防治措施。首先通过治疗疟疾病人、带虫者达到消灭传染源的目的。可用于杀灭红细胞内期裂体增殖期的虫体、控制疟疾发作的药物较多，常用的有氯喹、咯萘啶、青蒿素类等药物。对间日疟和三日疟还应杀灭红细胞外期裂殖体及休眠子，根治疟疾复发和阻断疟疾传播，可使用伯氨喹啉和乙胺嘧啶等。其次应减小蚊的密度和有效地防蚊叮咬（见本章第三节），切断疟疾传播的途径。此外，还可以采用预防性服药保护进入疫区的易感者，常用的药物有氯喹、乙胺嘧啶等。临床输血时应注意疟原虫的检查，防止含虫血液输入。

二、刚地弓形虫

（一）发现与描述

刚地弓形虫（*Toxoplasma gondii*）属真球虫目、弓形虫科，1908年由法国学者Nicolle及Manceaux在突尼斯的刚地梳趾鼠（*Ctenodactylus gondii*）的脾脏单核细胞内发现，因其虫体呈弓形，故命名为刚地弓形虫，简称弓形虫。15年后，捷克眼科医生Janku首次报告一名两眼畸形、脑积水的人类弓形虫病例。1937年Wolf等在纽约从一例死于脑膜炎的新生儿的脑中发现了弓形虫，推测该虫可能经胎盘传播。Pinkerton等于 1940 年描述该虫可引起成年人疾病。1954 年 Weinman 等提出弓形虫可能通过未煮熟的肉传播。此后，经过不少学者的努力，对弓形虫生活史有了进一步的了解，如 Hutchiskn 等（1969 年）和 Frenkel 等（1970 年）证实裂体增殖和配子生殖的存在，使人们对弓形虫的各个阶段和形态有更全面的认识，并确定了其分类学地位。

弓形虫呈世界性分布，国外人群感染率为 25% ~ 50%，我国人群平均感染率为 5.3%。除人类外，现已发现 45 种哺乳动物、70 种鸟类、5 种冷血动物可感染，在我国猪的感染率可在 20% 以上。所以弓形虫是一种重要的机会致病原虫，弓形虫病（toxoplasmosis）是一种人兽共患寄生虫病，尤其在宿主免疫功能低下时，可致严重后果。我国首例弓形虫感染是钟惠澜（1957 年）从一例患者的肝穿刺涂片中发现，之后有关弓形虫病的报道逐渐增多。

（二）形态结构

弓形虫生活史各期呈现 5 种形态：滋养体、包囊、裂殖体、配子体和卵囊。前 2 种形态可见于人体，在此作重点介绍。

1. 滋养体　香蕉形，一端稍尖，一端钝圆，大小为（4 ~ 7）μm×（2 ~ 4）μm，经姬氏或瑞氏染色后，胞质呈淡蓝色，胞核呈紫红色，核常位于虫体中央，分裂中的虫体可见 2 个胞核。滋养体可寄生于宿主的各种有核细胞内。在急性感染时，快速增殖的滋养体又称速殖子，常以二分裂或内二芽殖方式增殖，使受染细胞像一个含虫包囊，这种由宿主细胞膜包绕的虫体集合体称为假包囊。当速殖子达到一定数量时，假包囊破裂，速殖子散发于体液或再侵入其他细胞继续发育增殖。

2. 包囊　在慢性感染时，滋养体缓慢增殖或相对静止，被称为缓殖子。由缓殖子分泌物构成囊壁，形成一个内含数十个至数百个虫体的集合体，称为包囊。包囊呈圆形或椭圆形，大小为 5 ~ 100μm。包囊破裂后缓殖子侵入新的细胞形成包囊，或形成假包囊进行快速增殖。

（三）生活史

弓形虫生活史复杂，包括无性生殖和有性生殖阶段，需要两个宿主。在猫及猫科动物体内进行无性生殖及有性生殖，在人、哺乳动物、鸟类、鱼类及爬行类动物体内进行无性生殖，所以猫及猫科动物既是弓形虫的终宿主，也是中间宿主；人及其他多种动物为中间宿主（图 15-2）。

1. 在终宿主体内发育　弓形虫有性生殖阶段在猫科动物小肠上皮细胞内完成，又称肠内期。猫科动物捕食中间宿主食入包囊、假包囊，或食入被卵囊污染的食物后，虫体侵入小肠上皮细胞，经数代裂体增殖后，部分裂殖子发育为雌、雄配子体，随后进一步发育为雌、雄配子并结合，合子继续发育为卵囊。卵囊破坏上皮细胞，随粪便排出体外。弓形虫也可在猫科动物肠外组织中进行无性生殖，形成包囊或假包囊。

2. 在中间宿主体内发育　弓形虫无性生殖阶段在中间宿主有核细胞中进行，又称肠外期。中间宿主食入猫粪中的卵囊或动物肉类中的包囊、假包囊后，虫体穿过肠壁，随血液或淋巴液扩散至脑、心、肝、肺、肌肉等全身各组织器官的有核细胞内发育增殖。当宿主免疫功能正常时，滋养体在细胞内增殖缓慢，形成包囊，包囊可存活数月或数年，甚至终生。当宿主免疫功能低下时，包囊破裂缓殖子释出，侵入组织细胞内快速增殖，大量破坏组织细胞，引起临床症状甚至死亡。

此外，弓形虫的感染方式还包括：滋养体经过破损的皮肤感染人体；受感染孕妇在妊娠早期通过胎盘感染胎儿；亦有经输血或器官移植传播弓形虫的报道。

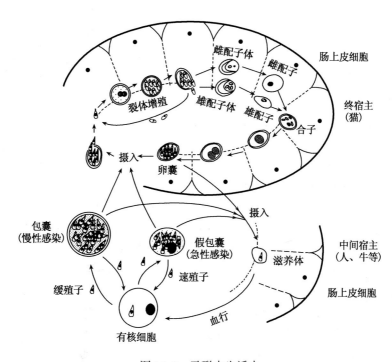

图 15-2 弓形虫生活史

（四）致病性与临床表现

弓形虫的致病作用与虫株毒力、宿主抵抗力密切相关，侵入人体后一般仅引起免疫功能低下者患病，可分为先天性弓形虫病和获得性弓形虫病。速殖子是弓形虫急性感染期的主要致病阶段。虫体侵入宿主细胞后迅速增殖，以致细胞破裂，散出的速殖子再侵入新的细胞，如此反复破坏，导致局部组织的急性炎症和坏死，同时伴有单核细胞浸润。

1. 先天性弓形虫病 受染孕妇的胎儿可有高达 50% 的感染几率。在妊娠 3 个月内感染，可致流产、早产、畸胎或死胎。畸胎常表现为无脑儿、脑积水、小头畸形、脊柱裂等；如在怀孕中、晚期感染，受染胎儿多数表现为隐性感染，有的出生后数月甚至数年才出现症状，患儿常表现为脑积水、小脑畸形、小眼球、脉络膜视网膜炎、精神和智力障碍等。

2.获得性弓形虫病　出生后获得感染的机会很多，但大多数感染者呈隐性感染状态，一般无临床症状或病理变化。当免疫功能受损时，感染者可表现出长期低热、淋巴结肿大、肝脾肿大、肌肉不适等症状，甚至引起视网膜炎、心肌炎、脑炎、癫痫、精神异常等。重症弓形虫病常继发于艾滋病、淋巴肉瘤、白血病及免疫抑剂使用之后。

（五）检测与防治

1.检测

（1）病原学诊断　又可分为：①直接涂片法：取急性患者胸水、腹水、脑脊液、羊水等离心沉淀，将沉渣涂片，经染色后镜检，查找滋养体或假包囊。②动物接种法：取患者体液或组织研磨的悬液接种健康小鼠，经 1～3 周后取腹腔液查滋养体，如阴性需继续盲传一、二代，第三代仍未查到虫体一般可定为阴性；也可用小鼠脑等其他组织检查。③核酸检测：近年来，试用 PCR 及 DNA 探针等技术检测弓形虫核酸，灵敏度较高。弓形虫寄生在宿主全身组织细胞，病原检出率较低。

（2）免疫学诊断　免疫学诊断是本病目前主要的实验诊断方法。常用的方法有染色试验、间接血凝试验、间接荧光抗体试验等，检测血清中的抗体。目前临床上对弓形虫病现症感染的诊断依据是：一般以至少两项血清学试验综合分析结果为准，并同时检测 IgM 或 IgG 抗体的动态变化。

2.防治　开展卫生宣传，严格执行食品卫生检验制度，禁售弓形虫污染的食品。防止猫粪污染食物和水源。做到饭前洗手，不食用生或半生的肉、蛋、乳，孕妇不接触猫、狗等宠物。定期对孕妇进行检查，在怀孕 5 个月内发现本虫感染，一般应终止妊娠。

治疗弓形虫病至今尚无特效药物。乙胺嘧啶、磺胺类药物对增殖期弓形虫有抑制作用，急性感染病人可以使用，如两类药物联合应用疗效更好。孕妇治疗应考虑药物对胎儿的影响，可选用螺旋霉素。

三、阴道毛滴虫

（一）发现与描述

阴道毛滴虫首先由法国人 Donne（1836 年）在妇女阴道分泌物中发现，1938 年定名为 *Trichomonas Vaginalis*。阴道毛滴虫呈世界性分布，以 20～40 岁女性感染率最高，主要引起滴虫性阴道炎。传染源为滴虫性阴道炎患者和无症状带虫者或男性感染者；主要通过性交传播，其次可通过公共浴池、浴具、公用游泳衣裤、坐式厕所而感染。

（二）形态与结构

滋养体呈梨形或椭圆形，大小为（10～30）μm×（5～15）μm。活体无色透明，有折光性，活动力强。前端有一个泡状核，核上缘有 5 颗排列成环状的基体，从此处发出 5 根鞭毛，4 根前鞭毛和 1 根后鞭毛。有 1 根纵贯虫体的轴柱，从后端伸出体外。体外侧有一波动膜，外侧与向后延伸的后鞭毛相连。波动膜不超过虫体长度的一半。虫体借助鞭毛摆动前进，以波动膜的波动作旋转式运动。固定染色后胞质内的颗粒是该虫特有的氢化酶体（图 15-3）。

（三）生活史

阴道毛滴虫的生活史仅有滋养体阶段。滋养体既是繁殖阶段，也是感染和致病阶段，以纵二分裂法繁殖。阴道毛滴虫主要寄生于女性阴道，以阴道后穹隆多见，也可在尿道内发现；男性感染者一般寄生于尿道、前列腺，也可在睾丸、附睾或包皮下寄生。虫体以吞噬和吞饮摄取食物。阴道毛滴虫在外环境生命力较强，有一定抵御不良环境的能力。阴道毛滴虫一般通过性生活直接接触或通过公共浴池、浴具等间接接触的方式而传播。在自然分娩过程中，产妇阴道上的滴虫也可能传染给婴儿，寄生于婴儿的呼吸道和眼结膜。

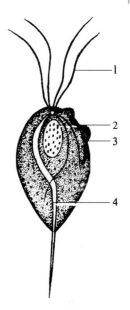

图 15-3 阴道毛滴虫
1. 前鞭毛；2. 核
3. 波动膜；4. 轴柱

（四）致病性与临床表现

阴道毛滴虫致病作用的关键是其表面至少有 4 种黏附蛋白，使虫体黏附于泌尿生殖道的上皮细胞。其次阴道毛滴虫具有吞噬作用，能吞噬乳酸杆菌和阴道上皮细胞。此外虫体的鞭毛还能分泌细胞分离因子，致使上皮细胞脱落。

阴道毛滴虫的致病力决定于虫株以及宿主生理状况、免疫功能、内分泌以及阴道内细菌或真菌感染等多方面因素，妇女在妊娠期或泌尿生殖系统生理环境失调时更易出现炎症。健康妇女阴道因乳酸杆菌作用，pH 值维持在 3.8 ～ 4.4 之间，可抑制其他细菌生长，也不利于滴虫生长繁殖，称为阴道的自净作用。但在妊娠、产后、月经后、卵巢功能减退、阴道损伤、疲劳等情况下，阴道 pH 值改变或局部抵抗力下降，有利于毛滴虫繁殖。毛滴虫在阴道中消耗糖原，妨碍乳酸杆菌的酵解作用，影响乳酸浓度，又进一步促使阴道内环境改变，使其他细菌更适宜生长，导致阴道炎。滴虫性阴道炎主要表现为：白带增多，阴部瘙痒并有灼烧感；分泌物可呈灰黄色、泡沫状、有臭味，严重时白带可混有血液；当伴有细菌感染时，白带可呈脓液状。如果滴虫侵入尿道，可有尿频、尿急和尿痛等症状。男性感染者一般不表现临床症状，仅少数人会出现前列腺炎和尿道炎。如果滴虫寄生于附睾，还可引起附睾炎。新生儿感染可出现肺炎、眼结膜炎等。此外，还有研究表明宫颈癌与阴道毛滴虫有关及滴虫吞噬精子妨碍妊娠等。

（五）检测与防治

1. 检测 以在阴道后穹隆分泌物、尿液沉淀物或前列腺液中查见滋养体为确诊依据。可采用生理盐水直接涂片法或涂片染色法（瑞氏或姬氏液染色）检查，培养法可提高检出率。免疫学诊断如酶联免疫吸附试验、直接荧光抗体试验也可用于本虫诊断。

2. 防治 阴道毛滴虫病是最常见的性病之一。预防本病应从加强卫生宣传教育、改善公共设施入手，提倡淋浴和使用蹲厕，注意个人卫生与经期卫生。带虫者及患者都是传染源，所以一旦发现感染者都应及时杀虫以减少和控制传染源，常用的口服药物为甲硝咪唑（灭滴灵），局部可用甲硝唑和扁桃酸栓，也可以用 1：5000 高锰酸钾液、1% 乳酪、0.5% 醋酸冲洗阴道，使阴道保持酸性环境。如为夫妇双方必须同时用药方能根治。

第二节　致病蠕虫

常见致病蠕虫涉及吸虫纲的日本裂体吸虫、华支睾吸虫，绦虫纲的链状带绦虫、肥胖带绦虫、细粒棘球绦虫，线虫纲的似蚓蛔线虫、十二指肠钩口线虫、美洲板口线虫、蠕形住肠线虫、毛首鞭形线虫、旋毛形线虫等。

一、华支睾吸虫

（一）发现与描述

中华分支睾吸虫（*Clonorchis sinensis* Cobbold，1875）简称华支睾吸虫。成虫寄生于人及哺乳动物的肝胆管内，故又称肝吸虫（liver fluke）。

本虫于 1874 年首次在加尔各答一华侨的胆道内发现，1908 年才在我国证实该病存在。1975 年在我国湖北江陵西汉古尸粪便中发现本虫虫卵，继之又在该县战国楚墓古尸见该种虫卵，由此证明华支睾吸虫病在我国至少已有 2300 年以上的历史。

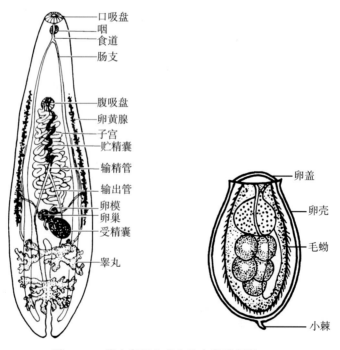

图 15-4　华支睾吸虫成虫及虫卵形态图

（二）形态与结构（图 15-4）

1.成虫 虫体狭长，背腹扁平，形如葵花子。体较薄，半透明。前端较窄，有口吸盘；腹吸盘位于虫体前 1/5 处，较口吸盘小，虫体后端钝圆。虫体大小平均为 17.5mm×4mm。雌雄同体，在虫体的后 1/3，有前后排列的两个分枝状的睾丸。

2.虫卵 肝吸虫卵在人体寄生虫卵中最小，平均大小为 29μm×17μm，黄褐色，形如芝麻。卵的一端较窄，有明显小盖，与小盖相连处的卵壳隆起成肩峰，卵后端钝圆，有时可见一小的疣状突起。卵内含一毛蚴。

（三）生活史

肝吸虫成虫寄生在人或猫、犬等哺乳动物的肝胆管内。虫卵产于胆汁中，并进入消化道随粪便排出体外。虫卵入水后被第一中间宿主豆螺、沼螺等淡水螺吞食，在其消化道内孵出毛蚴，并继续在螺体内进行无性增殖，经胞蚴、雷蚴和尾蚴的系列发育，最后大量的尾蚴从螺体产出入水，当遇到第二中间宿主淡水鱼、虾时，侵入其体内形成囊蚴，并分布于皮下、肌肉等处，当宿主食入含活囊蚴的鱼、虾时，囊蚴在十二指肠内经消化液作用脱囊成为幼虫，再沿胆总管入肝胆管发育为成虫。成虫寿命为 20 ～ 30 年。

（四）致病性与临床表现

肝吸虫的致病程度与感染的虫数多少及虫体寄生时间的长短有关。感染轻者常无明显症状及体征。其致病机制为虫体在胆管内的机械刺激、分泌物及代谢产物的毒素作用，使胆管上皮细胞损伤、脱落、增生，管壁增厚，管腔变窄，胆汁淤积而出现阻塞性黄疸；由于胆汁流通不畅，易发生细菌感染，而引起胆囊炎、胆管炎及胆石症。晚期病人由于肝细胞坏死、纤维组织增生可出现肝硬化并出现相应的临床表现。

（五）检测与防治

1.检测 粪便中检出虫卵为确诊依据。常用以下方法检卵：①直接涂片法，此法简便，但易漏检。②水洗沉淀法，是钩虫病诊断中常用的方法。必要时可取十二指肠引流液，离心沉淀查虫卵。

2.防治 本病以预防为主，做好卫生宣传教育工作，改正不良的饮食习惯，不生食或半生食淡水鱼、虾，也不用淡水生鱼、生虾喂储存宿主。治疗病人及带虫者可选用吡喹酮，效果较好，也可选用阿苯达唑等。

二、日本裂体吸虫

（一）发现与描述

寄生于人体的血吸虫有 6 种，主要分布于亚洲、非洲和拉丁美洲，在我国流行的只有日本裂体吸虫（*Schistosoma japonicum* Katsurada，1904），又称日本血吸虫。日本血吸虫成虫寄生于人的门静脉系统中，引起严重的血吸虫病（schistosomiasis）。湖南长沙马王堆的西汉女尸和湖北江陵的西汉男尸（公元前163年）体内均发现典型的日本血吸虫卵，证实我国远在2160多年前已有血吸虫病流行。

（二）形态与结构（图15-5）

1. **成虫**　雌雄异体。虫体呈圆柱形，外观似线虫。有口腹吸盘，位于虫体前部。雄虫粗短，体扁平，灰白色，体长10～18mm。自腹吸盘后，虫体两侧向腹面卷曲形成抱雌沟。雌虫较细，呈圆柱形，长13～26mm，因其肠管内充满被消化的血红蛋白，故虫体后半部呈黑色。雌虫常居留于雄虫的抱雌沟中，呈雌雄合抱状态。

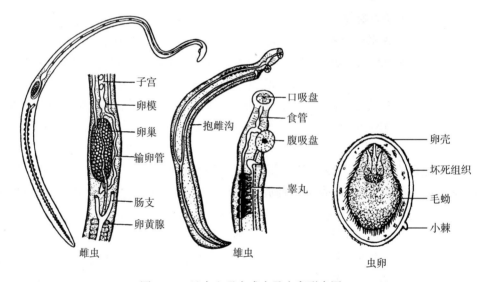

图15-5　日本血吸虫成虫及虫卵形态图

2. **虫卵**　椭圆形，淡黄色，大小平均为89μm×67μm。卵壳薄，无卵盖。卵壳一侧有一小棘，但因卵壳表面常有坏死组织残留，有时不易看清。成熟卵内含一毛蚴。

（三）生活史

日本血吸虫成虫寄生于人及牛、羊、兔、狗、猫等动物的门静脉系统内。雌虫产卵于肠黏膜下层小静脉的末梢，虫卵随血流主要分布于肝脏和结肠壁组织中。卵细胞内毛蚴发育成熟后，分泌溶组织物质并透过卵壳，引起肠黏膜组织炎症、坏死，部分虫卵随坏死组织落入肠腔，排出体外。虫卵入水后，在水中孵出毛蚴，当遇到中间宿主钉螺时，便侵入其体内，经母胞蚴、子胞蚴发育和增殖，最后形成许多尾蚴。成熟的尾蚴从螺体逸出，浮于水面。当人或其储存宿主与含有尾蚴的水接触时，尾蚴经皮肤侵入宿主体内转变为童虫。童虫入血经肺循环和体循环到达门静脉系统生长、发育为成虫。尾蚴侵入24天后雌虫开始产卵，5周后宿主粪便中即可出现虫卵。成虫寿命长者可达30～40年。

（四）致病性与临床表现

1. 致病机制 日本血吸虫的尾蚴、童虫、成虫、虫卵均可引起人体不同的损害，这种损害包括虫体的机械性作用和复杂的免疫病理反应，其中以虫卵对人体的损害最为严重。

（1）尾蚴 尾蚴穿过宿主皮肤可引起皮炎，局部皮肤出现丘疹和瘙痒等症状、体征，称为尾蚴性皮炎，其产生机制多为Ⅰ型超敏反应，少数为Ⅳ型超敏反应。

（2）童虫 童虫在宿主体内移行时，由于其机械性损伤、代谢产物以及死亡虫体分解物的刺激，使其所经过的脏器，尤其是肺部引起血管炎，毛细血管栓塞、破裂，局部炎细胞浸润和点状出血。大量童虫在人体内移行时，病人可出现咳嗽、咯血、发热及嗜酸性粒细胞增多等表现。

（3）成虫 成虫一般不引起或仅引起轻微的静脉内膜炎及静脉周围炎症，但虫体的分泌物、代谢物及发育过程中所脱下的表膜可形成免疫复合物，使机体造成更严重的损伤。

（4）虫卵 血吸虫病的病变主要由虫卵所致。虫卵多沉积于宿主的肝及结肠肠壁等组织，所引起的肉芽肿和纤维化是血吸虫病的主要病变，其致病机制主要为T细胞介导的Ⅳ型超敏反应。

成熟虫卵中毛蚴所分泌的酶、蛋白质、多糖等物质，称可溶性虫卵抗原（soluble egg antigen，SEA），透过卵壳微孔释放出来，经巨噬细胞吞噬、处理后传递给辅助性T细胞（Th），使其致敏。致敏的Th细胞再次受到相同抗原刺激后即产生各种淋巴因子，如IL-2、IFN-γ、嗜酸性粒细胞刺激素（ESP）、成纤维细胞刺激因子（FSF），使淋巴细胞、巨噬细胞、嗜酸性粒细胞及成纤维细胞聚集在虫卵周围，形成以虫卵为中心的组织坏死、脓肿（称嗜酸性脓肿），并逐渐形成肉芽肿和纤维化，形成Ⅳ型超敏反应。

2. 临床表现 血吸虫病严重与否，与宿主感染虫数、宿主免疫状态和感染时间密切相关，临床表现随病变的进展而变化，可分为急性期、慢性期和晚期。

（1）急性期 大量的嗜酸性脓肿，可使肝脏急剧肿大，出现显著疼痛；肠黏膜下层的嗜酸性脓肿可向肠腔破溃，使含有虫卵的坏死物质落入肠腔，此时病人出现腹痛、脓血便、发热、轻度脾肿大及嗜酸性粒细胞增多等症状、体征。

（2）慢性期 在慢性期由于病变组织肉芽肿形成并逐渐纤维化，病人可无症状或有轻度肝、脾肿大及间歇性腹泻、乏力、消瘦等症状。

（3）晚期 常见于反复大量感染。随着肠壁组织和肝脏纤维化越来越严重，病人可出现严重的消化不良及营养不良。此外，还可能表现为门静脉高压、巨脾、腹水等症状；儿童甚至出现严重的生长发育迟缓，造成侏儒症。

（五）检测与防治

1. 检测 粪便中或组织中检获虫卵或孵出毛蚴，是血吸虫病确诊的主要依据。

（1）粪便直接涂片法 直接涂片法适于急性期血吸虫病患者的诊断。取黏液脓血便涂片镜检，易检出虫卵。

（2）沉淀法　由于慢性期病人的肠壁组织增厚，虫卵不易排出，粪便中难以检出虫卵，因此可采取粪便水洗沉淀法，在沉淀物中查找虫卵。

（3）孵化法　经以上方法检查阴性时，可在沉淀法的基础上将沉淀物加水，在20℃～25℃环境中进行孵化，经一定时间后观察有无毛蚴。

（4）活体组织检查法　对可疑病人，经多次粪检结果阴性者，可用直肠镜钳取小块黏膜组织压片镜检，依虫卵的有无及虫卵的死活，确定诊断和判断体内是否有活虫存在。此方法可引起肠出血，应慎用。

（5）免疫学诊断　应用于血吸虫病诊断的免疫学方法较多，常用的方法有皮内试验、环卵沉淀试验、间接血凝试验、尾蚴膜反应试验及酶联免疫吸附试验等，可辅助血吸虫病诊断。

2. 防治　本病应在疫区进行普查、普治，及时地查治病人及病牛和严格处理其他病畜、野生病兽，消灭传染源。此外，消灭钉螺是防治血吸虫病的重要措施之一。加强粪便管理，防止粪便污染水体，并注意个人防护。吡喹酮是目前治疗血吸虫病的首选药物，具有高效、低毒、疗程短的优点。对于晚期病人可采取中西医结合、内外兼治的方法进行治疗。

三、链状带绦虫

（一）发现与描述

链状带绦虫（*Taenia solium* Linnaeus，1758）又称猪肉绦虫、猪带绦虫或有钩绦虫，是我国主要的人体寄生绦虫。古代医籍中称之为寸白虫或白虫。成虫寄生于人体小肠时引起猪带绦虫病；幼虫即囊尾蚴寄生于人的肌肉、脑等组织中引起囊虫病或称囊尾蚴病。

（二）形态与结构（图15-6）

1. 成虫　虫体扁长呈带状，前端较细，向后逐渐变宽，虫体长2～4m，乳白色，

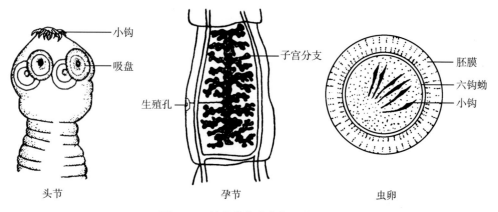

头节　　　　　　　　　孕节　　　　　　　　虫卵

图15-6　链状带绦虫各期形态图

略透明，虫体分节，整个虫体由 700 ～ 1000 个节片组成。分头节、颈节和链体三部分。

（1）头节　呈圆球形，直径约 1mm，有四个吸盘，呈深杯状，和一个位于最前端能伸缩的顶突，顶突上有 25 ～ 50 个角质小钩，排列成两圈。

（2）颈节　紧接于头节之后，是虫体最细的部分，长 5 ～ 10mm，宽约 0.5mm，内无结构，但具有再生作用，可由此不断地生出新节片。

（3）链体　虫体其余部分为链体，根据发育成熟度不同又人为分为三部分：①幼节。称未成熟节片，靠近颈节部分。节片宽而短，内部结构不明显。②成节。中段为成节，近方形，每节内有发育成熟的雌、雄生殖器官各一套。③孕节。在虫体的后段，长方形，孕节内其他器官均萎缩，仅有充满虫卵的子宫向两侧分枝，每侧 7 ～ 13 支，每一孕节的子宫内含虫卵 3 万～ 5 万个。

2. 幼虫　又称囊尾蚴或囊虫，为卵圆形，乳白色，略透明，黄豆大小的囊状体，大小平均为 9mm×5mm，囊内充满液体，囊壁内层有一小米粒大小的白点，即为凹入卷缩在囊内的头节。其结构与成虫头节相同。

3. 虫卵　圆球形，直径 31 ～ 43μm，卵壳薄，自孕节散出后多已脱落，镜下仅见具有放射状条纹的棕黄色胚膜，内含一发育成熟的六钩蚴。

（三）生活史

成虫寄生于人的小肠内，借助头节上的吸盘及小钩固定于小肠黏膜上，靠体表吸收肠内营养物质。孕节常多节连接在一起，不断地脱落入肠腔，孕节及散出的虫卵随粪便排出体外后，若被中间宿主猪食入，虫卵在其消化液作用下，经 1 ～ 2 天孵出六钩蚴，六钩蚴钻入肠壁，随血流到达猪的全身各部位，经 60 ～ 70 天发育成囊尾蚴，囊尾蚴多寄生于猪运动较多的肌肉内，其分布以股、颈、肩、舌、心等处为多。被囊尾蚴寄生的猪肉俗称"米猪肉"、"米糁子肉"或"豆猪肉"。人生食或食入未熟的含有囊尾蚴的猪肉后，囊尾蚴在消化道内经胆汁的刺激，头节翻出，固定在肠黏膜上，从颈节不断地长出节片，经 2 ～ 3 个月，发育为成虫。人体内通常寄生一条成虫，少数也可寄生多条。成虫寿命可达 25 年以上。

链状带绦虫卵，亦可在人体内发育为囊尾蚴，引起囊虫病或称囊尾蚴病，其感染方式有：①异体感染，即食入外界他人排出的虫卵所致的感染。②自体感染，又分为两种，一种为体内自体感染，是指由于猪带绦虫患者肠道逆蠕动，出现恶心、呕吐，使肠内孕节返流入胃，经消化液作用，虫卵散出并孵出六钩蚴而致的感染；另一种为体外自体感染，是指患者食入自己排出体外的虫卵而致的感染。

（四）致病性与临床表现

1. 成虫致病　成虫寄生于人体小肠内，称为猪带绦虫病。成虫的致病一般较轻，除夺取营养外，成虫的头节吸附在肠黏膜上，可引起机械性损伤，病人可有腹部不适、腹痛、腹泻、消化不良、恶心、乏力、体重减轻等；由于虫体代谢产物的毒素作用，病人还可出现头痛、头晕、失眠等症状；也曾有少数病人出现肠穿孔及继发性腹膜炎或肠梗阻等。

猪带绦虫病引起的症状虽较轻或无明显症状，但这种病人常因自体感染而引起囊虫病。据统计约有 1/4 的猪带绦虫病患者伴有囊虫病。

2. 幼虫致病 猪带绦虫的幼虫即囊尾蚴寄生于人体时，引起囊虫病或囊尾蚴病。这种病对人体的危害远比成虫所致病严重。

囊尾蚴对人体的危害取决于其寄生部位和寄生的数量。囊尾蚴在人体内常见的部位依次为皮下组织、肌肉、脑、眼、心、肝、肺、腹膜等。依寄生部位囊虫病主要分为三种类型：①皮肌型囊虫病，是指囊尾蚴寄生在皮下或肌肉组织内，形成皮下结节，约黄豆大小，触之中等硬度，不痛，活动度良好。数量不定，少者一个，多者可达成千上万。常分批出现，并可逐渐自行消失，以头部及躯干较多，四肢较少。一般无明显症状。寄生虫数较多时，可出现肌肉酸痛、无力等症状。②脑囊虫病，囊尾蚴寄生在脑内引起，因其寄生的部位、数量及病人反应情况的不同，临床表现复杂多样，轻者无症状，重者可突然死亡。以癫痫、头痛为最多见，有时可出现偏瘫、失语及精神症状等。由于颅内压增高病人可出现恶心、呕吐，甚至视物模糊、神志不清、昏迷等症状。③眼囊虫病，是囊尾蚴寄生在眼组织内，可致视力障碍，重者可致失明。眼内囊虫寿命一般为 1 ～ 2 年，虫体死后可产生更强烈的刺激，导致视网膜炎、脉络膜炎、脓性全眼球炎甚至视网膜剥脱，也可并发白内障、青光眼，最终引起眼球萎缩而失明。

（五）检测与防治

1. 检测 可分绦虫病与囊虫病之检测。

（1）绦虫病检测方法 ①查虫卵：可取粪便作直接涂片，但检出率较低；用饱和盐水漂浮法、透明胶纸法及肛门拭子法可提高检出率。因几种绦虫卵的形态相似，故仅依据虫卵的形态不能区分出绦虫的种类。②查孕节：取孕节压片，根据子宫侧支数可确定诊断。③试验驱虫法：必要时，可采取试验驱虫法来确定诊断。

（2）囊虫病检测方法 ①活体组织检查：对皮下或浅部肌肉内的结节，采取手术摘除检查的方法确定诊断。②物理检查：脑或深部组织内的囊虫病可通过CT扫描进行诊断；X线检查仅能发现囊尾蚴死后的钙化斑，对早期诊断无意义。眼囊虫病的诊断可通过眼底镜发现囊尾蚴。③免疫诊断：囊虫病还可通过皮内试验、补体结合试验、间接血凝试验和酶联免疫吸附试验等免疫学诊断方法进行辅助诊断。

2. 防治 预防本病应严格肉类检查，禁售含囊尾蚴的猪肉。搞好个人卫生，不随地大便；提倡吃熟透的猪肉；生、熟刀具及菜板要分开并改善养猪方法。积极治疗病人，对病人及早进行驱虫，不仅可避免自身感染囊虫病，而且可达到消灭传染源的目的。

其治疗分：①绦虫病的治疗，常用驱虫药为中药南瓜子和槟榔，此方驱虫效果好，副作用小。另外，还可用阿的平加槟榔。仙鹤草根芽、氯硝柳胺、甲苯咪唑等也有一定的疗效。虫体驱出后，应检查头节及相连的颈节是否排出，如未能检获，病人 3 个月后如仍有孕节排出须再次驱虫。②囊虫病治疗，吡喹酮是有效的药物，可使虫体变性坏死，对皮肤肌肉型效果更显著。值得注意的是，由于治疗脑型病人时可出现急性颅压升高及过敏反应等，因此，对脑囊虫的治疗应慎用。眼囊虫病应尽早采取手术治疗。

四、似蚓蛔线虫

（一）发现与描述

似蚓蛔线虫（*Ascaris lumbricoides* Linnaeus，1758）简称蛔虫，寄生于人体小肠内，引起蛔虫病。本病是中医记载最早的一种肠道寄生虫。从《黄帝内经》开始，历代医家对蛔虫的形态、致病作用及诊治等均有论述。本虫为全球性分布，尤其在温暖、潮湿、卫生条件差的地区，感染率更高。在我国是感染率最高的寄生虫病，感染率农村高于城市，儿童高于成人。

（二）形态与结构

1. **成虫**　是寄生人体肠道中最大的线虫。虫体为长圆柱形，两端较细，形似蚯蚓。活时淡红色，死后呈灰白色。口位于虫体顶端，肛门开口于末端。雌虫长 20 ～ 35cm，尾端尖直；雄虫长 15 ～ 31cm，尾端向腹侧卷曲。

2. **虫卵**　有受精卵和未受精卵两种。受精卵为短宽的椭圆形，大小为（45 ～ 75）μm×（35 ～ 50）μm，卵壳厚，卵壳外包被一层凹凸不平的蛋白膜，因胆汁染色而呈棕黄色，卵内含有一个大而圆的卵细胞；未受精卵呈长椭圆形，大小为（88 ～ 94）μm×（39 ～ 44）μm，卵壳和蛋白膜均较薄，卵内充满大小不等的折光性卵黄颗粒（图 15-7）。

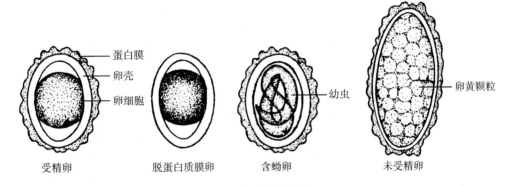

图 15-7　蛔虫卵形态图

受精卵和未受精卵的蛋白膜均可脱落，而成为表面光滑、无色透明的脱蛋白膜卵，应注意与钩虫卵相区别。

（三）生活史

成虫寄生于人体小肠上段内，以肠内半消化食物为营养。雌雄虫交配后，雌虫产卵，每条雌虫每天可产卵 24 万个，卵随粪便排出体外。受精卵在潮湿、荫蔽、氧气充足的土壤中，在适宜的温度（21℃ ～ 30℃）下，约经 3 周卵细胞发育成幼虫，称为感染期卵。人若食入感染期卵，则幼虫在小肠内由卵内逸出，侵入小肠黏膜及黏膜下层，进入静脉或淋巴管，经肝、右心到肺，穿过肺微血管壁入肺泡，在肺内停留两周脱皮两次，逐渐发育长大。然后沿支气管、气管移至咽部，被咽下后，经食道、胃回到小肠，再脱皮一次后逐渐发育为成虫。

从食入感染期卵到雌虫开始产卵需 60～75 天。成虫在人体内可存活 1 年左右。

（四）致病性与临床表现

蛔虫的幼虫和成虫对人体都有致病作用。其症状的轻重因感染虫数的多少及宿主反应情况不同而异。多数感染者无明显症状或仅有轻微腹痛，一般不易引起注意。

1. 幼虫致病作用　幼虫在体内移行引起组织损伤，主要表现在肺组织的损伤和虫体释放抗原性物质所引起的机体局部和全身的超敏反应。临床表现主要为咳嗽、咳黏痰或血痰、哮喘、呼吸困难、发热、荨麻疹等症状。多数感染者症状较轻，一般在 1～2 周内自愈。

2. 成虫致病作用　蛔虫对人体的损伤主要为成虫所致。

（1）夺取营养　蛔虫在小肠内夺取宿主的营养及虫体机械性损伤和代谢产物刺激影响消化和吸收，可造成营养差或感染重者出现营养不良，儿童可影响生长发育。

（2）损伤肠黏膜　蛔虫唇齿的机械损伤和代谢产物的化学刺激，引起肠黏膜的炎症，患者常有食欲不振、恶心、呕吐等症状，间隙性腹痛部位常位于脐周围，有时出现疝痛和腹泻，这与肠道黏膜受损和肠壁炎症影响肠道蠕动有关。

（3）并发症　由于蛔虫有钻孔习性，当患者出现发热、肠道病变、辛辣食物刺激或驱虫不当等寄生环境变化时，虫体可钻入开口于肠壁上的管道中，导致胆道蛔虫病、胰腺炎、阑尾炎等，也可引起肠穿孔。有时虫体扭结成团堵塞肠道可引起肠梗阻。其中以胆道蛔虫病为最常见。

（4）超敏反应　由虫体抗原（如代谢抗原）被人体吸收后，引起 IgE 介导的超敏反应所致。患者可出现荨麻疹、皮肤瘙痒、血管神经性水肿、视神经炎、结膜炎以及蛔虫中毒性脑病等。

（五）检测与防治

1. 检测　在粪便中检出虫卵或成虫即可诊断本病。常用方法有：①直接涂片法。由于蛔虫产卵量大，用此法检查粪便中的虫卵效果较好，1 张涂片的检出率约为 80%，3 张涂片可达 95%。②浓集法。必要时可用饱和盐水漂浮法或沉淀法查粪便中的虫卵，检出率更高。③试验驱虫法。对仅有雄虫寄生者，应结合临床症状，给予适当的驱虫药，进行试验驱虫。

2. 防治　预防本病的措施包括开展卫生宣传教育，注意饮食卫生和环境卫生，切断传播途径。对患者及带虫者进行治疗，是控制传染源的重要措施。常用药物有甲苯达唑、阿苯达唑、左旋咪唑、噻嘧啶、哌嗪（驱蛔灵）；中药苦楝根皮、使君子仁等均有杀虫作用，乌梅丸（汤）治疗胆道蛔虫症疗效显著。

五、十二指肠钩口线虫与美洲板口线虫

（一）发现与描述

寄生于人体的钩虫（hookworm）主要有十二指肠钩口线虫（*Ancylostoma duodenale*

Dubini，1943），简称十二指肠钩虫；美洲板口线虫（*Necator americanus* Stiles，1902），简称美洲钩虫。钩虫为世界上分布极为广泛的寄生虫，也是人体消化道线虫中对人体危害最严重的寄生虫，可引起钩虫病。钩虫病在我国淮河及黄河一线以南的广大地区流行极为严重，东北、华北、西北地区钩虫感染率较低。据 1988 ～ 1992 年全国寄生虫病调查结果显示，我国钩虫感染人数为 19405 万人，平均感染率为 17.17%。

（二）形态与结构

1. 成 虫　虫体细长约 1cm，半透明，活时肉红色，死后为乳白色。头端略向背侧仰屈，有口囊，口囊内腹侧有两对钩齿或一对板齿，依虫种不同而异。头端两侧有一对单细胞腺体，可分泌抗凝素。雌

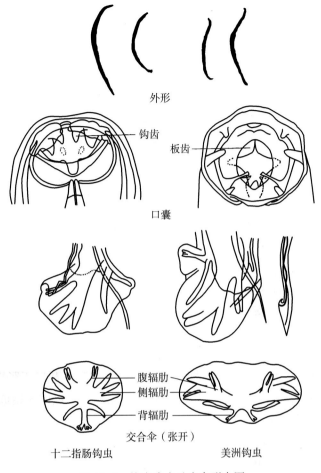

图 15-8　钩虫成虫及虫卵形态图

雄异体，雌虫较雄虫略粗长，尾端呈圆锥形，雄虫尾端膨大为交合伞。十二指肠钩虫与美洲钩虫的形态鉴别见图 15-8 和表 15-1。

2. 虫卵　两种钩虫卵的形态相似，不易区别。虫卵椭圆形，平均为 60μm×40μm，卵壳薄，无色透明，卵内含 2 ～ 8 个卵细胞，卵壳和细胞之间有明显的空隙。由于虫卵发育较快，因此，粪便放置稍久，卵内细胞可分裂发育为多细胞或胚胎期。

表 15-1　两种钩虫成虫形态鉴别

	十二指肠钩虫	美洲钩虫
体态	前端与末端均背曲，呈 "C" 形	前端背曲、末端腹弯，呈 "S" 形
口囊	腹侧缘有两对钩齿	腹侧缘有一对板齿
交合伞	略圆	略扁
交合刺	两根，末端分开	两根，末端合并，形成倒钩

（三）生活史

两种钩虫的生活史基本相同。成虫寄生于人体小肠上段，以其钩齿或板齿咬附在

肠黏膜上，吸食宿主血液、淋巴液及肠黏膜。雌雄虫交配后，雌虫产卵，卵随粪便排出体外，在荫蔽、潮湿、温度在 25℃ ～ 30℃的土壤中，约经 24 小时，第一期幼虫杆状蚴自虫卵内孵出，并以土壤中的细菌及有机物为食，约经 1 周发育为丝状蚴，即感染期幼虫。丝状蚴生活在土壤的表层，不进食，靠体内贮存的营养物质生活，具有向温、向上移行的习性。当其与人体皮肤接触时，则钻入皮下，在局部停留约 24 小时，然后进入淋巴管或小血管，随血流经右心至肺，穿过肺微血管进入肺泡，再沿支气管、气管至咽部，随吞咽而至小肠发育为成虫。从丝状蚴侵入皮肤到成虫产卵需 5 ～ 7 周。成虫的寿命较长，十二指肠钩虫在人体内可存活 7 年，美洲钩虫可达 14 年。

丝状蚴除主要经皮肤进入人体外，还可经口感染。经口进入的幼虫，可因虫体未被胃酸杀死而直接在肠腔内发育成熟；或进入口腔后，自口腔黏膜或食管黏膜侵入血管，再经上述移行途径至小肠发育为成虫。

（四）致病性与临床表现

两种钩虫的致病作用相似，其临床症状因感染虫体的种类、数量及人体的营养、免疫状况的不同而异。比较而言，十二指肠钩虫对人体的危害较大，其幼虫所致的皮炎者较多，成虫引起的贫血也较重。

1. 幼虫移行症　主要为：①钩蚴性皮炎，多见于与泥土接触的足趾、手指间等较薄的皮肤。幼虫经皮侵入后数分钟至 1 小时即可出现皮肤烧灼、奇痒或针刺感，继而出现充血性斑点或小丘疹，1 ～ 2 日内成为水泡，一般 3 ～ 4 天炎症消退，7 ～ 10 天可结痂而自愈；如继发感染可形成脓疱，使病程延长。②呼吸道症状，当幼虫移行至肺部时，引起肺部点状出血及炎症，患者出现咳嗽、咳痰和发热等症状。重者痰中带血，可出现阵发性哮喘。血中可见嗜酸性粒细胞增多。一般经 10 天左右自愈，重者症状可持续 3 个月左右。

2. 成虫致病作用　①贫血。钩虫对人体的危害，主要是成虫引起的贫血。钩虫以钩齿或板齿咬附肠黏膜进行吸血，并分泌抗凝素，使伤口不易凝血，且钩虫有经常更换咬附部位的习性，使肠黏膜多处伤口不断出血。病人可出现皮肤黏膜苍白、头晕、乏力，严重时出现心慌、气短及面部和下肢浮肿等贫血性心脏病的表现。②消化道功能紊乱。钩虫咬附肠黏膜，造成散在出血点和小溃疡或大块出血性瘀斑，患者可出现上腹部或脐周不适或隐痛，食欲不振、恶心、腹泻等消化道症状。少数患者出现异嗜症，如喜食生米、泥土、煤炭等，其原因可能与铁质的丢失有关。近年来，钩虫引起消化道大出血的报道较多，值得注意，以免造成误诊。

（五）检测与防治

1. 检测　粪便中检出虫卵或孵出幼虫即可诊断。常用以下方法：①直接涂片法。此方法简便，但检出率较低，易漏诊。②饱和盐水漂浮法。这种方法检出率较高，操作简单，是目前钩虫病普查中最常用的方法。③钩蚴培养法。此法与方法②的检出率相同，不需显微镜，适于农村普查使用。

2. 防治 加强粪便管理是切断钩虫传播途径的重要措施，同时要做好个人防护以防止或减少感染的发生。治疗病人及带虫者是控制传染源的有效措施。常用药物有甲苯达唑、阿苯达唑、噻嘧啶、氟苯咪唑等。驱虫前后应根据病人病情补以铁剂、蛋白质及维生素等。对皮炎病人应早期治疗，可局部涂 10% 的噻苯咪唑混悬液或地塞米松软膏；亦可用热敷或热浸等透热疗法，如将局部浸在 56℃ ~ 60℃ 热水中 15 ~ 20 分钟，间歇反复多次，可达到消炎、止痒和杀灭皮下钩蚴的作用。

第三节 致病节肢动物

常见致病节肢动物涉及昆虫纲的蚊、蝇、白蛉、蚤、虱、臭虫、蜚蠊；蛛形纲的蠕形螨、尘螨、疥螨、恙螨、硬蜱、软蜱等。

一、蚊

（一）发现与描述

蚊（mosquito）属于双翅目（Diptera）、蚊科（Culicidae），是最重要的医学昆虫类群。蚊分布很广，种类很多，迄今为止全世界已记录蚊虫共 3 亚科 38 属 3350 多种和亚种。我国已发现的蚊类有 17 属 350 种以上。蚊能通过吸血传播多种疾病，其中以按蚊、库蚊和伊蚊三属最为重要，是传播疾病的重要媒介。

（二）形态与结构

1. 成虫 体小，长 1.6 ~ 12.6mm，呈灰褐色、黄褐色或黑色。分头、胸、腹 3 部分。头部近球形，有复眼、触角、触须各 1 对。1 个刺吸式口器（喙），为细长的针状结构。触角细长分节，上有轮生的毛，轮毛的长短、密稀是区别雌雄蚊的主要依据。雌蚊的上、下颚末端呈刀状，具锯齿，适于吸血；雄蚊的上、下颚退化，不能吸血。胸部分前、中、后胸，各胸节有足 1 对，中胸有翅 1 对，后胸有平衡棒 1 对。腹部分 11 节，末 3 节变为外生殖器（图 15-9）。

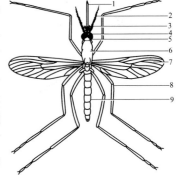

图 15 -9 蚊成虫形态

1. 喙；2. 触角；3. 触须；4. 复眼；
5. 头；6. 胸；7. 翅；8. 足；9. 腹

2. 幼虫 俗称子孑，虫体分头、胸、腹 3 部。

3. 蛹 呈逗点状，头胸部融合，背面有呼吸管 1 对，腹部细长向腹侧弯曲。

4. 卵 较小，长不足 1mm。按蚊卵呈舟形，两侧有浮囊，产出后浮在水面。库蚊卵呈圆锥形，无浮囊，产出后粘在一起形成卵筏。伊蚊卵一般呈橄榄形，无浮囊，产出后单个沉在水底。

三属蚊各期形态主要区别见表 15-2。

表 15-2　三属蚊各期形态主要区别

区别点		按蚊	库蚊	伊蚊
卵		舟状,有浮囊;分散,浮于水面	圆锥形,无浮囊;聚成卵块,浮于水面。	纺锤形,无浮囊;分散,沉于水底
幼虫		无呼吸管,有呼吸孔	呼吸管细长	呼吸管短粗,有管毛1对
		有掌状毛	无掌状毛	无掌状毛
		静止状态全身与水面平行	头下垂,与水面呈角度	同库蚊
蛹		呼吸管粗短,漏斗状,口大,前方有裂隙	呼吸管细长,管状,口小,无裂隙	呼吸管长短不一,口斜向或三角形,无裂隙
成虫	体色	多呈灰褐色	多为棕褐色	黑间有白
	触须	雌蚊与喙等长,雄蚊末端膨大	雄蚊的长于喙,近半雌蚊的短于喙。	同库蚊
	翅	多有黑白斑	多无黑白斑	无黑白斑
	足	白环有或无	多无白环	有白环
	静态	体与喙成一直线,与停落面成角	体与喙有角度,体与停落面平行	同库蚊

(三)生活史与习性

蚊的发育分卵、幼虫、蛹和成虫4个时期。前3个时期在水中生活,成虫生活于陆地上。雌蚊产卵于水中,夏季2～3天即孵出幼虫。幼虫经5～7天,蜕皮4次变为蛹。蛹在水中,经2～3天羽化成蚊。羽化后的成蚊经1～2天发育,即行交配。雌蚊经交配、吸血后卵巢发育,卵成熟产于水中。蚊完成一代生活史需9～15天,一年可繁殖7～8代。雄蚊寿命为1～3周,雌蚊寿命1～2个月,越冬雌蚊寿命可达数月。

蚊孳生地因蚊种对孳生环境的选择不同而异。按蚊孳生地为大型清洁水体;库蚊多孳生于污水中;伊蚊则孳生于小型积水中。

雄蚊不吸血,只吸食植物汁液及花蜜。雌蚊吸血,也可吸食植物汁液以维持生存,但只有在吸血后卵巢才能发育而产卵。蚊的嗜血性对疾病的传播与流行有着密切的关系。因蚊能兼吸人和动物的血,所以能传播人兽共患疾病,如流行性乙型脑炎和黄热病。了解蚊的吸血习性对判定蚊与疾病关系有十分重要的意义。

蚊消长与温度、湿度和雨量等有关。由于我国南北气候相差很大,因此蚊的季节消长差异也很大,一般7～9月为蚊虫的密度高峰季节,当外界气温低于10℃时,蚊虫即进入滞育状态,不吃不动,新陈代谢进入缓慢状态。

(四)防制原则

蚊虫防制的目标是传病媒介种群,防制方法包括环境治理、物理防制、化学防制及生物防制等。

1.孳生地处理　改变孳生环境,消除或减少孳生场所。

2.化学防制　应使用具有高效、低毒和不易残留的药物,目前国际上广泛使用的是拟除虫菊酯类如溴氰菊酯、氯菊酯、三氟氯氰菊酯等一类根据天然除虫菊素的化学结构仿制的一类杀虫剂，可通过喷洒、烟熏和浸泡等方法达到杀虫效果。

3. 物理防制 使用灭蚊灯、电蚊拍等灭蚊设备，亦可高效环保捕杀蚊虫。此外，提倡使用蚊帐、安装纱门和纱窗，防止蚊的叮咬。

4. 生物防制 蚊的天敌很多，如壁虎、青蛙、蜻蜓、蝙蝠、蜘蛛等动物可大量捕杀成蚊，蝌蚪、鱼类等生活在水中的动物可吞食蚊的幼虫和蛹。人类可利用蚊的天敌，降低蚊的密度，以减少蚊对人群的骚扰和切断蚊媒病的传播。

二、蝇

（一）发现与描述

蝇（fly）属双翅目环裂亚目，种类繁多，分布全世界，已知全世界有 10000 多种，我国记录的有 1500 多种。因其与人或其他动物接触频繁，可传播伤寒、痢疾、霍乱、鼠疫、炭疽病（家畜）等多种疾病。因此，蝇是机械性传病的重要媒介；有些蝇类幼虫也可寄生于人体或其他动物组织内，引起蝇蛆症；某些吸血性种类的成虫刺吸家畜血液，可传播锥虫病等。与人类疾病有关的蝇多属蝇科、丽蝇科、麻蝇科及狂蝇科。

（二）形态与结构

1. 成蝇 其大小、形状及体色因种而异。一般体长 5～10mm，体色可呈暗灰、黑、黄褐、暗褐色，许多种类均带有金属光泽，全身被有鬃毛。头部为半球形，两侧有大的复眼 1 对，头顶中央有单眼 3 个，排列成三角形。颜面中央有触角 1 对。大多数蝇类的口器为舐吸式。吸血蝇类的口器为刺吸式，能刺入人、畜皮肤吸血。足的末端有爪及爪垫各 1 对，爪垫上密生细毛，并分泌黏液，借以在光滑面爬行，并可黏附大量病原体。

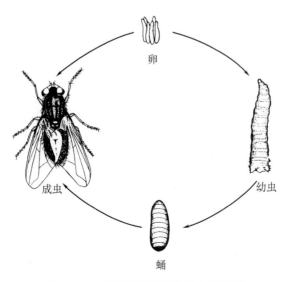

图 15-10 蝇各期形态及生活史示意图

2. **幼虫** 俗称蛆，乳白色，圆柱形。头端尖细，后端粗钝。

3. **蛹** 为长椭圆形，长 5 ~ 8mm，体外被有幼虫表皮硬化的蛹壳，呈棕褐色至黑色。

4. **卵** 为乳白色，椭圆形或香蕉形，长约 1mm，产出时多粘成卵块。

蝇各期形态见图 15-10。

（三）生活史与习性

蝇的发育除麻蝇等少数蝇直接产出幼虫外，典型的蝇类生活史有卵、幼虫、蛹和成虫 4 个阶段。羽化 1 ~ 2 天后的成蝇即可交配，一般一生只交配 1 次，数日后雌蝇产卵，1 次能产卵 75 ~ 150 个。卵在夏季 1 天即孵出幼虫，经 4 ~ 8 天、蜕皮 2 次发育为成熟幼虫，此时停止摄食，离开孳生地钻入附近疏松而干燥的泥土中化蛹。在夏秋季，蛹一般 3 ~ 6 天羽化为成蝇。完成一代生活史所需时间一般为 8 ~ 10 天，一年可繁殖 7 ~ 8 代。成蝇寿命因种而异，且受气温和营养条件影响，一般夏季可活 1 ~ 2 个月，春季和晚夏可活 3 ~ 4 个月，越冬的家蝇可活半年左右。

蝇幼虫以有机物为食，有机物丰富之处，都可能成为其孳生地，根据孳生地的不同，可分为粪便类、垃圾类、腐败植物类和腐败动物类四类。依食性不同又分为三类：不食蝇类，其口器退化，不能取食；吸血蝇类，以动物与人的血液为食，能生物性地传播疾病；非吸血性蝇类，为杂食性蝇，常将病原体由病人的分泌物、排泄物带到人的食物上，造成多种疾病的传播。

此外，蝇有季节消长性，有趋光性，因此蝇多在白天活动。其活动受温度影响较大，如舍蝇 40℃以上和 10℃以下不适宜生活，濒于死亡。

（四）防制原则

搞好环境卫生、清除蝇的孳生场所是灭蝇的基本环节。根据蝇的生态和生活习性，采取物理防制、化学防制和生物防制是必要而有效的补充手段。特别是杀灭越冬虫态和早春第一代及秋末最后一代成蝇是灭蝇的关键。

1. **环境治理** 通过治理环境，消除孳生物，达到控制孳生场所的目的。

2. **物理防制** 通过淹杀、闷杀、堆肥等方法杀灭幼虫及蛹；通过直接拍打、诱捕等方法杀灭成蝇。

3. **化学防制** 敌百虫、溴氰菊酯、氯氰菊酯、二氯苯醚菊酯等都具有较强的灭蝇效果。在孳生地使用药物可杀灭蝇幼虫和蛹；在栖息地使用则可杀灭成蝇。

4. **生物防制** 采用自然界中蝇类天敌，如以寄生蜂作用于蝇蛹等生物灭蝇方法。

三、蠕形螨

（一）发现与描述

蠕形螨俗称毛囊虫，是一种永久性小型寄生螨，寄生于人和哺乳动物的毛囊和皮脂腺内，已知有 140 余种和亚种。寄生于人体的有毛囊蠕形螨（Demodex folliculorum）和皮脂蠕形螨（Demodex brevis）。人体蠕形螨呈世界性分布，但由于蠕形螨检出率受检查方法、时间、环境等多种因素影响，各地报告的感染率差别较大。国外资料显示人群感染率为 27% ～ 100%，国内报告感染率在 0.8% ～ 81.0% 之间。

（二）形态与结构

寄生于人体的两种蠕形螨形态基本相似（图 15-11）。成虫虫体外观为细长蠕虫状，体长 0.1 ～ 0.4mm。虫体分为颚体和躯体两部分。躯体又分为足体和末体两部分。颚体有螯肢一对；足体有足四对。毛囊蠕形螨体较长，末体约占虫体全长的 2/3 以上，末端较钝圆，体呈褐色或棕色；皮脂蠕形螨较粗短，末体约占虫体全长的 1/2，末端略尖，呈锥状，体乳白色、半透明。毛囊蠕形螨卵呈小蘑菇状，

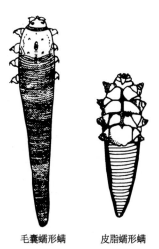

毛囊蠕形螨　　皮脂蠕形螨

图 15-11　人体蠕形螨成虫

大小约 0.04mm×0.10mm ；皮脂蠕形螨卵呈椭圆形，大小约 0.03mm×0.06mm。

（三）生活史与习性

两种人体的蠕形螨生活史基本相似，生活史中包括卵、幼虫、前若虫、若虫和成虫 5 期。通常寄生在皮脂腺发达处，以颜面部最多如鼻、鼻沟、额、下颌、颊部、眼睑周围和外耳道，也可寄生于其他部位皮肤的毛囊和皮脂腺中，以刺吸毛囊上皮细胞和腺细胞的内容物为生，也可取食皮脂腺分泌物、角质蛋白和细胞代谢物等。雌、雄虫于毛囊口交配后，雄虫死亡，雌虫进入毛囊或皮脂腺内产卵，约经 60 小时孵出幼虫，幼虫约经 36 小时蜕皮为前若虫，经 72 小时发育蜕皮为若虫。若虫形似成虫，唯生殖器官尚未发育成熟，不食不动，经 2 ～ 3 天发育蜕皮为成虫。人体的蠕形螨完成一代生活史约需半个月。雌螨寿命 4 个月以上。本虫通过直接或间接接触而感染。

蠕形螨对温度较敏感，发育最适宜的温度为 37℃。当宿主体温升高或降低时，蠕形螨爬出，在体表爬行。蠕形螨昼夜均可爬出皮肤表面，且以雌螨为主。毛囊蠕形螨爬出高峰时间为 10：00 ～ 18：00，皮脂蠕形螨为 20：00 ～ 2：00。蠕形螨生命力较强，对温湿度、酸碱度和某些药物均有一定的抵抗力。5℃时可活 1 周左右，54℃为致死温度；在干燥的空气中可活 1 ～ 2 天；对酸性环境的耐受力强于碱性环境，尤以皮脂蠕形螨为明显；75% 乙醇和 3% 来苏水 15 分钟可杀死蠕形螨，日常用的肥皂不能杀死蠕形螨。

（四）致病性与临床表现

蠕形螨具低度致病性。其危害程度与虫种、感染度和人体的免疫力等因素有关，并发细菌感染可加重症状。

虫体的机械刺激和其分泌物、排泄物的化学刺激可引起皮肤组织的炎症反应。人体蠕形螨破坏上皮细胞和腺细胞，引起毛囊扩张、上皮变性。虫多时可引起角化过度或角化不全，棘细胞增生，真皮层毛细血管增生并扩张；角化过度可填塞囊口妨碍皮脂外

溢；并发细菌感染时，引起毛囊周围细胞浸润，纤维组织增生。皮损的表现为局部皮肤弥漫性潮红、充血、散在的针尖至粟粒大的红色丘疹、小结节、脓疱、结痂、脱屑、肉芽肿、皮脂异常渗出、毛囊口显著扩大，皮肤表面粗糙，甚至凹凸不平。蠕形螨的寄生与毛囊炎、脂溢性皮炎、痤疮、酒渣鼻、眼睑缘炎和外耳道瘙痒等疾病有一定的关系。绝大多数感染者无自觉症状，或仅有轻微痒感或烧灼感。

（五）检测与防治

1. **检测** 蠕形螨检查可用下列方法。

（1）透明胶纸法 用透明胶纸于晚上睡前，粘贴于面部的鼻、鼻沟、额、颧及颏部等处，至次晨取下贴于载玻片上镜检。

（2）挤刮涂片法 通常采用痤疮压迫器刮取或用手挤压受检部位皮肤，将刮、挤出的分泌物置于载玻片上，加 1 滴甘油后铺开，加盖玻片镜检。

2. **防治** 由于人体蠕形螨通过直接或间接接触而传播，所以预防感染应从以下几方面入手：避免与病人接触；不用公共盥洗器具；毛巾、枕巾、被褥等物要勤洗勤晒。治疗药物常用的有口服甲硝唑、伊维菌素、维生素 B_6 及复合维生素 B，兼外用甲硝唑霜、苯甲酸苄酯乳剂、硫黄软膏。

思考题

1. 目前我国最主要的致病寄生虫有哪些？其地理分布如何？

2. 比较各类主要寄生虫病的临床表现，试归纳寄生虫病的危害性取决于哪些因素？

3. 请以所处地域的主要寄生虫病为例，说明其与本地的哪些自然、生物、社会因素相关？

附：其他常见致病寄生虫

一、致病原虫

（一）溶组织内阿米巴（*Entamoeba histolytica*）

疾病 阿米巴病。

特点 生活史有滋养体和包囊两个阶段。滋养体大小为 15 ~ 60μm，形状呈不规则变化。包囊圆球形，直径 10 ~ 20μm，内含 1 ~ 4 个细胞核。

传播 食入被四核包囊污染的食物或饮水而感染。在肠腔中包囊发育为滋养体，滋养体常寄生于结肠黏膜皱褶或肠腺窝间，也可通过血流到达肝、肺、脑等部位寄生。

致病性 滋养体表达的凝集素、穿孔素和半胱氨酸蛋白酶，破坏细胞外间质和溶解细胞，侵入肠壁组织，导致口小底大的烧瓶样溃疡，引起阿米巴痢疾；若侵入肝、肺、脑组织，可造成阿米巴肝脓肿、肺脓肿、脑脓肿。

实验室诊断 从脓血便或正常便中检出滋养体或包囊，或从肝穿刺液中查出滋养体均可确诊。也可用 IFA、IHA 和 ELISA 等方法检测特异性抗体协助诊断。

治疗 甲硝唑为目前治疗阿米巴病的首选药物，替硝唑和奥硝唑也有较好的治疗效果。中药白头翁、鸦胆子、大蒜等也有一定疗效。清除阿米巴带虫者包囊可使用喹碘方、巴龙霉素等。

预防 加强粪便管理及水源保护。注意饮食卫生、个人卫生和环境卫生，防止病从口入。

（二）蓝氏贾第鞭毛虫（*Giardia lamblia*）

疾病 蓝氏贾第鞭毛虫病。

特点 生活史有滋养体和包囊两个阶段。包囊椭圆形，大小为（8～14）μm×（7～10）μm，未成熟时含2个胞核，成熟后含4个胞核。滋养体外形似纵切、倒置的半个梨，大小为（9～21）μm×（5～15）μm×（2～4）μm，有前侧、后侧、腹侧和尾鞭毛4对。

传播 食入被四核包囊污染的食物或饮水而感染。滋养体寄生于小肠或胆道系统等部位。

致病性 虫群覆盖并损伤小肠黏膜，分泌物、代谢产物刺激肠黏膜微绒毛，使肠黏膜吸收障碍，表现为以腹泻为主的吸收不良综合征，腹泻呈水样粪便，量大、恶臭、无脓血。当虫体寄生在胆道系统时，可能引起胆囊炎或胆管炎。

实验室诊断 急性期取粪便做生理盐水涂片检查滋养体，慢性期以碘液染色查包囊。IFA、IHA和ELISA等免疫学方法也有较高的敏感性和特异性。

治疗 常用药物有甲硝唑、阿苯哒唑、氯硝唑等，吡喹酮也有较好的治疗效果。

预防 加强粪便管理及水源保护。注意饮食卫生、个人卫生和环境卫生，防止病从口入。

（三）杜氏利什曼原虫（*Leishmania donovani*）

疾病 内脏利什曼病（又称黑热病）。

特点 生活史有无鞭毛体和前鞭毛体两个阶段。无鞭毛体又称利杜体，寄生于人和其他哺乳动物的巨噬细胞内。卵圆形，大小为（2.9～5.7）μm×（1.8～4.0）μm。前鞭毛体又称鞭毛体，梭形，大小为（11.3～20）μm×（1.5～1.8）μm。

传播 人或哺乳动物被携带有成熟前鞭毛体的雌性白蛉叮刺而感染，虫体寄生于肝、脾、骨髓、淋巴结等器官的巨噬细胞内。

致病性 巨噬细胞大量增生，使宿主肝、脾、淋巴结肿大；脾脏功能亢进、免疫溶血，导致宿主贫血；患者血浆中白蛋白减少，球蛋白增加，引起白蛋白与球蛋白比例倒置；肾小球淀粉样变性及免疫复合物沉积，使患者出现蛋白尿和血尿。有些患者皮肤也会受到损害，使皮肤上出现结节。

实验室诊断 病原检查可做骨髓穿刺检查，简便安全，原虫检出率高达80%～90%。也可从皮肤病变明显处刮取或抽取少量组织液做检查。免疫学诊断常用IFA、IHA和

ELISA 等方法。

治疗 葡萄糖酸锑钠是治疗内脏利什曼病的特效药。

预防 扑杀病犬和彻底查治病人是防治利什曼病的重要措施，辅之以溴氰菊酯等药物消灭疫区的病媒白蛉。同时应注意加强个人防护，减少或避免被白蛉叮咬。

二、致病蠕虫

（一）蠕形住肠线虫（*Enterobius vermicularis*）

疾病 蛲虫病（蠕形住肠线虫病俗称蛲虫病）。

特点 是寄生于人体肠道的一种小型线虫，主要寄生于回盲部。生活史中有成虫和虫卵两个阶段。成虫细小，乳白色，似线头。雌虫长为 8 ～ 13mm，体中部较粗，尾端直而尖细；雄虫较细小，长为 2 ～ 5mm。虫卵为不对称的长椭圆形，呈 D 字形。在肠内温度及低氧压的环境中，虫体一般不排卵或排极少量的卵。在宿主入睡后，雌虫移至肛外，受温度、湿度变化和空气的刺激开始产卵。黏附在肛门附近的虫卵，因温度、湿度适宜，氧气充足，经 6 小时即可发育为感染期卵。

传播 感染期卵污染手或食物经口进入人体，使人感染。

致病性 主要症状为雌虫产卵所引起的肛门及会阴部皮肤瘙痒及炎症。产卵后的雌虫大多枯死，但有少数虫体可再经肛门入肠道或进入阴道、尿道而异位寄生，可致阴道炎、子宫内膜炎或输卵管炎等。

实验室诊断 检出成虫或虫卵均可诊断。在粪便中或夜间在肛门周围检出雌虫也可确诊。检查虫卵，常用透明胶纸法或棉签拭子法在肛周皮肤检查虫卵。

治疗 蛲虫的寿命较短，如不再重复感染，可自愈。因此，本病应以预防为主。治疗患者和带虫者常用口服驱虫药有阿苯达唑、甲苯达唑等；中药使君子仁有一定的疗效；外用药物有蛲虫软膏及 2% 白降汞软膏等，于睡前涂于肛门周围，具有止痒、杀虫、消炎的作用。

预防 本病是经口感染，注意个人卫生。

（二）毛首鞭形线虫（*Trichuris trichiura*）

疾病 鞭虫病（毛首鞭形线虫俗称鞭虫）。

特点 虫体形似马鞭，虫卵为纺锤形。成虫主要寄生于回盲部及结肠等处。因本虫卵需要在较高的温度和湿度条件下才能发育，因此，在我国南方感染要重于北方。

传播 本虫的感染阶段为感染期卵。通过食入或饮入被感染期虫卵污染的食物或水引起感染。

致病性 成虫以纤细的前体插入肠黏膜和黏膜下层，吸食组织液和血液，加上虫体分泌物的刺激作用，造成黏膜组织炎症或点状出血。

实验室诊断 以粪便中查到虫卵为诊断依据。可采用直接涂片法、沉淀法或饱和盐水漂浮法。

治疗 常用的驱虫药为酚嘧啶、甲苯咪唑及丙硫咪唑等。

预防 注意环境卫生及饮食卫生。

（三）旋毛形线虫（*Trichinella spiralis*）

疾病 旋毛形线虫病（旋毛形线虫又称旋毛虫）。

特点 成虫寄生于人和多种哺乳动物的小肠，幼虫寄生于同一宿主的横纹肌细胞内，被寄生的宿主既是终宿主又是中间宿主，但完成其生活史必须转换宿主。

传播 人食入含活幼虫囊包的肉引起感染。

致病性 人食入含活幼虫囊包的肉，48 小时幼虫即可发育为成虫。雌雄交配后雄虫死亡，雌虫深入肠黏膜，甚至到肠系膜淋巴结寄生并产幼虫，幼虫随淋巴或血液循环到全身，但只有到达横纹肌的才能继续发育，穿破血管进入肌纤维内形成囊包。幼虫和成虫对肠黏膜的损伤，引起肠黏膜充血、水肿。其移行期引起全身小血管炎症及间质水肿，全身中毒及过敏反应。囊包形成期肌细胞中的幼虫可使肌纤维膨大形成梭形囊腔，虫体蜷缩其内形成囊包。

实验室诊断 活组织检查病原体为最可靠的诊断方法。可采用免疫学诊断方法如 ID、IFA、ELISA 等。

治疗 阿苯达唑、甲苯达唑。

预防 不食生或半生肉类；认真执行肉类卫生检疫制度；改善养猪方法。

（四）肥胖带绦虫（*Taenia saginata*）

疾病 肥胖带绦虫病（或称牛带绦虫病、牛肉绦虫病）。

特点 形态与链状带绦虫相似。由于人不是肥胖带绦虫中间宿主，囊尾蚴仅寄生于牛等动物体内，不寄生于人体，因此不能引起人的囊虫病。

传播 人食入生的或未熟的含囊尾蚴的牛肉后，在消化液的作用下，囊尾蚴翻出头节吸附于肠壁上，经 8 ～ 10 周发育为成虫。

致病性 虫体吸取患者大量营养物质，其头节上吸盘及虫体本身对肠黏膜的机械刺激和虫体代谢产物的毒素作用。

实验室诊断 根据脱落的孕节不断地随粪便排出或自动从肛门逸出的病史及粪便中查到孕节是确诊的依据。检查方法同猪带绦虫。

治疗 方法同链状带绦虫病的治疗。

预防 积极进行宣传教育；注意个人饮食卫生和牧场卫生；坚持严格的肉类检查制度；禁售含囊尾蚴的牛肉。

（五）细粒棘球绦虫（*Echinococcus granulosus*）

疾病 包虫病（细粒棘球绦虫又称包生绦虫或犬绦虫）。

特点 细粒棘球绦虫的成虫寄生在犬、狼等食肉动物的小肠上段，幼虫寄生于人或牛、羊等动物体内，引起严重的疾病。

传播　终宿主犬等动物的粪便中孕节及虫卵污染了犬及其他家畜的皮毛，牧民因接触皮毛或饮用虫卵污染的水、奶等而被感染。

致病性　棘球蚴对人体的危害为机械性损害及毒素作用。棘球蚴为圆形或近圆形的囊状体，直径由不足 1mm 至数百毫米，随着其长大压迫邻近组织器官，患者出现明显症状。棘球蚴若因手术不慎或外伤破裂，囊液溢出并进入血循环或其他组织中，轻者可出现荨麻疹、血管神经性水肿，重者时可引起过敏性休克，甚至死亡。同时棘球蚴破裂后可造成原头节继发感染，形成多发性棘球蚴病或称继发性棘球蚴病。

实验室诊断　确诊则需手术摘除棘球蚴或从痰、胸水、腹水、尿液中检出棘球蚴及其碎片。严禁以穿刺法查找病因，以免引起严重后果。

治疗　目前以手术摘除包虫为主，也可口服吡喹酮、甲苯咪唑等药物进行杀虫治疗。

预防　注意个人饮食卫生；捕杀病犬；严格处理病畜内脏。

（六）曼氏迭宫绦虫（*Spirometra mansoni*）

疾病　曼氏裂头蚴病。

特点　成虫细长为 60～100cm，链体有节片约1000个，节片一般宽度均大于长度，卵为椭圆形，两端稍尖。曼氏迭宫绦虫的生活史中需要三个宿主，终宿主主要是猫和犬，此外还有虎、豹、狐和豹猫等食肉动物。第一中间宿主是剑水蚤，第二中间宿主主要是蛙。蛇、鸟类和猪等多种脊椎动物可作其转续宿主。人可成为它的第二中间宿主、转续宿主甚至终宿主。

传播　人体感染裂头蚴的途径有二，即裂头蚴或原尾蚴经皮肤或黏膜侵入，局部敷贴生蛙肉招致感染为主要感染方式，约占患者半数以上；误食含有裂头蚴的未煮熟的蛙、蛇、鸡、猪肉或剑水蚤而感染。

致病性　曼氏迭宫绦虫成虫较少寄生人体，对人的致病力也不大，可能因虫体机械和化学刺激引起中或上腹不适、微痛、恶心、呕吐等轻微症状。裂头蚴寄生人体引起曼氏裂头蚴病，危害远较成虫大，其严重程度因裂头蚴移行和寄居部位不同而异。常见寄生于人体的部位依次是：眼部、四肢躯体皮下、口腔颌面部和内脏。

实验室诊断　曼氏迭宫绦虫成虫感染可以用粪检虫卵确诊。曼氏裂头蚴病则主要靠从局部检出虫体作出诊断。综合采用 CT 等放射影像技术可提高脑裂头蚴病确诊率。

治疗　成虫感染可用吡喹酮、阿苯达唑等药驱除。裂头蚴主要靠手术摘除，术中注意务将虫体尤其是头部取尽，方能根治，也可用40%乙醇、普鲁卡因 2～4ml 局部杀虫。

预防　主要是宣传教育；不用蛙肉敷贴；不食生的或未煮熟的肉类；不饮生水以防感染。

三、致病节肢动物

医学节肢动物对人类主要的危害是传播疾病。其他常见医学节肢动物及传播的疾病见表 15-3。

表 15-3 其他常见医学节肢动物及其传播或所致疾病

类别	常见种类	所致或传疾病	病原体	致病或传病方式
昆虫纲	白蛉	内脏利什曼病	杜氏利什曼原虫	吸血时注入前鞭毛体
	蚤	鼠型鼠疫	鼠疫杆菌	吸血时注入
		斑疹伤寒	莫氏立克次体	蚤体或粪污染伤口
	虱	流行性斑疹伤寒	普氏立克次体	碎虱体或粪染伤口碎虱体污染伤口
		回归热	回归热螺旋体	
	臭虫	吸血、骚扰及引起皮炎	臭虫	虫体叮刺所致
	蜚蠊	蠕虫病	蠕虫卵	体内外携带病原体污染食物
		阿米巴病	痢疾阿米巴包囊	
		菌痢	痢疾杆菌	
		伤寒	伤寒杆菌	
		霍乱	霍乱弧菌	
		脊髓灰质炎	脊髓灰质炎病毒	
蛛形纲	硬蜱	森林脑炎	森林脑炎病毒	吸血时注入
		新疆出血热	RNA 病毒	
	软蜱	蜱媒回归热	包柔氏螺旋体	吸血时注入
	恙螨	恙虫病	恙虫病立克次体	吸组织液时注入
	疥螨	疥疮	疥螨	虫体寄生所致
	尘螨	哮喘；过敏性鼻炎、皮炎	尘螨	虫体代谢物及虫体碎屑成为过敏原
甲壳纲	淡水蟹	肺吸虫病	卫氏并殖吸虫	感染病原体后被宿主生食或半生食
	蝲蛄	肺吸虫病	卫氏并殖吸虫	感染病原体后被宿主生食或半生食
唇足纲	蜈蚣	淋巴管炎和局部组织坏死	蜈蚣	螫伤人体并注入毒液
倍足纲	马陆	过敏性皮炎	马陆	分泌毒素刺激皮肤

英汉索引